"十二五"国家重点图书出版规划项目

国际医药研究前沿优秀专译著

表面肌电图诊断技术临床应用

李建华　王　健　主编

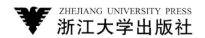

ZHEJIANG UNIVERSITY PRESS

浙江大学出版社

图书在版编目(CIP)数据

表面肌电图诊断技术临床应用 / 李建华，王健主编.
—杭州:浙江大学出版社,2015.12(2022.11 重印)
　ISBN 978-7-308-15378-2

　Ⅰ.①表… Ⅱ.①李… ②王… Ⅲ.①肌电图—诊断
Ⅳ.①R741.044

　中国版本图书馆 CIP 数据核字(2015)第 286254 号

表面肌电图诊断技术临床应用

李建华　王　健　主编

责任编辑	冯其华　张　鸽　奚莱蕾
责任校对	张凌静　林允照　潘晶晶
封面设计	黄晓意
出版发行	浙江大学出版社
	(杭州市天目山路 148 号　邮政编码 310007)
	(网址：http://www.zjupress.com)
排　　版	杭州星云光电图文制作有限公司
印　　刷	浙江海虹彩色印务有限公司
开　　本	889mm×1194mm　1/16
印　　张	21
字　　数	505 千
版 印 次	2015 年 12 月第 1 版　2022 年 11 月第 3 次印刷
书　　号	ISBN 978-7-308-15378-2
定　　价	150.00 元

《表面肌电图诊断技术临床应用》

编委名单

主　编

李建华　　浙江大学医学院附属邵逸夫医院康复医学中心

王　健　　浙江大学体育科学与技术研究所

副主编

郭铁成　　华中科技大学同济医学院附属同济医院康复医学科

叶学松　　浙江大学生物医学工程与仪器科学学院

王红星　　江苏省人民医院康复医学中心

王楚怀　　中山大学附属第一医院康复医学科

编　委（以姓氏笔画为序）

马利中　　台州医院康复医学科

王红波　　宁波市第一医院康复医学科

石瑜瑜　　宁波市第一医院康复医学科

卢爱兰　　金华市中心医院康复医学科

叶　晔　　浙江大学医学院附属邵逸夫医院康复医学中心

冯　玲　　绍兴市人民医院康复医学科

冯　珍　　南昌大学第一附属医院康复医学科

冯晓东　　河南中医药大学第一附属医院康复医学科

朱玉连　　复旦大学附属华山医院康复医学科

刘宏亮　　第三军医大学西南医院康复中心

刘玲玲　　南昌大学第一附属医院康复医学科

刘雅丽　　华中科技大学同济医学院附属同济医院康复医学科

许光旭　　江苏省人民医院康复医学中心

牟　翔　　第四军医大学西京医院物理医学与康复科

纪　晴　　　浙江大学生物医学工程与仪器科学学院
李　琳　　　浙江医院康复医学科
李水琴　　　延安大学附属医院心脑血管医院康复医学科
吴方超　　　浙江大学医学院附属邵逸夫医院康复医学中心
吴夏澍　　　浙江大学体育科学与技术研究所
邹朝君　　　浙江大学医学院附属邵逸夫医院康复医学中心
宋　林　　　厦门大学附属福州第二医院康复医学科
宋红云　　　浙江大学医学院附属第二医院康复医学科
宋海新　　　浙江大学医学院附属邵逸夫医院康复医学中心
林　坚　　　浙江医院康复医学科
林建强　　　解放军128医院康复医学科
郁正红　　　浙江省中山医院康复科
周谋望　　　北京大学第三医院康复医学科
项　翼　　　江西中医药大学附属医院康复医学科
郝增明　　　浙江大学体育科学与技术研究所
胡小珍　　　浙江中医药大学第三临床医学院
袁立伟　　　浙江大学心理与行为科学学院
贾子善　　　中国人民解放军总医院康复医学中心
顾旭东　　　嘉兴学院附属第二医院康复医学中心
倪朝民　　　安徽省立医院康复医学科
郭　旭　　　宁波市第二医院康复医学科
黄国志　　　南方医科大学珠江医院康复医学科
龚剑秋　　　绍兴市人民医院康复医学科
谢　琳　　　浙江大学心理与行为科学学院
廖志平　　　浙江中医药大学第二临床医学院
穆景颂　　　安徽省立医院康复医学科

主编简介

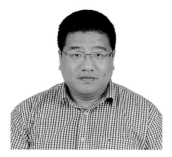

李建华，主任医师，硕士生导师，现任浙江大学医学院附属邵逸夫医院康复医学中心主任，从事康复临床工作20余年，在运动创伤、脑卒中、脊髓损伤康复治疗上积累了较为丰富的临床经验，擅长表面肌电图评价技术的临床应用和成人肢体肌肉痉挛的肉毒毒素注射治疗，先后获得省部级课题10余项，获得发明专利4项，发表学术论文30余篇，参编康复医学教材4本，主编2本。社会兼职：中华医学会物理医学与康复学分会委员，中华医学会运动医疗分会运动康复学组委员，中国医师协会康复医师分会理事，中国康复医学会运动疗法专业委员会副主任委员，中国康复医学会电诊断专业委员会常委，中国康复医学会脑血管病康复专业委员会常委，中国体育科学学会运动医学专业委员会委员，浙江省医学会物理医学与康复分会候任主任委员，浙江省体育科学学会运动医学专业委员会副主任委员，浙江省康复医师协会副会长，浙江省康复医学会理事。

王健，工学博士，教授，体育学一级学科博士生导师，应用心理学博士生导师。现任浙江大学体育学系主任，浙江大学体育科学与技术研究所所长，浙江大学体育学一级学科负责人，九三学社浙江省委员会委员兼浙江大学委员会副主委。主要从事神经肌肉运动生理学和表面肌电技术研究，参与研制国内首台128通道无线阵列式肌电图机并开展手语手势模式识别技术研究等。近10年来，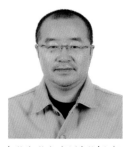承担国家"863"、国家科技支撑计划、国家自然科学基金和中国工程院重大科技咨询项目等多项国家级科研项目研究工作，主持承担"神十"和"空间站"任务航天员运动束缚系统研制任务，主编出版《高级运动生理学》等著作10部，发表学术论文100余篇，获得专利40余项。社会兼职：担任教育部全国机器人体育联盟副主席，中国保健协会专家委员会委员，中国人类工效学学会理事兼生物力学专业委员会副主任，中国医疗保健国际交流促进会健康产业专业委员会副主任委员，中国康复医学会康复工程专业委员会委员，中国生理学会运动生理学专业委员会委员，浙江省生理学会原副理事长兼健康生理学专业委员会主任。

序

随着康复医学在全球的迅速发展，我国的康复医学事业正在进入快速发展阶段，国家和地方均对康复医学给予了足够的重视。随着老龄化社会的到来，我国的康复医学事业将会是一个巨大的朝阳产业。康复医学的范畴也在不断地扩大，我们一直在不断地引进和吸收国外先进的康复医学理念和技术，与我国康复实际情况相结合，不断推动康复医学事业的进步和发展。

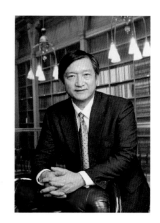

表面肌电图作为康复评估和临床评价的一个重要手段，越来越受到国内康复医学领域的重视。表面肌电图是一种从肌肉表面获取肌肉收缩时产生的电信号，并对其进行分析以反映相应肌肉的生理学信息的评估手段，主要用于分析评估整体肌肉的功能、执行动作时肌肉的触发时序以及步态分析时不同肌群的激活情况等，且具有实时、无创等优点。既往的评估手段大多数能反映肌肉收缩时的物理信息，但是表面肌电图可以实时反映肌肉的生理学信息，是康复评价、训练方案制订、康复效果监测的有力工具。然而，国内目前尚没有一本完整介绍表面肌电图原理、信号分析和临床应用的学术专著，国外关于表面肌电图的书籍也屈指可数，且大多数内容集中在操作过程和信号分析上。

由浙江大学医学院附属邵逸夫医院康复医学科李建华主任和浙江大学王健教授主编的《表面肌电图诊断技术临床应用》不仅是国内第一部关于表面肌电图方面的专著，也将是我国表面肌电图发展史上重要的一页。

本书的特点在于内容丰富，涵盖了表面肌电图的发展历史、信号来源、信号分析方法、不同疾病的表面肌电图国内外研究情况以及临床应用方法。对于希望从事表面肌电图领域研究的同道们是一本难得的参考书籍。此外，表面肌电图是一种评估手段，传统的针极肌电图是一种诊断技术，两者的原理和应用范围有着一定的差别，但一定程度上，两者相互补充，构成了完整的肌电图诊断和评价体系。

真诚希望表面肌电图作为康复评估的一种手段，可以为康复医学事业的发展提供有力的支持，也希望本书能为各位读者理解和应用表面肌电图提供一定的帮助。

2015 年 10 月 30 日

前 言

随着康复医学和临床医学的科学化发展,表面肌电技术已逐渐成为神经肌肉功能障碍检测与评价的一种重要手段和方法,在慢性腰痛、颈椎病、小儿脑瘫、帕金森病和脑卒中等疾病诊断和功能评价中有着广泛的应用。但是,与该现实极不相称的是我国至今还缺少一部能够系统介绍表面肌电生理学原理、检测技术、分析方法和实践应用的学术著作。2014 年,在国家新闻出版广电总局的支持下,《表面肌电图检测技术临床应用》正式被列入"十二五"国家重点出版物规划项目,由浙江大学组织国内专家学者历时一年完成了本著作的编写工作,实现了我们多年的夙愿。

表面肌电图(Surface electromyography,sEMG)是肌电图(Electromyography,EMG)的一个分支领域,形成于 20 世纪 40 年代。它是将表面电极贴布在活动肌肉所在的皮肤表面以采集肌肉活动的生物电信号,然后经放大和显示所记录到的电压的时间序列信号,具有良好的实时性、局部性和功能性。sEMG 作为一种能客观反映神经肌肉系统生物电活动的检测手段和方法,其最大的特点在于非损伤性、多靶点检测以及信号特征变化与内在生理、病理改变的一致性上。肌力测试、肌电评价与运动分析一起被誉为当代康复医学神经肌肉功能在机体检测与评价的"三驾马车"。

sEMG 在康复医学、临床医学、体育科学和人机工程等领域有着广泛且重要的应用。在神经肌肉功能评价方面,sEMG 能够精确地描述局部肌肉激活时间、激活水平、功能状态以及与人体环节和整体运动的相互关系,能够定量描述被检肌群活动的时间序列关系,从而进行神经肌肉协同分析;在神经肌肉系统疾病诊断中,sEMG 信号和图像分析技术被广泛地运用于包括慢性腰痛、颈部疼痛、帕金森病、小儿脑瘫、脊髓损伤等疾病的运动障碍评价与相关疾病的辅助诊断,例如通过对慢性非特异性腰痛疑似患者腰椎稳定肌"屈放松消失"和"前馈控制弱化"现象的检测,为慢性非特异性腰痛的诊断提供临床辅助证据等。此外,sEMG 还可与其他物理检测技术(如脑电图、影像、力量检测等)相结合,进一步应用于中枢激活与控制、外周神经传导速度、脊髓运动控制、肌肉痉挛等功能评价,从而在疾病诊断和功能评价中发挥重要作用。

我国的 sEMG 研究虽然起步较晚,但在某些基础和应用研究方面具有较好的基础并取得了较好的成果。在基础理论研究方面,围绕着神经肌肉活动的中枢运动控制、局部肌肉疲劳、神经肌肉疾病诊断等重大科学理论问题,sEMG 信号分析从生物电变化的角度为我们提供了重要的研究证据;在应用研究方面,我国学者在肌电生物反馈检测与治疗、阵列式表面肌电检测与信息处理、慢性非特异性腰痛表面肌电评价、肌电义肢运动模式识别、肌电手语手势识别等方面完成了多项具有国际影响力的工作,从而为该技术在康复医学等领域的应用奠定了坚实的科学基础。

为我国科学工作者们编写表面肌电图方面的学术著作是一种新的尝试。表面肌电方面可供参考的同类著作较少,可资借鉴的经验也不多,加之编写时间仓促和能力水平有限,难免有不妥和错误之处,真诚希望广大读者提出宝贵意见。此外,本书在编写过程中得到了各位作者以及浙江大学出版社的大力支持,他们为本书编写和出版付出了辛勤的劳动,在此一并表示深深的感谢。

李建华　王　健

于浙江大学紫金文苑

2015 年 10 月 30 日

目　录

第一篇　表面肌电图概述

第二篇　表面肌电信号采集与分析

第三篇　表面肌电检查技术应用研究

表面肌电图概述

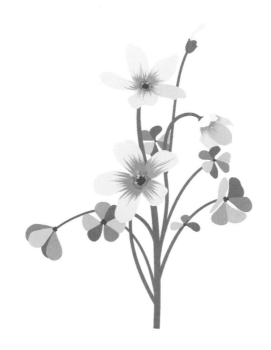

第一章

表面肌电图的历史、现状与发展趋势

肌电图(Electromyography,EMG)是指将单个和多个肌细胞或者部分肌肉组织活动时产生的生物电变化,经电极引导、放大、记录和显示所获得的电压变化的一维时间序列信号图形[1]。根据电极引导方法的不同,EMG进一步可分为针电极肌电图(Needle electromyography,nEMG,简称"针式肌电图")和表面电极肌电图(Surface electromyography,sEMG,简称"表面肌电图")两种基本类型。其中,针式肌电图又可分为单针电极、单级同芯针电极、双极同芯针电极、多道针电极和单肌纤维电极等多种类型;sEMG又分为常规电极sEMG和阵列式电极sEMG(Array electromyography)等类型[2]。作为一种电诊断检测手段和方法,肌电评价与肌力测试、运动分析共同构成了人体神经肌肉功能在体检测与评价的"三驾马车",广泛应用于康复医学、临床医学、体育科学等领域。然而,与其他两种物理诊断技术不同的是,EMG评价还具有以下三个明显的特点:首先,nEMG和sEMG的表现形式虽然是物理性的,但其变化却具有深刻的生理学和病理学基础,其振幅、频率、复杂度、有序性、等线性和非线性信号特征的变化携带着多种生理病理改变的信息,因此被越来越多地作为神经肌肉系统疾病的诊断技术加以研究和应用。其次,EMG(尤其是sEMG)可以多靶点针对被检肌肉进行非损伤性采样,且能够精确地反映不同肌肉在活动时序、活动强度、疲劳状态等方面的信息,因而也常被用来对人体整体神经肌肉活动进行"系统分析",为包括脑卒中患者步态分析、帕金森病患者非自主性震颤分析等在内的多种神经肌肉协调控制评价提供了重要的生物医学信息。最后,新近建立和发展起来的阵列式表面肌电信号检测与处理技术,将sEMG的"点探测"发展为"面探测",将"信号分析"延伸到"图像分析",信号采集与处理方法的改进极大地拓宽了传统sEMG的观察视野,为基础医学、临床医学和康复医学等领域的研究提供了更为重要的检测手段和方法[3]。

第一节 肌电图的发展历史

肌电图的发现源自肌肉生物电的研究,具有悠久的历史。17世纪中叶,意大利物理

3

学家 Francesco Redi 研究发现,电鱼(Electric ray fish)的电能来自一种高度特化的肌肉组织。1791 年,意大利解剖学家 Luiggi Galvani 通过一系列的研究获得了肌肉收缩与电变化关系的直接证据,并且通过改变静电电荷实现了肌肉收缩的诱发(见图 1-1),为此,其被后人称为"电生理学之父"。但是,由于受到实验设备的限制,当时有不少学者质疑这一发现。例如电池的发明者意大利物理学家 Alessandro Volta 就曾质疑 Luiggi Galvani 所使用的不同金属在电解液中本身就会产

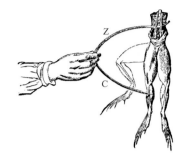

图 1-1 Luiggi Galvani 实验示意图
(资料来源:http://butler.cc.tut.
fi/malmivuo/bem/bembook/01/01.htm)

生电流,所以 Luiggi Galvani 的发现在 40 多年后才为意大利物理学家 Carlo Matteucci 做的进一步实验所验证而被广为肯定。1842 年,Carlo Matteucci 证实蛙肌肉收缩时存在动作电位。与此同时,Alessandro Volta 发明了第一个能够产生电流的装置用以刺激肌肉收缩,这一技术引起了人们的广泛关注。1860 年,Duchenne 等采用该方法对完整肌肉开展了大量的研究,从而获得了关于肌肉收缩和动力学特性的系统性认识。

19 世纪早期,人类发明了检流计(Galvanometer)。1838 年,Carlo Matteucci 首先使用这一装置在活动的蛙神经纤维和损伤的肌肉上检测到电压的变化。1849 年,德国学者 Emild du Bois-Reymand 首次在随意收缩的人类肌肉上观察到生物电的变化(见图 1-2)。20 世纪初,Pratt 研究表明,肌肉收缩所产生的能量并不取决于神经电脉冲的大小,而是与肌纤维的募集有关。1920 年,美国学者 Alexander Forbes 和 Catherine Thacher 利用 1897 年 Braun 发明的阴极射线真空管将记录到的肌肉动作电位放大。1922 年美国神经生理学家

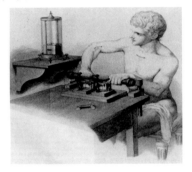

图 1-2 Du Bois-Reymond 实验示意图
(资料来源:Muscle alive-their functions revealed by EMG)

Herber S. Gasser 和 Joseph Enlanger 采用新发明的阴极射线示波器代替传统的检流计,在肌肉活动中观察到了生物电信号的变化,这一发现使他们赢得了 1944 年的诺贝尔奖[4]。

经过 1930—1950 年的持续性改进,科学家们开始广泛应用 EMG 技术研究正常和异常的肌肉活动情况[5]。1930 年,"放松"研究之父美国医生 Edmund Jacobson 采用 EMG 技术研究冥想和情绪对肌肉活动的影响,他还大量应用 EMG 技术评估放松训练对肌肉活动的影响。1940 年,科学家们尝试采用 EMG 技术研究动态性肌肉活动,如 Price JP 等采用 EMG 技术研究腰痛患者腰背肌的活动模式,开启了慢性腰痛 sEMG 研究的先河。1942—1944 年,加拿大生理学家 Herbert H. Jasper 在 McGill 大学设计和研制了第一台肌电图机。1950 年,Floyd W 和 Silver P 采用 sEMG 信号分析技术研究发现,慢性腰痛患者在躯干处于完全前屈位由韧带维系稳定的情况下,背部肌肉活动处于完全关闭状态。1960 年,生物反馈技术诞生了,著名肌电图学者加拿大著名生理学家 John Basmajian 采用针式 EMG 对单个运动单位开展研究,证明了生物反馈技术对单个运动单位

的作用。1960年,苏联工程学家Kobrinsky领导的团队利用所检测到的肌电信号控制手部假肢,开创了肌电假肢的研究。之后,大量的研究采用该方法对生物反馈的生物学效应开展研究和实践,奠定了生物反馈临床治疗的科学基础。与此同时,EMG的研究越来越引起基础医学和临床医学界的关注。1965年,国际电生理运动学学会(International Society of Electrophysiological Kinesiology,ISEK)成立了,并出版了唯一的官方学术期刊 *The Journal of Electromyography and Kinesiology*。

在EMG电极的发展史上,1929年Edgar Adrian和Detlev Bronk建立了针电极,使得小肌肉或者肌纤维的生物电信号得以被观察;而针电极后续的发展则归功于德国学者Fritz Buchthal团队在1950—1960年间的贡献。1960年,Ag-AgCl表面电极的发明促进了EMG的长足进步。1979年,美国著名肌电图学者De Luca围绕表面肌电形成的原因和机制开展了系列的实验研究[6]。

1980年以来,EMG的研究取得了快速的发展[7]。在检测技术研究领域,sEMG检测从传统的有线信号传输发展到无线传输,从以"点探测"为特征的传统sEMG信号采集发展到以"面探测"为特征的阵列式表面肌电;在信号分析领域,从传统的时域、频域分析,发展到时频联合分析和今天广为使用的线性、非线性和图像分析等;在基础生理学研究领域,围绕肌肉活动EMG特征变化的生理和病理生理机制的研究不断深入;在应用研究方面,EMG特别是sEMG技术已被广泛运用于临床医学、康复医学、体育科学、人机工程等领域,单独的sEMG信息或者与其他检测技术共同揭示的神经肌肉系统活动信息,为多种状态下神经肌肉系统活动提供了精确可靠的信息,成为神经肌肉功能评价研究的客观依据。

我国对sEMG研究起步虽然较晚,但在某些基础和应用研究方面取得了较好的成果。在基础研究方面,上海交通大学王志中教授等围绕肌电假肢运动模式识别和假肢控制等开展了研究[8],中国科技大学陈香和杨基海开展了关于中枢"共驱动"问题和肌电手语手势模式识别技术的研究[9],浙江大学王健教授等开展了关于局部肌肉疲劳非线性信号特征以及前馈运动控制理论研究[10],清华大学金德闻和王人成教授等在关于肌肉运动模式识别的研究等方面均取得了较大的进展[11]。在应用研究方面,浙江大学耿卫东教授等研制的128通道无线穿戴式阵列肌电图设备、浙江大学叶学松教授等研制的肌电生物反馈治疗系统等填补了我国在该研究领域的空白;北京大学王生教授等关于腰椎稳定性肌电评价的研究,浙江大学王健教授等关于慢性非特异性腰痛的研究[12],第三军医大学李青青和吴宗耀教授等关于神经肌肉康复的肌电评价研究[13]等,为该技术在康复医学等领域的应用奠定了较好的基础。

参考文献

[1]Jeffrey R C,Glenn S K. Introduction to surface electromyography[M]. Maryland:An Aspen Publication,1998.

[2]Eleanor C. Electromyography[M]. Massachusetts:Jones and Bartlett Publishers,2011.

[3]王健. sEMG信号分析及其应用研究进展[J]. 体育科学,2000,20(4):56-60.

[4]Gasser H S,Erlanger J. The compound nature of the action current of nerve as dis-

closed by the cathode ray oscillograph[J]. Am J Physiol,1924,70:624-666.

[5]Barber M，Merletti R，Rainoldi A. Atlas of muscle innervation zones[M]. Springer,2012.

[6]De Luca C J. Physiology and mathematics of myoelectric signals[J]. IEEE Trans BME，1979,26(8):313-325.

[7]崔丽英,汤晓芙.肌电图的临床应用进展[J].临床神经电生理,2004,13(3):175-177.

[8]雷敏,王志中.肌电假肢控制中的表面肌电信号的研究进展与展望[J].中国医疗器械杂志,2001,25(3):156-160.

[9]陈香,杨基海.拮抗肌对运动单位平均发放率的变化关系研究[J].生物医学工程杂志,2002,19(3):463-466

[10]谢琳,王健.姿势干扰强度的心理预期效应[J].心理学报,2014,46(7):951-959.

[11]张瑞红,王人成,金德闻,等.人体下肢表面肌电信号检测与分析[J].清华大学学报,2000,40(8):73-76.

[12]王健,方红光,Kankaanpaa M.基于腰部肌电信号变化的慢性下腰痛诊断与康复疗效评价[J].航天医学与医学工程,2005,18(6):287-292.

[13]李青青,吴宗耀.步行中胫前后肌群的表面肌电图[J].神经损伤与功能重建,2007,2(2):116-119.

第二节　表面肌电图检测技术研究现状

sEMG 作为一种客观反映神经肌肉系统生物电活动的检测手段和方法,其最大的特点在于非损伤性、多靶点检测以及肌电信号特征变化与内在生理病理改变的一致性。其中,后者是 EMG 技术在临床医学、康复医学以及人机工程领域应用的科学基础。

一、肌电信号分析

sEMG 信号是将单个、多个肌细胞或者部分肌肉组织活动时所产生的生物电变化,经电极引导、放大、记录和显示所获得的电压变化的一维时间序列信号,它由神经肌肉系统活动时产生的原始生物电信号和干扰噪声信号组成。其中,干扰噪声信号主要来自检测仪器、环境电磁的干扰及界面运动干扰等,主要的干扰频率介于 $0\sim60\,\mathrm{Hz}$ 低频部分。一般的 sEMG 信号峰值介于 $0\sim6000\,\mu\mathrm{V}$,信号频率为 $0\sim500\,\mathrm{Hz}$,主频介于 $50\sim150\,\mathrm{Hz}$,具有正的最大 Lyaponove 指数,是一种类似于噪声的准随机信号[1]。

sEMG 的信号分析和特征提取主要集中在线性时域和频域两个方面[2]。近年来,随着人们对 sEMG 信号非线性性质认识的深入,美国学者 Webber 等开始尝试将非线性数学方法引入 sEMG 信号分析,从而将 sEMG 信号分析手段和方法发展到一个崭新的阶段[3]。sEMG 信号的时域分析是将其视为一种随机信号,相应的分析指标包括积分肌电值(Integrated electromyography,iEMG)、均方根值(Root mean square,RMS)、方差值等,这些参数的变化主要反映外周运动单位参与活动的数量和同步化等。sEMG 信号的频域分析主要应用快速傅立叶变换(Fast Fourier Transform,FFT)获得肌电信号的频谱或者功率谱,然后计算获取频谱或者功率谱的特征参数中位频率(Media frequency,

MF)和平均功率频率(Mean power frequency,MPF),这些参数的变化主要反映外周肌肉疲劳和不同类型运动单位参与活动的比例等。小波分析是傅立叶变换的新发展,具有可变的时频分析窗口,既能够显现信号的全局性特征信息,也能够显现局部时段的特征信息,从而为 sEMG 信号分析提供更新的手段和方法。sEMG 非线性信号分析是一种新近建立和发展起来的信号分析方法,其特点在于依靠变量的非线性耦合在少数变量的单一时间序列中构建动力学模型,以提取其内在特征信息。目前,常见的非线性特征参数主要包括 sEMG 信号关联维度、肌电复杂度、Lyapunov 指数、确定性线段百分比等。以上各种线性和非线性信号分析手段和方法在定量刻画神经肌肉系统生理和病理活动的研究中发挥了重要的作用。

二、动作识别与外部设备控制

肌电信号源自中枢神经系统控制的肌肉活动,是肌肉生物电活动在时间和空间上总和的结果,具有良好的实时性、局部性和功能性,因而常被用于人体神经肌肉活动系统分析、动作识别与外部辅助运动系统的驱动与控制。其中,在系统分析研究方面,人体活动时驱动肌群与动作之间的协调关系,即"时间-动作关系",可以通过检测、记录和比较不同被检肌群参与活动的同步化程度以及收缩水平等加以量化检测与评价。目前,该技术已被广泛地应用于包括脑卒中在内的众多神经肌肉功能障碍患者的"肌肉活动协同性"研究,包括"肌电步态分析""肌电姿态分析""肌电体态分析"等。以步态分析为例,与传统的基于"力"和"影像"进行的步态分析不同,"肌电步态分析"能够提供患者神经肌肉系统整体活动的内在肌肉收缩水平、肌肉疲劳程度和不同肌群活动时间序列关系的生理控制信息,而不只是外在运动学、动力学物理信息,因此在疾病诊断和评价中更具有使用价值[4]。在动作识别研究方面,基于多靶点肌电活动的人体动作识别,特别是手语、手势识别技术,已经成为新一代人机交互技术与控制的重要研究方向。例如最新上市的基于前臂肌群 sEMG 活动设计的穿戴式设备 MYO,利用 8 个传感器监控手臂的动作以及肌电变化,并通过模式识别确定用户在做出哪种手势,随后控制通过低功耗蓝牙连接的各类设备,实现隔空的手势操作。此外,利用健侧肢体肌电活动驱动的"肌电假肢"也是通过肌电信号经由微电脑发出活动指令,通过微型马达等驱动系统带动假肢关节完成活动的。目前,研究人员已经能够根据手指运动过程中前臂肌群的 sEMG 信号活动,准确识别多达 20 余个手腕和手指运动,并以此为基础实现对外部设备的控制,实现"无键盘信息录入"[5]。

三、局部肌肉收缩功能的评价

肌肉收缩功能是指肌肉收缩克服和对抗阻力活动的能力,主要表现为肌肉力量、肌肉耐力和肌肉功率肌力三种基本形式。局部肌肉收缩功能的评价是神经肌肉系统功能评价的主要内容和重要内容,在基础生理学、临床与康复医学研究和实践中有着广泛的应用。与传统的整体评价不同,基于 sEMG 信号的局部肌肉收缩功能评价具有良好的局部性,好比在肌肉表面打开一个"窗口",能够精确检测与评价局部肌肉的收缩力和抗疲劳能力等,从而为康复临床神经肌肉功能的评价等提供重要的信息。在局部肌肉收缩水平研究方面,研究发现无论是采用"连续递增"(Ramp)还是"步进递增"(Step)的阻力刺激模式,机体绝大部分表面肌群的 sEMG 信号的时域、频域指标和非线性分析指标随对抗阻力的增加而呈单调线性递增变化,表现出良好的负荷阻力依赖性。在局部肌肉功能状态研究方面,研究发现伴随局部肌肉疲劳的发生和发展,sEMG 信号的频域分析指标MF、MPF 和非线性分析指标复杂度等均呈线性递减变化,而反映肌电信号活动有序性的非线性指标确定性线段百分比呈单调递增变化(见图 1-3)[6]。除此以外,利用局部肌肉疲劳过程中 sEMG 信号的时域和频域特征建立的"时频联合分析方法"、基于不同强度疲劳负荷建立的"肌电疲劳阈值"和基于阵列式表面肌电技术建立的观测方法也为采用sEMG 技术评价局部肌肉疲劳度提供了有效的手段[7]。以上研究手段和 sEMG 信号特征的变化规律为构建局部肌肉抗疲劳收缩能力的评价标准奠定了可靠的科学基础。

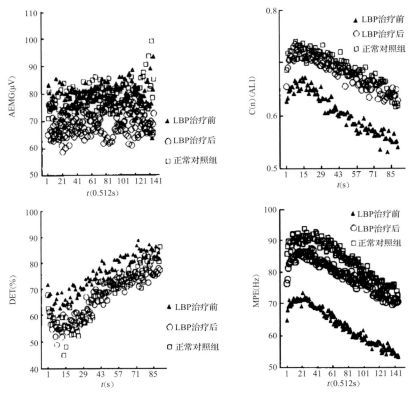

图 1-3　慢性腰痛患者局部肌肉疲劳的 sEMG 线性和非线性信号变化特征

(资料来源:王健,方红光,Kankaanpaa.基于腰部肌电信号变化的慢性下腰痛诊断与康复疗效评价[J].航天医学与医学工程,2005,18:287-292.)

四、姿势控制研究

姿势控制(Posture control)是大脑维持身体重心稳定、保持身体平衡和维系肢体空间定位的基本身体能力,在脑卒中、帕金森病、慢性腰痛等神经肌肉系统功能障碍性疾病的诊断和评价中具有重要的应用价值。机体在各种姿势干扰因素的作用下,可以通过中枢神经系统主导的无意识性的前馈控制、反馈控制和意识性的随意运动控制机制,依次激活姿势肌肉活动、发动动作肌肉活动以及协调姿势肌肉与动作肌肉之间的活动,从而快速有效地应对各种突发姿势对身体重心稳定性和肢体空间定位的干扰，实现大脑对身体姿势的"多肌群多机制协同控制"。在姿势控制研究领域，sEMG一方面能够提供客观反映被检肌肉激活与关闭的时间序列，从而为计算非意识性预期姿势调节（Anticipatory postural control，APAs）和补偿姿势调节（Compensation position adjustments，CPAs）提供关键参数；另一方面也能够提供被检肌肉的激活水平，从而为综合性评判中枢运动控制能力提供科学依据[8]。目前，采用sEMG信号分析技术进行的慢性腰痛评价研究发现，慢性腰痛患者腰椎稳定肌腹横肌和腰部多裂肌的APAs明显不及健康受试者，这一研究为建立慢性非特异性腰痛的临床诊断方法和标准提供了重要的科学依据[9]。

五、肌肉活动的协同性评价

在人体运动过程中，所有的动作都需要多块肌肉的协同配合才能完成，因此在运动控制中，中枢神经系统（Central nervous system，CNS）需要协调肌肉骨骼系统的诸多自由度并克服肢体动力学上的复杂性。为此，研究者们提出了多种假说，肌肉协同假说（Muscle Synergy Hypothesis）是其中的一种。根据肌肉协同假说（见图1-4），CNS通过组织一组被共同驱动的肌肉而非单个肌肉来完成动作，并规定了一组肌肉相对激活程度的向量，其绝对激活程度由一个下行神经信号来控制[10]。

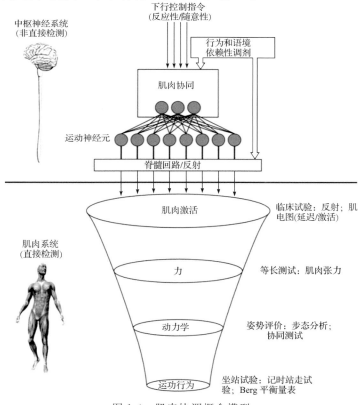

图1-4　肌肉协调概念模型

（资料来源：Ting L H，McKay J. Neuromechanics of muscle synergies for posture and movement[J]. Curr Opin Neurobiol，2007，17：622-628.）

因为从表面肌电信号中可以获取肌肉的激活状态以及神经控制信息,因此其被广泛用于肌肉协同分析。运用表面肌电信号进行协同分析的过程就是,采集受试者完成某特定动作时的多路肌电信号,从采得的肌电信号中提取出肌肉协同信息。常用的方法有主成分分析(Principal component analysis,PCA)、独立分量分析(Independent component analysis,ICA)、因子分解(Factor analysis,FA)、非负矩阵分解(Nonnegative matrix factorization,NMF),并且都得到了较好的结果[11]。通过使用肌电信号及肌肉协同分析,发现CNS可以自适应方式组合肌肉协同来完成功能,这也验证了肌肉协同的假说。并且在研究健康受试者和脑卒中患者的运动中都可以提取出多个肌肉协同,但脑卒中患者的肌肉协同数量少于健康受试者,协同的结构在脑卒中的恢复过程中也会有明显的改变。伴有皮层损伤的脑卒中患者患侧上肢肌肉协同有保留、合并和分裂3种不同模式。其中,肌肉协同的保留常发生在轻度到中度脑卒中患者中,而合并与分裂则多发生在重度脑卒中患者中。这些特征也可以为脑卒中患者的康复提供标记,在未来的神经康复以及评价方面有较大的潜力。

六、sEMG 在体育科学与临床医学评价中的应用

sEMG作为一种神经肌肉活动系统分析的手段和方法,在体育科学和临床医学研究中应用广泛[12,13]。在体育科学研究中的动作分析研究领域,sEMG能够精准提供局部肌肉激活时间、激活水平与人体环节和整体运动关系的信息;在步态分析研究领域,sEMG能够定量描述步态肌群活动的时间序列关系,从而进行肌肉协同分析(见图1-5);在肌肉疲劳评价研究领域,sEMG的多个疲劳特异性信号特征指标能够客观反映局部肌肉疲劳状况及其发展趋势,从而帮助教练员确定影响运动效率的"薄弱环节";在运动康复研究领域,对比运动康复前后健肢和患肢肌肉激活水平、多肌群协同、主动肌与拮抗肌平衡等有助于评价康复治疗的效果;在运动技术分析研究领域,敏感的sEMG信号活动能够客观反映参与肢体运动的实际情况,这一信息能够帮助教练员研究和判断正确的肌肉的活动构成和肌肉驱动模式,从而研究肌肉的活动效率。在临床医学研究中,sEMG信号分析技术被广泛应用于慢性腰痛、颈部疼痛、帕金森病、小儿脑瘫、脑卒中、脊髓损伤等疾病的运动障碍评价与部分疾病的辅助诊断。例如通过对慢性非特异性腰痛疑似患者腰椎稳定肌行"屈放松消失"和"前馈控制弱化"现象的检测,为慢性非特异性腰痛的诊断提供临床辅助证据等。此外,sEMG与其他物理检测技术如脑电图、影像学、力学等检查手段相结合,还可以进一步应用于中枢激活与控制、外周神经传导速度、脊髓运动控制、肌肉痉挛等功能评价,从而在疾病诊断和功能评价中发挥重要作用。

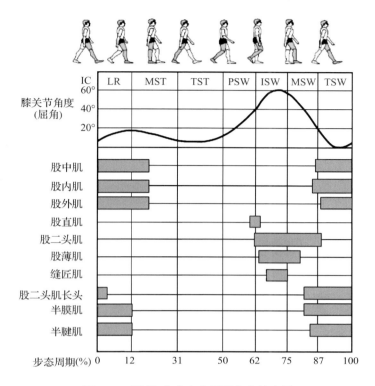

图 1-5 　sEMG 在步态分析研究中的应用

（资料来源：Konrad P. The ABC of EMG：A Practical Introduction to Kinesiological Electromyography［M］.［S. l.］：Noraxon Inc，2006.）

七、sEMG 研究的发展趋势

　　sEMG 作为一种非损伤性神经肌肉功能检测与评价的手段和方法，在神经肌肉基础和应用研究等领域越来越受到相关学者的关注，并呈现出良好的发展趋势。在肌电信号检测技术研究领域，无线传输的 sEMG 信号采集技术将逐步取代传统的有线传输技术，使 sEMG 信号采集更加便捷，从而适应各种临床检测和实际应用的需要。在信号分析研究领域，非线性信号分析和小波分析技术的应用将极大地扩展传统肌电信号分析的局限性，使神经肌肉活动关联特征空间不断扩大，分辨率不断提高，更好地满足应用研究的需要。此外，图像分析技术在阵列式 sEMG 中的应用，扩大了传统 sEMG 信号分析的观察尺度，给神经肌肉疾病和损伤的研究带来了新的手段和方法。在基础研究领域，研究和探索 sEMG 信号在神经肌肉活动过程中表现出来的各种特征性变化的生理学、病理学机制，将成为热点问题。而在应用研究领域，建立面向临床医学、康复医学等的标准化、规范化的 sEMG 检测试验和构建功能评价标准将是未来研究的重要方向。

参考文献

[1]Jeffrey R C,Kasman G S. Introduction to Surface Electromuography[M]. Maryland: An Aspen Publication,1998.

[2]Schwartz M. EMG methods for evaluating muscle and nerve function[M]. Croatia: Intech,2011.

[3]Webber C L Jr.,Zbilut J P. Dynamical assessment of physiological systems and states using recurrence plot strategies[J]. J Appl Physiol,1994,76(2):965-973.

[4]Benedetti M G. Muscle activation intervals and EMG envelope in clinical gait analysis [J]. IEEE Eng Med Biol Mag,2001,20(8):33-34.

[5]李云,陈香,张旭,等.基于表面肌电信号对中国手语识别的探索与动作规范[J].航天医学与医学工程,2010,23(3):196-202.

[6]方红光,王健.不同负荷方式引起的腰部肌肉表面肌电信号变化特征[J].生物物理学报,2004,20(5):393-398.

[7]Mario C,Vladimir M,Stanko T,et al. Surface EMG based muscle fatigue evaluation in biomechanics[J]. Clinical Biomechanics,2009,24(7):327-340.

[8]谢林,王健.前馈运动控制的研究进展[J].中华物理医学与康复杂志,2013,35(8):664-667.

[9]Abboud J,Nougarou F,Page I,et al. Trunk motor variability in patients with non-specific choonic low back pain[J]. Eur J Appl Physiol,2014,114:2645-2654.

[10]Lena H T,McKay J L. Neuromechanics of muscle synergies for posture and move-ment[J]. Current Opinion in Neurobiology,2007,17(6):622-628.

[11]Tresch M,Cheung V,d'Avella A. Matrix factorization algorithms for the identifica-tion of muscle synergies:Evaluation on simulated and experimental data sets[J]. J Neurophysiol,2006,95(4):2199-2212.

[12]Nuria M,Ferran R,Dani R,et al. Surface electromyography applications in the sports[J]. Apunts Med Esport,2010,45(165):121-130.

[13]Haig A J,Gelblum J B,Rechtien J J,et al. Technology assessment:The use of sur-face EMG in the diagnosis and treatment of nerve and muscle disorders[J]. Muscle Nerve,1996,19(7):392-395.

第二章

表面肌电的神经肌肉电生理学基础

第一节　神经肌肉的电生理学

　　神经系统通过动作电位传递信息。在生理情况下，动作电位在细胞胞体或轴突末梢产生，并沿神经纤维传播。电生理学检查是通过电刺激神经的某些部位，并记录引起的神经冲动。运动传导检查是通过记录刺激混合神经所引起的肌肉动作电位而进行的，而感觉传导检查则是通过记录混合或感觉神经的动作电位而达到的。肌电图学分析的就是骨骼肌静息时和随意收缩时的电位活动性质。在电诊断学实践中，必须了解神经和肌肉的电生理特性。

一、神经纤维兴奋与冲动的传导

　　电刺激或机械刺激神经均能使神经纤维产生兴奋，兴奋沿神经纤维传导到肌肉，引起肌纤维收缩。神经纤维最基本的特性是兴奋性和传导性。神经纤维的兴奋以细胞的生物电变化为基础，在兴奋的部位，细胞膜外出现100mV左右的电位降低。神经纤维上的兴奋不会停留在局部，而要沿神经纤维向前传导。传导着的兴奋是一段长度有数毫米到数厘米的兴奋波。这种正在神经纤维上迅速向前传导着的兴奋波称神经冲动，以下简称冲动。冲动在神经纤维上传导的速度很快，在粗的神经纤维上约为每秒几十米，在最细的神经纤维上也有每秒几十厘米到几米。动作电位就是正在传导着的兴奋（冲动）所表现出来的生物电变化。动作电位持续的时间只有0.5～1.0ms。比方说，这段兴奋波的长度为1cm，冲动传导的速度为10m/s，那么在某一点上，动作电位持续的时间就是1.0ms。冲动在神经纤维上的传导有以下特性。

1.神经纤维兴奋性传导的绝缘性

　　当一个神经纤维受到刺激产生兴奋时，该神经纤维传导的冲动仅在其自身内传导，而不会波及同一神经干内相邻的神经纤维;多个神经纤维同时传导时,神经纤维之间也不会产生干扰。这说明神经纤维在生理功能上是相对独立的,即神经纤维具有绝缘的特性。这种特性与神经纤维髓鞘上含有的高阻抗脂类物质有关。神经纤维兴奋性传导的绝缘性保证了神经传导的准确性和严密性。

2. 神经纤维兴奋性传导的双相性

神经纤维兴奋性传导的双相性是指神经纤维的某一点受到刺激,产生兴奋,神经冲动沿此点向神经纤维两端传导,也可向分支传导,直至神经纤维的终点或受阻部分。在体内特定环境下,神经纤维兴奋性可沿单一方向传导,即感觉神经纤维将神经冲动由外周传至中枢,运动神经纤维将神经冲动由中枢传至外周,在传导过程中不会发生混乱。

3. 神经纤维兴奋性传导的不衰减性

神经纤维兴奋性传导的不衰减性是指神经纤维受到刺激产生动作电位后,神经冲动随即向其他部位传播,兴奋性信号各自分开,不会相互影响,其强度、频率不会因刺激的强度和传播距离的变化而变化。神经纤维兴奋性传导的不衰减性说明动作电位传播所需的能量来自神经本身,保证了神经调节可以有效进行。

4. 神经纤维兴奋性传导的相对不疲劳性

研究证实,以每秒 $50 \sim 100$ 次的电流连续刺激神经 $9 \sim 12h$,神经纤维仍可保持传导能力,说明神经纤维具有兴奋性传导的相对不疲劳性。这是因为,在动作电位产生过程中,Na^+、K^+ 的跨膜移动是通过浓度梯度依赖性被动扩散而进行的,无须耗费能量。

5. 神经纤维兴奋性传导的高速性

神经纤维兴奋性传导的速度与神经纤维的直径、髓鞘的有无、神经纤维的绝对不应期以及种属之间的差异有关。尽管神经纤维的传导速度差距可达 $1 \sim 120m/s$,但整体来说,兴奋性冲动在神经纤维上的传播速度还是相当快的。

二、静息电位

动作电位的变化是以静息电位为基础的。当神经元、肌细胞等活体组织细胞处于静息状态时,细胞膜外是正电位,细胞膜内是负电位,膜内的电位较膜外为负,相差 $70 \sim 90mV$,这种电位差叫作静息电位。因而,静息电位就是当神经纤维处于安静状态时,存在于细胞内外的电位差。这种细胞膜内外的电位差稳定于静息电位固定水平的状态,叫作极化状态。静息电位的产生有两个重要条件:一是膜两侧离子的不平衡分布,二是静息时膜对离子通透性的不同。

静息电位是由 K^+ 与 Na^+ 综合作用的结果,可由 Goldman 方程计算:

$$V_m = \frac{g_{K^+}}{g_{K^+} + g_{Na^+}} E_{K^+} + \frac{g_{Na^+}}{g_{K^+} + g_{Na^+}} E_{Na^+}$$

公式中 V_m 代表膜电位，E_K 和 E_{Na} 分别代表 K^+ 的平衡电位和 Na^+ 的平衡电位，g_{K^+} 和 g_{Na^+} 分别代表 K^+ 和 Na^+ 的电导。静息电位时，由于 $g_{K^+} > g_{Na^+}$，因此膜电位十分接近于 K^+ 的平衡电位，但也偏向 Na^+ 的平衡电位。当神经细胞处于静息状态时，K^+ 通道开放（Na^+ 通道关闭），这时 K^+ 会从浓度高的膜内向浓度低的膜外运动，使膜外带正电，膜内带负电。膜外正电的产生阻止了膜内 K^+ 的继续外流，使膜电位不再发生变化，此时的膜电位称为静息电位。

三、动作电位

在静息电位的基础上，细胞受到一个适当的刺激，其膜电位发生迅速的、一过性的极性倒转和复原，这种膜电位的波动称为动作电位。动作电位的升支和降支共同形成的一个短促、尖峰状的电位变化，被称为锋电位。锋电位在恢复至静息水平之前，会经历一个缓慢而小的电位波动，被称为后电位，它包括负后电位和正后电位。负后电位对应于兴奋的超常期，该阶段是由于动作电位产生过程中结节间持续存在的正电荷以及 K^+ 在细胞外堆积所引起的。正后电位显示兴奋的低常期，此阶段反应在动作电位结束时，K^+ 转运增加，Na^+-K^+ 泵的速度增加，以降低细胞内 Na^+ 的浓度。

细胞的动作电位具有以下共同特征。①具有"全或无"特性。动作电位是由刺激所引起的细胞去极化过程，而且刺激必须达到一定强度，使细胞去极化达到一定程度，才能引发动作电位。神经与肌肉的内在性质是"全或无"反应的基础，无论刺激的性质如何，只要去极化达到临界水平，就会产生相同的动作电位。转运或通透性的增加使 Na^+ 进入细胞内，以达到新的稳态。Na^+ 的内流使细胞进一步去极化，而去极化又促进 Na^+ 的加快内流。由于此种促进连续反复地进行，动作电位会迅速达到峰值。对于同一类型的单细胞来说，一旦产生动作电位，其形状和幅度将保持不变，即使增加刺激强度，动作电位幅度也不会再增加，这种特性称为动作电位的"全或无"现象，即动作电位要么不产生，要产生就是最大幅度。②可以进行不衰减的传导。动作电位产生后不会局限于受刺激的部位，而是迅速沿细胞膜向周围扩布，直到整个细胞都依次产生相同的电位变化。在此传导过程中，动作电位的波形和幅度始终保持不变。③具有不应期。细胞在发生一次兴奋后，其兴奋性会出现一系列变化，包括绝对不应期、相对不应期、超常期和低常期。绝对不应期大约相当于峰电位期间，相对不应期和超常期相当于负后电位出现的时期，低常期相当于正后电位出现的时期。

动作电位的产生由阈下刺激和阈刺激组成。用直流电负极的阈下刺激来刺激神经纤维，虽不能触发可传导的动作电位，但并非完全没有作用，而是使受到刺激的神经纤维局部跨膜电位减弱，即出现局部轻度去极化的现象。这既有外来电流的直接作用，也有阈下刺激引起局部细胞膜上的小量钠通道开放所致的作用。这种局部的、低于阈电位的去极化，称为局部（阈下）反应，也可以称为局部兴奋。局部兴奋不是"全或无"式的，它随刺激强度不同而不同，又低于阈电位的各种不同的强度。局部兴奋虽不能向外传导，但是它可以使跨膜电位邻近的神经纤维出现轻度去极化，这称为"兴奋性电紧张扩布"。电紧张性扩布不但所及范围很小，而且只要距离稍远一点，去极化程度就急骤减弱，具有递减性扩布的特征,这也是局部电流引起的。

局部兴奋的生理意义在于,它可以进行时间性总和及空间性总和。先给予一个阈下刺激引起局部兴奋,在它未消失前再给予一个阈下刺激,在原有的局部兴奋基础上再加上一个局部兴奋,就有可能达到阈电位而引发动作电位向外传导,这就是时间性总和。邻近的细胞膜在同时受到两个或者两个以上的阈下刺激时,它们引起的几个时间性总和,也有可能叠加起来达到阈电位而触发动作电位向外传导,这就是空间性总和。局部兴奋的总和现象在感受器、神经元细胞体及骨骼肌运动终板等部位都十分重要。

四、容积传导与波形

容积传导理论构成了我们理解活体组织内动作电位形态学和波形的基础。

(一)双相动作电位的记录

将一对电极放置在处于静息状态下的神经或肌肉的表面时,两电极之间记录不到电位差。如果组织的一端出现兴奋,动作电位传播到最近的电极 G_1(见图 2-1),那么 G_1 相对于远端的另外一个电极 G_2 而言,其电位为负性。按照临床电生理学,常规可以记录到一个向上偏移基线的负性偏转电位。随着动作电位的继续,偏转又回到基线,在这一点上,去极化区对 G_1 和 G_2 的影响是相等的。当动作电位远离 G_1 而接近 G_2 时,G_2 相对于 G_1 为负性,可记录到一个向下偏移基线的正性偏转电位。当神经的活动距离记录电极太远,以致不能影响记录电极附近的电场时,电位也就回到基线,从而产生一个双相动作电位[1]。

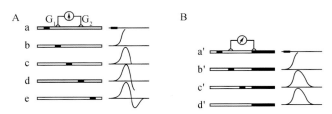

图 2-1　动作电位(以加黑的小方框代表)的双相(A)和单相(B)记录

　A.当动作电位从左向右传播时,在 a、c、e 两个电极之间没有电位差;在 b 和 d,活动电极 G_1 相对于参考电极 G_2 来说分别为负和正,由此产生一个双相电位。B.右端加黑的矩形框代表始终处于去极化状态的"死端"(Killed end),这样就使得在 a′、c′、d′中,G_1 相对 G_2 为正;而在 b′,由于 G_1 与 G_2 之间没有电位差,只有一个向上的偏转。

(二)容积传导的影响

上述的双相电位是在电极和神经(或肌肉)之间没有传导性媒介物起作用的情况下所记录的。而在临床检查测定时,人体内的结缔组织和间质液体都是围绕电位发生源的容积导体[2-4]。电场从源头开始辐射,形成偶极子,即成对的正负电荷[5]。在容积导体中,电流沿着偶极子正负两端之间的无数通路流动,使单位时间内沿直线通过单位面积的电荷数目最多。

因为电流与发生源距离的平方成反比,所以偶极子效应就使放置于电流强度大的区域中的主电极与远距离的参考电极之间产生电压差。最终记录到的是正电位还是负电位,取决于电极相对于偶极子电荷的空间位置。例如,主电极位于正负电荷之间的平衡点,那么就记录不到电位。决定电极所记录到电位幅度大小的因素包括电荷密度或单位面积的净电荷数、偶极子表面积及其与记录电极之间的距离[6]。

立体角近似理论可用来分析通过容积导体所记录到的动作电位。该理论认为,物体所对的立体角等于其面积除以特定点到该物体表面的距离的平方[7,8]。膜的静息电位是由许多偶极子组成的,正电荷在细胞膜外表面,负电荷在细胞膜内表面。因此,电位与电极所覆盖的极化膜的面积成正比,与电极和膜之间的距离成反比。立体角近似法近似地预测了偶极子层形成的电位(见图 2-2)。传播中的动作电位可被视为带正电荷的波面或领头的偶极子,可反映神经横断面的去极化情况,在此处的跨膜电位会发生逆转[9];带负电荷的波面或收尾的偶极子跟随其后,能反映兴奋区的复极化。

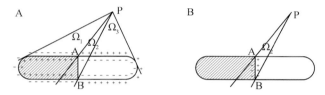

图 2-2　从一个细胞的 P 点记录电位(阴影部位为活动区,空白部分为非活动区)

A. 总的立体角由 Ω_1、Ω_2 及 Ω_3 所组成。P 点所对的立体角 Ω_1 和 Ω_3,其电位等于零,因为在这两处,较近和较远处的膜所形成的一组偶极子的数量相等,但极性相反;而在 Ω_2 去极化部位的两个偶极子的极性相同,不能相抵消。B. 与 Ω_2 相对的较近和较远处的膜,将其电荷置于圆柱形细胞的中轴;在面积上与横截面积相等的偶极子面(Dipole sheet),所代表的是去极化的起始处,正极在前,自细胞左侧向右侧走行(引自 Patton HD,1976)。

(三)近场电位与远场电位

在特定情况下记录到的特定电位,不仅取决于记录电极相对于兴奋组织的位置,还取决于容积导体的物理学特征[10-15]。近场电位与远场电位可区别容积传导场的两种不同表现[16-18],这可以通过容积传导学说加以解释。所谓近场电位,即将电极置于活动神经的邻近处,直接从该活动神经处记录所得到的电位。当电极与神经发生源有相当距离时,通过传导媒介,电极与兴奋的神经组织仍能保持联系,这种情况下所记录到的就是远场电位。各种电位有许多不同之处。例如,容积传导电位难以确定电位的发生源,这首先是因为电位的电流在脑组织、脑脊液和脑膜等传导介质中呈弥散性传导;其次,若记录电极和电位发生源之间的距离越大,则所记录到的电位就越小。将表面电极或针电极置于周围神经附近,那么所记录到的感觉神经动作电位就是近场电位;将电极置于头皮,那么所记录到的脑干诱发电位就是远场电位。

(四)三相波形的分析

波形的分析在神经或肌肉动作电位的评测中有着重要的作用。当两个非常接近的波面在容积导体中自左向右传播时,会出现一系列的电位变化(见图 2-3)。当代表去极化的领头的偶极子和代表复极化的收尾的偶极子接近、到达、离开记录电极的部位时,就形成了"正—负—正"的三相波。从位于深部的神经表面记录到的顺向感觉神经动作电位(Sensory nerve action potential,SNAP)就是如此。但是源于电极附近区域的电位,由于没有逐渐接近的变化过程,故缺乏初始正波。同样地,将记录电极置于冲动起始处所在的终板区时,复合肌肉的动作电位会呈现为"负—正"双相波。如果记录电位远离兴奋的肌肉,则出现的是"正—负"两相波,这就表明冲动只是接近记录部位,而实际上没达到记录部位。

在 EMG 中,将源于许多不同的单根肌纤维的三相电位总和在一起,即构成运动单位电位。根据容积传导的理论,电极的位置决定所记录的电位的波形,记录的波形随记录电极的部位与肌肉电位源头之间的相对位置的改变而改变[19-23]。因此,同一运动单位可以表现出许多不同的肌电波形。尽管这是被普遍接受的观点,但是准确地描述所观察到的电位常常可以提供有用的临床信息[24,25]。

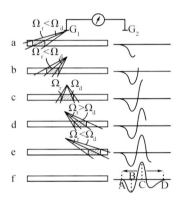

图 2-3　三相电位的幅度、时限(A—D)和上升时间(B—C)

极性相反的一对波面代表去极化和复极化。动作电位自左向右在容积导体中传播,记录电极(G₁)在兴奋区附近,参考电极(G₂)在远处的非兴奋区。a:最初 G₁ 记录第一个偶极子的正极,该偶极子面所对立体角 Ω_d 大于负面波的第二个偶极子所对立体角 Ω_r;b:随着兴奋区逐渐移近 G₁,Ω_d 相对于 Ω_r 逐渐减小,图 a 中的关系逆转;c:最大负峰显示冲动已经到达并正好位于 G₁ 下,此时只记录偶极子的负极;d:随着 G₁ 开始记录第二个偶极子的正极,负峰逐渐减少;e:当 Ω_r 大于 Ω_d 时,出现极性逆转;f:当兴奋区远离时,曲线又回到基线。最后一个正相波,虽然幅度减小,但持续的时间比第一个正相波长,显示复极化是一个较慢的过程。

参考文献

[1]Rosenfalck P. Intra and Extracellular potential fields of active nerve and muscle fibers[J]. Acta Physiol Scand,1969,8(Suppl 321):1.

[2]Clark J,Plonsey R. The extracellular potential field of the single active nerve fiber in a volume conductor[J]. Biophys J,1968,8(2):842-864.

[3]Dumitru D,Delisa J A. AAEM Minimonograph ♯10:Volume Conduction Muscle

Nerve，1991，14：605.

［4］Gath I，Stalberg E. On the volume conduction in human skeletal muscle：In situ measurements[J]. Electroencephalogr Clin Neurophysiol,1977,43(3)：106-110.

［5］Boyd D C,Lawrence P D,Bratty P. On modeling the single motor unit action potential[J]. IEEE Trans Biomed Eng,1978,25(8),236.

［6］Delisa J A,Kraft G H,Gans B M. Clinical electromyography and nerve conduction studies[J]. Orthop Rev,1978,7(2)：75-84.

［7］Brown B H. Therotical and experimental waveform analysis of human compound nerve action potentials using surface electrodes[J]. Med Biol Eng,1968,6(4)：375.

［8］Hodgkin A L. The Conduction of the Nervous Impulse[M]. Licerpool：Liverpooa University Press,1965.

［9］Patton H D. Special properties of nerve trunks and tracts[J]. In：Ruch H D,Patton H D,Woodbury J W,Towe A L（eds）. Neurophysiology. Ed 2. Philadelphia：WB Saunders,1965,15(2)：73-94.

［10］Cunningham K,Halliday A M,Jones S J. Stationary peaks caused by abrupt changes in volume conductor dimensions：Potential field medelling[J]. Abstract Electroencephalogr Clin Neurophysiol,1985,61(4)：100.

［11］Desmedt J E,Huy N T,Carmeliet J. Unexpected latency shifts of the stationary P9 somatosensory evoked potential far field with changes in shoulder position[J]. Electroencephalogr Clin Neurophysiol,1983,56(4)：623-627.

［12］Kimura J,Mitsudome A,Beck D O,et al. Field distributions of antidromically activated digital nerve potentials：Model for far-field recording. Neurology,1983,33(8)：1164-1169.

［13］Kimura J,Mitsudome A,Yamada T,et al. Stationary peaks from a moving source in far-field recording [J]. Electroencephalogr Clin Neurophysiol,1984,58(7)：351-361.

［14］Nakanishi T. Origin of action potential recorded by fluid electrodes[J]. Electroencephalogr Clin Neurophysiol,1983,55(8)：114-115.

［15］Stegeman D,Van Oosteron A,Colon E. Simulation of far field stationary potentials due to changes in the volume conductor[J]. Electroencephalogr Clin Neurophysiol,1985,61(7)：228.

［16］Jewett D L. Volume-conducted potentials in response to auditory stimuli as detected by average in the cat[J]. Electroencephalogr Clin Neurophysiol,1970,28(5)：609-618.

［17］Jewett D L,Williston J S. Auditory-evoked far fields averaged from the scalp of humans[J]. Brain,1971,94(8)：681-696.

［18］Sohmer H,Feinmesser M. Cochlear and cortical audiometry conveniently recorded in the same subject[J]. Israel J Med Sci,1970,18(7)：219-223.

［19］Buchtal F,Guld C,Rosenfalck P. Volume conduction of the spike of the motor unit

19

potential investigated with a new type of multielectrode[J]. Acta Physiol Scand，1957，38(9)：331-354.

[20]Dumitru D，King J C，van der R W. The biphasic morphology of voluntary and spontaneous single muscle fiber action potentials[J]. Muscle Nerve ，1994，17(6)：1301-1307.

[21]Gootzen T H，Stegeman D F，Van Oosterom A. Finite limb dimensions and finite muscle length in a model for the generation of electromyographyc signals[J]. EEG Clin Neurophysiol ，1991，81(8)：152-162.

[22]Theeuwen M M，Gootzen T H，Stegman D F. Muscle electric activity Ⅰ：A model study on the effect of needle electrodes on single fiber action[J]. Am Biomed Engin，1993，21(8)：377-339.

[23]Van Veen B K，Wolters H，Wallinga W，et al. The bioelectrical source in computing single muscle fiber action potentials[J]. Biophys J，1993，64(8)：1492-1498.

[24]Dumitru D. Single muscles fiber discharges（insertional activity，end-plate potentials，positive sharp waves，and fibrillation potentials）：A unifying proposal[J]. Muscle Nerve，1996，19(8)：221-226.

[25]Dumitru D. Issues & Opinion：Rebutta[J]. Muscle Nerve，1996，84(19)：229-230.

第二节 神经肌肉的运动控制

运动控制（Motor control）是指对完成动作所必需的生理心理机制进行管理和调节的能力。神经肌肉运动控制系统通过协调运动神经元，结合高级中枢下达的指令和来自肌肉内部的反馈信息，不断调整肌肉活动，使其与运动相关的多个肌肉群能系统、协调地活动。本节将概述神经肌肉运动控制的生理机制和相关理论。

一、神经肌肉运动控制的生理机制

19世纪末，英国科学家 Charles Scott Sherrington 等通过脊髓反射功能的研究和拓展，提出了神经肌肉运动控制的反射理论。该理论认为，行为反应均是由外界信息的刺激所引起的，并且随着传入信息的变化而变化。运动控制的反射理论指出，复杂行为是由一系列单反射复合构建而成的，反射是行为的基本单位[1]。反射理论曾在一个时期内对运动控制机制的理解具有重要的影响，然而其难以解释缺乏刺激信息依然能够完成协调动作、同样的刺激可能引起不同行为反应等现象。现今，通常认为参与运动控制的神经系统是一个自上而下进行组织控制的等级系统，可分为 4 套亚系统：①对骨骼肌产生控制作用的脊髓运动神经元；②对脊髓中间神经元、α-运动神经元具有控制作用的脑干和大脑皮层神经元，该系统是随意运动控制的生理基础；③对运动指令和实际运动结果进行比较并做出修正的小脑;④对随意运动的发动具有控制作用的基底神经节。

(一)脊 髓

脊髓可以单独完成一些能引起骨骼肌收缩的简单反射活动,包括牵张反射、屈反射、节间反射、搔扒反射等。但通过对断离脊髓的动物实验研究发现,脊髓完成的反射受到高位中枢的影响。脊髓反射包括刺激信息的传入、中间神经元的活动以及最终的传出控制等多个环节。

感知觉的刺激信息传入多数先到达中间神经元,经过单个或多个中间神经元的处理转化原始信息,最终到达运动神经元;而少数传入信息直接到达运动神经元,此类通路构成了感受器到运动神经元的单突触通路。

脊髓中的运动神经元将所有感知觉的刺激信息汇集,从而影响肌肉活动。脊神经对肌肉的控制具有节段性[2]。由单根脊神经支配的肌肉被称作肌节,而支配一块肌肉的一群运动神经元被称作运动神经元池。一个运动神经元和受它支配的肌纤维共同组成一个运动单位。通常肌肉越大,所包含的运动单位肌纤维数量就越多;肌肉越小,则运动单位肌纤维数量就越少。脊髓前角的运动神经元包括α-运动神经元和γ-运动神经元。前者控制肌细胞的活动,通常体积较大、突触较多;后者支配肌梭内肌纤维,通常体积较小、突触较少。运动神经元的活动顺序表现出一定的规律。兴奋性与体积成反比肌肉受到牵拉的时候,体积小的运动神经元则会先兴奋;而抑制性与体积成正比,肌肉受到抑制性刺激时,体积大的运动神经元则会先抑制。α-运动神经元与γ-运动神经元平行放电,但γ-运动神经元自发放电较多。因此,在静息状态的肌肉上,α-运动神经元不放电时,仍然会有γ-运动神经元的放电。脊髓前角运动神经元通过位置排列对应支配不同定位处的躯体肌肉。内侧运动神经元对应体轴线和近端肢体肌肉,通常与姿势控制有关;外侧神经元对应远端的肢体肌肉,通常与更为精细的运动控制有关。

运动发生后,脊髓接受骨骼肌感受器传回的长度、张力等反馈信号,继而对运动进行调节。骨骼肌的感受器包括肌梭的初级和次级感觉末梢以及腱器官。肌梭位于梭外肌纤维之间,由2～12条梭内肌纤维构成,并由7～10根细直径γ-运动纤维支配。肌梭包括梭袋和梭链两部分,梭袋和梭链中央部位受到初级感觉末梢的支配,梭链同时还受到次级感觉末梢的支配[2]。肌梭通过初级感受器和次级感受器主要测定骨骼肌的长度变化。腱器官是肌肉和腱的接头部位,主要测定骨骼肌的张力变化,其对被动牵拉的阈值高,但对主动收缩的阈值低。骨骼肌反馈信号的传出过程又会对肌肉产生额外的刺激作用,该过程主要通过γ-运动神经元产生作用。梭内肌收缩时,首先造成骨骼肌两极的收缩,使中央部位受到牵拉,从而提高初级传入末梢的放电频率。

脊髓的运动神经元受到损伤时,会造成躯体反射的丧失,肌张力的下降或缺失。α-运动神经元的损伤会使相关肌肉震颤、萎缩,以及单个运动单位的自发收缩。肌萎缩侧束硬化症表现为肌肉进行性的软弱和消瘦。该疾病是由脊髓前角及脑干的α-运动神经元逐渐变性,最后累及运动皮层上运动神经元所造成的。

(二)脑 干

脑干的网状结构对脊髓运动神经元产生直接或间接的下行性影响,是运动节律的产生,姿势稳定和身体平衡的维持以及自主运动中预期姿势的调节所必需的神经结构。

切断中脑上、下丘之间脑干位置会引起伸肌紧张性亢进,引起去大脑僵直;对去大脑僵直动物后肢伸肌的背根传入神经再进行切断,则会削弱后肢的僵直反应。由此可见,去大脑僵直主要是由牵张反射过度引起的。脊髓以上的不同脑区对牵张反射有不同程度的易化或抑制作用。持续产生下行至脊髓的易化作用相对增强,以及切断脑干造成高级中枢的抑制性影响消失,使原本被抑制的牵张反射得以增强,这是造成去大脑僵直的两方面主要原因。延髓网状结构的大部、脑桥被盖、背侧丘脑、下丘脑、底丘脑、中央灰质以及中脑被盖均是对牵张反射产生易化作用的部位。另外,前庭神经核对前庭脊髓产生下行易化作用,大脑通过锥体束对脊髓反射产生易化作用,小脑对网状结构产生下行易化作用。延髓网状结构的腹内侧部至斜方体平面为止的部位,接受大脑皮层运动区的部分部位、小脑前叶或旁中央小叶、新纹状体等脑区的信号,对牵张反射会产生抑制性作用。

肌紧张和僵直的产生有 γ-僵直和 α-僵直两种方式。γ-僵直是指高位中枢的下行性作用提高了脊髓 γ-运动神经元的活动,从而导致肌梭敏感性提升,造成 α-运动神经元的活动增加,产生肌紧张和僵直效应。典型的去大脑僵直是 γ-僵直。而 α-僵直是指高位中枢通过直接或间接路径对中间神经元产生下行性作用,进而提高 α-运动神经元的活动,导致肌紧张和肢体僵直。在去大脑僵直的情况下切断背根传入神经削弱僵直反应后,再通过去小脑前叶造成的僵直是 α-僵直。通过切断第 8 对脑神经可削弱 α-僵直。前庭器官通过前庭脊髓束造成脊髓 α-运动神经元的兴奋是 α-僵直产生的机制。

(三)大脑皮层

大脑皮层的部分区域与运动控制功能有关,被称为大脑皮层的运动区,该区是发出皮质脑干束和皮质脊髓束锥体细胞的聚集区[3]。布罗德曼 4 区中央前回的初级运动皮层(Primary motor cortex,通常称为 M₁)负责运动的执行。初级运动皮层上具有明确的功能定位,与身体各部位的运动控制呈倒置对应关系(见图 2-4)[2]。机体某一

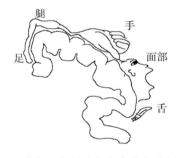

图 2-4 运动皮层控制功能与身体部位倒置对应

部位的运动控制区在初级运动皮层上所占面积的大小与该部位运动的精细程度有关。初级运动皮层还具有控制运动过程中绝对力量和速度的功能[4]。M₁ 对躯体运动的控制是交叉支配的,但对头面部肌肉的控制是双侧支配的。布罗德曼 6 区的辅助运动区和前运动区统称第二运动区(Secondary motor cortex,通常称为 M₂)。与 M₁ 调控肢体的远端肌肉相对,前运动区可通过皮层脊髓束直接调控肢体近端的肌肉,辅助运动区的功能则主要与运动的策划有关。进行简单运动时,初级运动皮层的血流量增加;而进行复杂运动时,初级运动皮层和辅助运动区的血流量均增加;且当在脑中演练运动时,仅有辅助运动区的血流量增加。辅助运动区在运动开始前放电,制订运动的计划和顺序,发送至

初级运动皮层。自身内部激发的运动主要由辅助运动区控制,而由外界刺激激发的运动则主要由外侧前运动区控制。辅助运动区的损伤会造成自身激发运动的障碍;而前运动区的损伤会造成由视觉线索引导的被动运动障碍[5,6]。在视觉信息的引导下进行运动时,前运动区域激活;而当经过练习可以自发完成运动时,辅助运动区域则更为活跃[7]。

大脑皮层运动区的功能是通过下行传导通路实现的。下行通路包括锥体束和锥体外系两部分。通常认为,锥体束与精细运动有关,而锥体外系组织的主要是粗大运动。但实际运动过程是由锥体束和锥体外系共同作用的结果。锥体束起源于大脑皮层,其分布范围比大脑皮层的运动区域广泛,包括顶叶大部及前中央回皮层。锥体束的反应包括直接反应和间接反应两种。直接反应 D 波发生快,潜伏期为 0.7ms 左右,且时程短;I 波在 D 波后2.0～2.5ms发生,因其经过中间神经元的传递而被认为是间接反应。根据反应特性,锥体束神经元可分为快锥体束神经元和慢锥体束神经元两种。快锥体束神经元放电频率低,但在相应的运动开始之后,短期内放电频率提高;而慢锥体束神经元原本的放电频率高,但在动作开始之后放电频率显著降低。锥体束纤维至脊髓的中间神经元,与α-运动神经元形成兴奋性的单突触连接,并影响 γ-运动神经元,形成多突触的连接,从而对肌梭长度进行调控[1]。

单侧大脑皮层运动区的损伤对运动功能的影响有限。广泛切除单侧大脑皮层对运动功能的影响不大,可见其他脑区可以对运动功能的调控其产生代偿作用。切除中央前回运动区的特定区域会导致对侧随意运动的丧失,但经过数月后可以恢复。而双侧切除中央前回运动区会对运动功能造成严重、持久的影响,但在一定程度上也是可以恢复的[2]。

(四)基底神经节

基底神经节是对机体运动控制进行调节的重要神经结构,包括尾核、壳核组成的新纹状体以及苍白球,而与新纹状体有功能性联系的底丘脑核、黑质等结构有时也会被包括在基底神经节的概念中。大脑皮层、丘脑、中脑等通过传入神经纤维将信号传递至基底神经节,主要抵达尾核和壳核部分,也有部分直接抵达苍白球;黑质与新纹状体之间也有直接的传入通路。基底神经节内通过核间纤维联系尾核、壳核和苍白球。传出神经纤维主要始于苍白球内段,至丘脑、黑质、底丘脑核等部位;新纹状体至黑质也有直接的传出通路。总结以上传入和传出通路,基底神经节对运动控制进行调节的主要环路[2]见图 2-5。

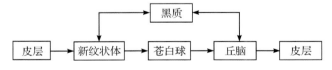

图 2-5　基底神经节调节运动控制的主要环路

尾核、壳核的主要神经元为中型棘突神经元(Medium spiny neuron,MSN),并通过MSN 直接接受大脑皮层的传入信息,进行传入信息的整合后,传出至苍白球和黑质。MSN 仅在皮层激活时才会活动,很少自发活动。皮层和 MSN 通常在运动发生之前产生活动,而在运动过程中并不产生活动。因此,基底神经节对运动控制的作用被认为在于发动运动,而并不是协调运动。

基底神经节具有直接和间接两条神经通路。在直接通路中,新纹状体短暂性抑制作用于苍白球内段的紧张性抑制神经元,并投射至丘脑的 VA/VL 复合核。新纹状体活动的增加导致发动运动的前运动皮层兴奋性提高,直接通路是一条正反馈通路。在间接通路中,新纹状体短暂且抑制性地投射于苍白球外段的紧张性抑制神经元,并投射至底丘脑核。底丘脑核同时受到皮层兴奋性的影响,最终投射至苍白球内段产生兴奋性影响。新纹状体活动的增加会导致发动运动的前运动皮层兴奋性降低,此时间接通路是一条负反馈通路,对直接通路的去抑制作用进行对抗。根据功能性的不同,基底神经节的回路又可分为骨骼肌肉运动回路、动眼回路、前额叶回路和边缘回路 4 种。骨骼肌肉运动回路主要参与运动控制的准备和执行;动眼回路主要参与眼球运动的控制;前额叶回路参与语言技巧组织行为动作的控制;边缘回路参与继发性行为和过程学习的控制[1]。

基底神经节障碍会引起运动过度减少或过度增加,帕金森病和亨廷顿症则是上述障碍最具有代表性的症状。帕金森病患者的黑质多巴胺神经元变性坏死,黑质对于新纹状体的激活作用降低,导致直接通路的兴奋作用减弱,引起运动过度减少。而亨廷顿症患者的尾核变性,新纹状体对苍白球外段的抑制作用减弱,导致间接通路的兴奋作用减弱,即对直接通路的对抗作用减弱,引起活动过度增加。

(五)小 脑

小脑也是协调运动的重要脑区之一,主要管理肌肉在运动过程中的激活时机与形式,是对神经肌肉姿势控制机制做出调节的重要神经结构。但小脑对感觉和运动功能并不起主导作用。小脑中包含星状细胞、浦肯野神经元、高尔基细胞、篮状细胞和颗粒细胞五类神经元。其中,浦肯野神经元是小脑的主神经元,也是小脑皮层唯一的输出通路。大脑皮层传入的信息经过桥核和小脑内部神经元传递至颗粒细胞,继而转传至浦肯野神经元,并投射至深部小脑核群。在运动过程中,浦肯野神经元持续做紧张性变动。小脑的神经元对肢体屈伸、关节位置等运动的成分做出选择性的反应,从而对进行中的运动进行调控。

小脑传入信号来源于苔状纤维和爬行纤维两种传入纤维通路。苔状纤维由大脑皮层经过桥核、前庭核进入小脑皮层,经由颗粒细胞对众多浦肯野神经元起到弱化兴奋的作用。爬行纤维来自下橄榄核,对单个浦肯野神经元起到强化兴奋的作用。这两种纤维通路也对深部核神经元起到一定的作用。浦肯野神经元对小脑内核、前庭神经核神经元等靶细胞产生抑制作用。通过比较浦肯野神经元和深部核神经元发现,小脑可以纠正运动中的错误。

根据与其他脑区的联系,小脑可分为具有不同功能的前庭小脑、脊髓小脑和小脑半球外侧。前庭小脑包括绒球小结叶与少量前庭纤维,与运动中平衡功能的控制有关。前庭小脑接受由视网膜刺激激活的爬行纤维及与管理眼球运动和追踪视像有关的苔状纤维的传入信息,因此被认为与运动的视觉监视有所关联[2]。前庭小脑的切除会导致与前庭控制有关的姿势控制和运动控制障碍,前庭视反射的可塑性变化消失。脊髓小脑包括蚓部和半球部的中间带,可划分为"前叶和单叶"以及"后叶的旁中央小叶"两个区。前叶和单叶接收脊髓的传入信息,分别接收来自四肢和头面部皮肤、关节、肌肉感受器传入的冲动;同时接收发动随意运动的皮层脑区的传出信息。切除前叶会引起全身肌紧张增强,造成牵张反射亢进;蚓部的损伤则会造成躯干的共济失调,蚓部外侧的损伤会造成四肢的共济失调。小脑半球的外侧部被认为与参与运动的心理计划和运动学习,该部位的损伤会导致运动发动过程在时间顺序上的混乱。

小脑病变主要引起运动的不协调,被称为小脑性共济失调。患者在动作过程中存在意向性震颤现象,表现为运动的过度或者不到位,对动作力量的高估或低估,并在接近运动目标时不稳定性加剧。小脑性共济失调患者难以完成平稳的、有方向的运动。小脑病变还会引起肌紧张障碍,以及语义和符号清楚但发音模糊的构音障碍。

二、神经肌肉运动控制理论

了解运动的本质及其控制的机制和过程,是运动控制相关研究的主要目的。至今有多种运动控制理论被提出并应用于描述和解释神经系统是如何协调运动过程的。部分神经肌肉运动控制理论尚未得到普遍认可,但它们使人们对神经肌肉运动控制过程和机制的理解逐渐清晰。研究者们正致力于发展更为全面、综合地解释和描述神经肌肉运动控制的理论。

(一)前馈与反馈控制

根据运动的状态,运动通常可以分为短促的抛射性运动和相对缓慢的连续性运动[8]。抛射性运动一经开始就不会再改变,仅受到运动开始前神经系统的控制;而连续性运动则在整个运动过程中不断受到高级神经系统的运动指令和感受器传回的反馈信息的调节。两种形式的运动控制过程通常被认为是典型的前馈与反馈控制[9](见图 2-6)。前馈控制(Feed-forward mechanisms,FFM)是一种自上而下的开环控制(Open chain control),运动系统的控制器根据感知觉信息等传入的刺激信息,一次性决定运动系统的输出,过程中不再受感受器反馈信息的干扰和修正。这一过程中快速的视觉扫视运动通常在 80ms 内完成,感知觉和本体感受信息来不及反馈,是典型的前馈控制过程。扫视运动会根据任务性质和外界信息的变化而变化,受到对扫视目标是否感兴趣,额外任务奖励以及注意资源占用状态等的影响。可见感知觉信息和运动意图等初始运动指令对肌肉活动有预先激活或抑制的控制作用。而反馈控制(Feedback mechanisms,FBM)是一种自下而上的闭环控制(Close chain control),通过中枢的输出指令控制肌肉的运动,相关的感受器再将有关运动结果的信息传回至中枢控制系统,指导运动继续按照初始的运动指令进行或是提供新的指令进行动作的修正[8,9]。如前庭脊髓反射的过程就是完全基于反馈控制机制进行的。日常运动控制过程中前馈或反馈控制的交互比单一机制的控制更为普遍。

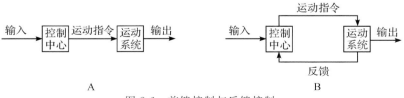

图 2-6 前馈控制与反馈控制

（二）平行与系统控制

运动控制表现为同时拥有产生运动和保持稳定的双重目的[8]。完成双重目的的神经肌肉系统通常分别被称为动作控制系统和姿势控制系统。平行和系列控制是目前描述两者关系的两种主要观点[10]（见图 2-7）。平行控制理论认为，动作控制和姿势控制是两种互相独立的控制过程，中枢运动控制指令分别经由两条传出信息通路传达至动作肌肉和姿势肌肉，实现相应的动作控制和姿势控制。因此，姿势控制作为独立的控制系统，具有控制的自主性[11]。有研究发现，在落-接球、重物摆等实验中，预先知晓姿势干扰的发生时间和过程能够明显加快预期姿势控制的反应时间，为这一观点提供了主要的实验证据。而系列控制理论则认为动作控制和姿势控制是由一个整合和统一的控制机制所实现的，姿势控制是动作控制的外周机制[12]。中枢运动控制指令抵达效应器的过程，会激发过往相同或相似的任务经验，从而将既往经验联系到当前的运动控制任务当中。基于这一观点，姿势肌肉表现出的前馈控制效应等被看作是动作控制中随意运动控制的一部分，肌肉前馈和反馈效应的活动强度与目标动作的强度有显著的相关性。

一系列的快速举臂和双手负重-提举任务的实验结果表明，肌肉的预激活反应与目标动作的时间差是相对固定的，其强度与干扰的大小、姿势的不稳定性等有关。可见，当运动的触发来自外部时，平行控制理论与实验证据更为符合；而当运动是内部自主触发时，系列控制理论则更为适用[13]。

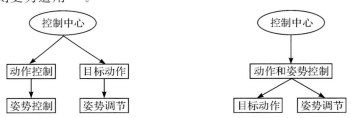

图 2-7　平行控制模型和系列控制模型

（三）动作程序理论

动作程序理论认为中枢神经系统对运动控制的核心是动作程序。动作程序是存储着与动作有关的全部信息的一种记忆表征。Schmidt 在此基础上进一步提出一般动作程序（Generalized motor program，GMP）的概念，使动作程序不再局限于特定的运动中[14]。GMP 是一系列相似动作所具有的固有特征的记忆表征，是完成该类动作中特定动作的基础，其包含的固有特征通常包括动作中各部分的相对时间、相对力量和顺序三个方面[9]。而不同任务和环境所造成的动作程序的可变特征是完成特定动作的参考框架，包括完成动作所需的总时间、总力量和参与的肌群等。图式理论将这种特定任务和环境中的可变特征称为动作反应图示。如在以不同的速度行走过程中，行走周期中 4 个阶段的出现顺序是保持不变的，且各阶段所占周期总时长的百分比是固定的，这是由其固有特征决定的；而不同的行走速度是改变行走周期的总时长，为特定行走运动的组织提供参考的框架。GMP 和动作反应图示共同提供任务动作所需的运动特征。运动的触发是一种开环控制，由 GMP 决定；而在运动过程中，如果持续的时间足够处理感知觉信息和本体感受信息的反馈，则动作反应图示会通过闭环的反馈控制对运动进行修正和调整。动作程序理论为探索中枢神经系统在运动控制过程中的作用提供了新的思路。然而，它过于强调 GMP 的决定作用，而没有考虑到如疲劳作用、不同起始姿势等任务和环境的变化对中枢神经系统本身的影响和作用。

（四）系统理论

相比于动作程序理论注重神经系统在运动控制中的重要地位，系统理论不仅关注神经系统的控制作用，同时更为关注运动系统本身的特征以及其受到外力、环境信息的影响。系统理论最早由苏联生理学家 Nikolai Berstein 提出，它将个体看作是一个容易受到外力影响的、有质量的机械系统，而这个机械系统又是由多个相互作用的子系统通过协调运作而组成的。这种分配协作的系统模式被称为运动控制的分配模型[9]。协调和自由度是系统理论的关键概念。协调是指个体与环境对象、任务模式相关的头、躯干和肢体的运动模式；自由度是控制系统中独立成分的数量以及每一个成分中动作模式的数量。机体完成协调运动的过程就是控制多个自由度的过程[15]。系统理论认为，神经系统的控制指令是通过运动系统的筛选后产生作用的，神经系统对运动系统的等级控制被认为是使自由度控制过程得以简化的生理结构，即高级的控制中心单向、下行地控制低级的控制中心，直到最低级的控制中心激活协同运作的肌群。Bernstein 提出协同肌组成了几乎所有动作的种类，肌肉的协同对解决自由度的问题起了重要作用。对于特定的任务，神经系统运动任务完成程度的不同预期决定了完成协调运动所需控制的自由度数量。

（五）动态模式理论

与动作程序理论强调中枢神经系统运动指令的地位相反，动态模式理论更强调任务和环境信息对神经系统和运动系统之间动态平衡的影响。动态模式理论以非线性的动力学观点看待运动控制，它认为行为的改变不是持续的、线性的过程。其具体表现为当某种特定变量值稳定地、线性地增加时，会导致机体产生突然的行为反应的非线性变化。当双手手指做异相位的左右运动时，如果运动速度增加到一定的值，双手手指会转变为做同相位的运动[16]；又如行走时，当速度增加到临界值时，会自动变成奔跑行为。动态模式理论认为，运动控制系统具有稳定性的特征，即在被轻微扰乱之后会自发回到稳定状态。如行走速度不断加快最终变为奔跑的过程中，行走和奔跑分别是两种不同的稳定状态，代表了两种协调的运动模式；当速度增加使行走行为模式产生不稳定性，则系统会自发以奔跑行为模式作为新的稳定状态。这种运动系统稳定行为的恒定状态被称为吸引子（Attractors）。神经肌肉运动控制系统对于吸引子的选择通常受两方面因素的影响——最小行为可变性和最适宜的能效状态，即机体会对当前环境作用下最容易达到的稳定状态进行选择，并且在这个运动状态下机体消耗的能量比其他运动状态时要小。如当运动速度较慢时，机体会选择行走状态作为最优的运动状态；当速度达到 16km/h 时，则对大多数人来说奔跑才是此时的最优运动状态[9]。动态模式理论强调环境信息的作用以及身体节段的动态特征,加入了对运动本身成分的理解。然而该理论模型忽视了中枢神经系统在运动控制过程中的作用,认为任务和环境信息所组成的控制参数决定了机体的运动行为。

(六)生态学理论

以生态学的观点来看待神经肌肉的运动控制是由美国生理学家 James J. Gibson 等研究者提出并发展起来的。运动控制的生态学理论认为运动控制是不断演进的,机体为了在环境中进行合理、有效的运动而适应环境。关注机体从环境中能够提取了哪些与运动任务相关的信息,以及如何利用这些信息来帮助组织和控制运动过程是生态学理论的着眼点[17]。与将个体看作感知觉或运动系统的理论相比,生态学理论更强调感知觉对任务本身所产生的作用。与环境的交互提供了完成运动系统协调控制所必需的信息,而个体从环境中获取信息的方式、这些信息的表现形式、机体利用环境信息修正和控制运动的过程正是生态学理论关注的重点。生态学理论不再单纯关注机体本身,而是纳入其与环境信息的交互作用,以不断适应、发展、演进的观点看待运动控制问题,对加深运动控制功能的理解有重要作用。然而生态学理论对于机体-环境交互作用的过分关注,使其忽视了神经系统的功能。

参考文献

[1][美]Shumway-Cook A,Woollacott M H. 运动控制原理与实践[M]. 毕胜,译. 北京:人民卫生出版社,2009.

[2]姚泰. 人体生理学(上、下册)[M]. 北京:人民卫生出版社,2001.

[3]蒋正尧. 人体生理学[M]. 北京:科学出版社,2006.

[4]Evarts E V. Relation of pyramidal tract activity to force exerted during voluntary movement[J]. J Neurophysiol,1968,31(1):14-27.

[5]Passingham R E. Premotor cortex:Sensory cues and movement[J]. Behav Brain Res,1985,18(2):175-185.

[6]Roland P E,Larsen B,Lassen N A,et al. Supplementary motor area and other cortical areas in organization of voluntary movements in man[J]. J Neurophysiol,1980,43(1):118-136.

[7]Mushiake H,Inase M,Tanji J. Neuronal activity in the primate premotor,supplementary,and precentral motor cortex during visually guided and internally determined sequential movements[J]. J Neurophysiol,1991,66(3):705-718.

[8]邵郊. 生理心理学[M]. 北京:人民教育出版社,2006.

[9][美]Magill R A. 运动技能学习与控制[M]. 张忠秋,译. 北京:中国轻工业出版社,2006.

[10]Aruin A S. The organization of anticipatory postural adjustments[J]. Journal of

Automatic control,2002,12(1):31-37.

[11]Massion J. Movement, posture and equilibrium: Interaction and coordination[J]. Prog Neurobiol,1992,38(1):35-56.

[12]Aruin A S, Latash M L. The role of motor action in anticipatory postural adjustments studied with self-induced and externally triggered perturbation[J]. Exp Brain Res, 1995,106(2):291-300.

[13]谢琳,王健.前馈运动控制的研究进展[J].中华物理医学与康复杂志,2013,35(8):664-667.

[14]Schmidt R,Lee T. Motor Control And Learning[M].[S. l.]:Human Kinetics,2005.

[15]Bernstein N. The Coordination and Regulation of Movement[M]. Oxford:Pergamon Press,1967.

[16]Kelso J S, Schoner G. Self-organization of coordinative movement patterns[J]. Human Movement Science,1988,7(88):27-46.

[17]Gibson J J. The Senses Considered as Perceptual Systems[M]. Boston:Houghton Mifflin,1966.

第三章

神经肌肉功能的评价

第一节　肌肉收缩功能的评价

　　肌肉是占体重百分比最多的组织,人体一切身体活动如生产劳动、休闲健身运动和日常生活中的各种家务劳动等,都是通过肌肉的收缩和舒张作用实现的。肌肉收缩功能(Muscle contraction)特指肌肉收缩克服和对抗阻力活动的能力,主要表现为肌肉力量(Muscular strength)、肌肉耐力(Muscular endurance)和肌肉功率(Muscular power),分别反映肌肉收缩的最大抗阻运动能力、持续收缩抗阻运动能力和动态抗阻运动能力,是肌肉收缩功能评价的核心内容,在康复医学中有着广泛的应用。

一、肌肉力量的评价

　　肌肉力量,简称肌力,特指肌肉最大抗阻运动能力或者产生最大作用力的能力。肌力的表现形式与肌肉的收缩形式有关:肌肉收缩长度不变且产生的张力等于外部阻力的收缩形式为等长收缩(Isometric contraction);肌肉收缩长度变短但张力保持不变的收缩形式为等张收缩(Isotonic contraction);肌肉在其活动范围内以恒定速度进行最大收缩为等速收缩(Isokinetic contraction)。在等长、等张和等速收缩条件下,肌肉收缩克服和对最大阻力完成运动的能力分别被定义为等长肌力(Isometric strength)、等张肌力(Isotonic strength)和等速肌力(Isokinetic strength),它们是肌肉力量能力评价的主要生理学指标[1]。

（一）等长肌力

等长肌力是肌力测试的标准性评价指标，根据检测部位的差异，通常分为握力（Grip strength）、背伸力（Back extension strength）、臂力（Arm strength）和腿部力量（Leg strength）等。肌力常用包括握力计、背力计等肌力检测设备进行测定，也可采用等速肌力测定仪和各种力传感器进行测定。

等长肌力的测试一般对每个部位进行2～3次的测试，取最好成绩。等长肌力测定的优点是方便、省时且不需昂贵设备，但其缺点是易受关节角度大小的影响。为此，有人建议应以多角度测量结果反映肌肉的等长抗阻能力。常用部位等长肌力的评价标准参见表3-1。

表 3-1　等长肌力测试评价标准　　　　　　　　　（单位：磅）

评价等级	握力（左）	握力（右）	背力	腿力	总力/体重
男子					
优秀	≥68	≥70	≥209	≥241	≥7.50
良好	56～67	62～69	177～208	214～240	7.10～7.49
一般	43～55	48～61	126～176	160～213	5.21～7.09
较差	39～42	41～47	91～125	137～159	4.81～5.20
很差	<39	<41	<91	<137	<4.81
女子					
优秀	>37	>41	>111	>136	>5.50
良好	34～36	38～40	98～110	114～135	4.80～5.49
一般	22～33	25～37	52～97	66～113	2.90～4.79
较差	18～21	22～24	39～51	49～65	2.10～2.89
很差	<18	<22	<39	<49	<2.10

（资料来源：Anspaugh D J，Hamrick MH，Rosato FD，et al. Wellness Concept and Applications [M]. New York：McGraw Hill publishers，2000.）

（二）等张肌力

等张肌力通常是指个体能够通过动态肌肉收缩一次成功达到的肌肉作用力，又称1次最大重复肌力（One-repetition maximum，1-RM）。根据测试方法的不同，通常可分为握推、挺举、负重蹲起等，临床实践中也可以根据康复评价的特殊要求检测特定肌肉的等张肌力。

等张肌力测试时，不同肌群1-RM测定的起始重量通常略低于1-RM重量，在成功完成起始负荷的测定后，休息2～3min，继续完成新的重量直至1-RM重量。根据所测肌群的不同，每次增加重量的幅度不要超过1.2kg（女）或1.5kg（男）。等张肌力测定的优点是方便、省时、不需昂贵设备，且测定过程和结果与动态肌肉活动有较好的兼容性，但其不足之处是测量过程中较易造成肌肉损伤；此外，测定结果并不能反映张力-时间关系特征，即不反映肌肉动态收缩特征。部分等张肌力的评价标准见表3-2。

表 3-2　部分等张肌力的评价标准

评价等级	屈臂	杠铃上举	仰卧蹬腿	半蹲起	俯卧屈膝
女子					
优秀	≥0.45	≥0.50	≥0.85	≥1.45	≥0.55
良好	0.38~0.44	0.42~0.49	0.70~0.84	1.30~1.44	0.50~0.54
一般	0.32~0.37	0.32~0.41	0.60~0.69	1.00~1.29	0.40~0.49
较差	0.25~0.31	0.25~0.31	0.50~0.59	0.80~0.99	0.30~0.39
很差	<0.24	<0.24	<0.49	<0.79	<0.29
男子					
优秀	≥0.65	≥1.00	≥1.30	≥1.85	≥0.65
良好	0.55~0.64	0.90~0.99	1.15~1.29	1.65~0.84	0.55~0.64
一般	0.45~0.54	0.75~0.89	1.00~1.14	1.30~1.64	0.45~0.54
较差	0.35~0.44	0.60~0.74	0.83~0.99	1.00~1.29	0.35~0.44
很差	<0.34	<0.59	<0.84	<1.0	<0.34

（资料来源：Anspaugh D J，Hamrick MH，Rosato FD，et al. Wellness Concept and Applications [M]. New York：McGraw Hill publishers，2000. 表中数值为 1-RM 力量与体重的比值，单位为 lbs）

（三）等速肌力

等速运动是 1967 年由美国学者 James Perrine 和 Hislop HJ 等提出并建立的一种关节运动速度恒定而外加负荷阻力呈顺应性变化的动态运动概念和动态肌力评价方法[2]。测试时，由于等速肌力测试仪所产生的负荷阻力与肌肉收缩的实际力矩输出相匹配，从而使肌肉在整个关节活动范围内均能承受相应的最大阻力，并产生相应的最大张力和力矩输出。与传统的等长、等张以及常见力量素质现场评价相比，等速肌力检测有效地克服了等长肌力评价存在的"关节角度效应"和肌肉力量现场测试存在的"运动技术效应"等因素的影响，同时等速肌力测试还可以获得与肌肉功率和肌肉耐力有关的多种数据[3]。

根据生物力学的原理，采用等速运动来检测动态肌肉力量主要是在慢等速运动条件下进行的。慢等速测试是用等速测力系统以 30°～60°/s 关节运动角速度进行的动态肌肉力量测试。由于在此慢速运动条件下加载于肢体的负荷阻力较大，因此慢等速测试常被用于进行最大动态肌力的检测与评价。慢等速肌力评价的主要检测指标包括以下几方面。

（1）峰力矩（Peak torque，PT）：力矩曲线最高点代表力矩值，单位为牛顿·米（N·m）。每千克体重的峰力矩称为峰力矩体重比（peak％BW）。该值可供横向比较，有高度特异性及敏感性，是最有价值的动态肌肉力量评价指数之一，对下肢肌肉的评定更具有意义。

（2）屈伸肌力矩比（Flexion/extension）：一般以慢等速运动时的峰力矩计算，也可在不同速度及特定角度时计算。该值主要反映主动肌与拮抗肌肌力的平衡情况，肌力平衡明显失调时可影响关节的稳定性，导致关节、肌肉和韧带损伤。

（3）总做功量（Total work，TW）：指 1 次或一定次数运动所做功的总量。单位为焦耳（J），也可以用单位体重比值表示。

（4）力矩加速能（Torque acceleration energy，TAE）：指力矩产生开始 $1/8s$ 内的做功量。该值用以代表肌肉活动的爆发力或者肌肉功率，是最具特异性及敏感性的肌肉功能指标之一。

峰力矩角度（Peak torque angle，PTA）：峰力矩出现时关节所处的角度，即峰力矩角度，是关节的最佳用力角度。

等长、等张和等速肌力测试特点见表 3-3。

表 3-3　等长、等张和等速肌力测试的比较

项　　目	等长肌力测试	等张肌力测试	等速肌力测试
速度	固定	变化	任意角速度，恒速
阻力	与肌力同步	固定	可变，顺应阻力
幅度	无	全幅或半幅	全幅或半幅
检测	固定角度力矩	薄弱关节点力矩	任意关节角度力矩值

二、肌肉耐力的评价

肌肉耐力，简称肌耐力，是对肌肉持续收缩能力或者抗疲劳收缩能力的检测指标。肌耐力测试通常在亚最大 70% 1-RM 负荷条件下进行，按照肌肉收缩形式不同分为等长肌耐力、等张肌耐力和等速肌耐力。此外，也可采用表面肌电图（sEMG）信号分析技术对局部肌肉耐力或抗疲劳能力进行量化评估。

（一）等长肌耐力

等长肌耐力测试是指检测被检肌肉或者肌群在等长收缩条件下的持续收缩能力，通常用于测试上肢肌群或者背伸肌群的耐力。其中，上肢肌群肌耐力检测试验的常用方法是屈臂悬垂（Flexed arm hang），用于评价上臂屈肌肌耐力。背伸肌群 Biering-Sørensen 试验是常用的肌耐力试验，它通过记录个体完成该试验的持续收缩时间来量化评价背伸肌肌耐力水平。因为该试验是在等长收缩状态下完成的，收缩过程中肌肉形态体积相对稳定，对 sEMG 信号影响较小，因此常与 sEMG 局部肌耐力评价试验同步进行。

（二）等张肌耐力

等张肌耐力测试是指检测被检肌肉或者肌群在等张收缩条件下的持续收缩能力，通常根据测试部位的不同分为上肢和躯干肌耐力测试，其检测的生理学原理是伴随亚最大练习次数的增加，该肌肉的最大随意收缩力持续下降（见图 3-1）。其中，上肢肌肌耐力检测常用徒手测试练习，如俯卧撑（Push-up）（男子为手和足支撑，女子为手和膝支撑）和引体向上（Pull-up），主要用于评价上臂和肩带肌肌耐力；躯干腹肌肌耐力检测常用徒手测试练习，如仰卧起坐（Sit-ups）和屈膝屈体试验（Bent-knee curl-up），其中因完成仰卧起坐试验过程中髋关节屈肌活动对腰部有不良干扰作用，因此对于包括慢性腰痛患者在内的脊髓损伤患者建议采用屈膝屈体试验评价腹肌肌耐力。各部位肌耐力测试通常根据单位时间内（通常为 1min）完成练习的次数或者在不限定时间条件下完成练习的总次数进

行量化评价。在康复临床实践中,还可以根据患者康复评价的实际需求,设计特定肌肉或者肌群的等张肌耐力试验。俯卧撑和屈膝屈体试验评价标准详见表 3-4 和表 3-5。

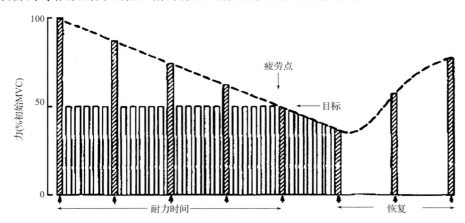

图 3-1 肌耐力检测与评价的生理学原理

（资料来源：Bigland R. Changes in muscle contractile properties and neural control during human muscular fatigue[J]. Muscle Nerve，1984，7：691-699.）

表 3-4 俯卧撑评价标准　　　　　　　　　　　　　（单位：个）

评价等级	年龄											
	15～19		20～29		30～39		40～49		50～59		60～69	
	男	女	男	女	男	女	男	女	男	女	男	女
优秀	≥39	≥33	≥36	≥30	≥27	≥22	≥24	≥21	≥21	≥21	≥18	≥17
良好	29～38	25～32	29～35	21～29	22～29	20～26	17～21	15～23	13～20	11～20	11～17	12～16
合格	23～28	18～24	22～28	15～20	17～21	13～19	13～16	11～14	10～12	7～10	8～10	5～11
较差	18～22	12～17	17～21	10～14	12～16	8～12	10～12	5～10	7～9	≤1	≤4	≤1
差	≤17	≤11	≤16	≤9	≤11	≤7	≤9	≤4	≤6			

（资料来源：加拿大体能测试标准，2006）

表 3-5 屈膝屈体评价标准　　　　　　　　　　　　（单位：个）

评价等级	男（岁）			女（岁）		
	＜35	35～44	≥45	＜35	35～44	≥45
优秀	60	50	40	50	40	30
良好	45	40	25	40	30	15
合格	30	25	15	25	15	10
不合格	15	10	5	10	6	4

（资料来源：Faulkner R A. Canadian J Sports Sci，1989，14：135-141.）

等张肌耐力试验也是评价老年人群肌肉收缩功能的常用方法。在 1999 年美国学者 Rikli 等提出并建立的老年体能试验（Senior fitness test，SFT）中，30s 站起试验（Chair-stand test）和 30s 手臂弯举试验（Arm-curl test）被分别用于评价老年人下肢和上肢等张肌耐力情况[4]。与以往健康体能评价中的肌肉收缩功能评价不同,SFT 的肌耐力试验主要针对老年人群"有能力"完成日常生活的基本体力活动能力,如上下楼、散步走路、自理膳食、更衣沐浴等,而不是基于疾病预防,因而更具有功能性和实用性。老年人群 30s 手臂弯举试验和 30s 站起试验评价标准详见表 3-6 和表 3-7。

表 3-6　30s 手臂弯举试验评价标准　　　　　　　　（单位:s）

年龄	男			女		
	较差	一般	较好	较差	一般	较好
60～64	<16	16～22	>22	<13	13～19	>19
65～69	<15	15～21	>21	<12	12～18	>18
70～74	<14	14～21	>21	<12	12～17	>17
75～79	<13	13～19	>19	<11	11～17	>17
80～84	<13	13～19	>19	<10	10～16	>16
85～89	<11	11～17	>17	<10	10～15	>15
90～94	<10	10～14	>14	<8	8～13	>13

表 3-7　30s 站起试验评价标准　　　　　　　　（单位:次）

年龄	男			女		
	较差	一般	较好	较差	一般	较好
60～64	<14	14～19	>19	< 12	12～17	> 17
65～69	<12	12～18	>18	<11	11～16	>16
70～74	<13	12～17	>17	<10	10～15	>15
75～79	<11	11～17	>17	<10	10～15	>15
80～84	<10	10～15	>15	<9	9～14	>14
85～89	<8	8～14	>14	<8	8～13	>13
90～94	<7	7～12	>12	<4	4～11	>11

（资料来源:Anspaugh D J, Hamrick M H, Rosato F D, et al. Wellness Concept and Applications [M]. New York: McGraw Hill publishers,2000.）

（三）等速肌耐力

根据生物力学原理,等速肌耐力测试通常在快等速运动条件下进行。快等速肌耐力测试常以 180°/s 以上的关节运动角速度进行,对运动员也可采用 240°/s 或 300°/s 的角速度进行测试。由于此时加载于肢体的运动负荷阻力较小,关节运动速度较快,因此常被用于检测和评价肌肉耐力情况。常用的评价指标主要包括平均肌肉输出功率和肌耐力指数。

肌肉输出功率(Power output,PO):快等速测试通常比慢等速测试更能精确地反映肌肉的输出功率。肌肉的输出功率除了受峰力矩影响外,还受运动幅度及力矩曲线形态的影响。平均肌肉输出功率(Average power,AP)能敏感地反映肌肉的实际工作能力,是最常用的动态肌肉功能评价指标之一。

肌耐力指数(Muscular endurance):肌耐力等速测试方案较多,常采用以下两种。一种是耐力比测定,通常以 180°/s 关节运动角速度连续做最大收缩 25 次,计其末 5 次(或 10 次)与首5次(或 10 次)做功量之比,称耐力比。另外一种是 50% 衰减试验,一般以

180°/s 或 240°/s 的角速度连续做最大收缩，到当有 2～5 次不能达到最初 5 次的运动平均峰力矩的 50%时为止，以完成的运动次数作为肌耐力评价的参数。

(四)肌电疲劳指数

肌电疲劳指数(Electromyography fatigue index)是根据肌肉疲劳过程中 sEMG 信号中位频率(Median frequency，MF)或者平均功率频率(Mean power frequency，MPF)下降率来检测和评价局部肌肉抗疲劳能力的非损伤性评价指标。其生理学原理是定量抗阻运动过程中的 MF 或者 MPF 下降率与以 MVC 减小为特征的肌肉疲劳呈正比(见图 3-2)[5]。在康复临床实践中，检测患者治疗前后肌电疲劳指数变化是评价康复效果的重要手段。

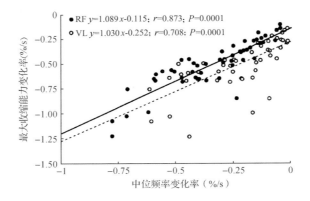

图 3-2　MF 下降率和 MVC 下降率的关系

(资料来源：Mannion A F，Dolan P. Relationship between myoelectric and mechanical manifestations of fatigue in thequadriceps femoris muscle group[J]. Eur J Appl Physiol Occup Physiol，1996，74(5)：411-419.)

以 Biering-Sørensen 试验为例。该试验要求患者取俯卧位，臀部和下肢与支撑装置固定，躯干在髋关节处悬空，要求患者手臂自然放置于体侧。试验前，首先确认腰部被检肌肉(如腰部多裂肌或者竖脊肌)，安放肌电图采样电极。要求患者尽可能保持躯干与地面平行并尽可能长时间地保持该体位。当患者无法保持该要求体位且下降超过 5°时，则终止试验，并记录耐力时间。试验结束后，调取 sEMG 信号，分析 MPF 或者 MF 下降斜率，作为被检肌耐力水平的评价依据。

三、肌肉功率评价

肌肉收缩的功率等于肌肉收缩力与其瞬时收缩速度的乘积。肌肉功率(Muscular power)评价是动态肌肉收缩功能评价的常用方法，主要包括阻力-功率评价和爆发力(Explosive strength)评价两种基本类型。前者用于评价各种负荷阻力条件下肌肉收缩的动态抗阻运动能力，后者用于评价快速运动条件下肌肉收缩的抗阻运动能力。

阻力-功率评价的生理学基础是肌肉收缩的"阻力-功率曲线"(见图 3-3)。该曲线是在阻力-速度关系曲线的基础上通过计算输出功率获得的。阻力-功率评价能够提供不同负荷阻力抗阻运动条件下肌肉收缩的动态抗阻能力的量化数据,因而在康复医学评价中具有重要的应用价值。应用"阻力-功率曲线"评价肌肉功率通常结合该曲线的最大包络面积和各阻力条件下肌肉功率的分布模式进行,既可以了解肌肉功率的总体水平,也可以了解在不同负荷阻力条件下的做功能力,从而更好地适应康复医学评价的需要。

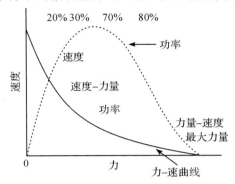

图 3-3　肌肉收缩的力-速关系和力-功率关系曲线

　　爆发力是肌肉功率的一种特殊存在状态,特指快速运动条件下的动态抗阻运动能力,在运动训练研究中广为使用。由于爆发力反映快速运动状态下的最大肌肉作用力,因而常被用于康复医学评价,尤其在需要同步考察中枢运动控制和外周肌肉收缩能力时。以往,爆发力的评价通常以高速运动条件下的最大肌肉作用力为标准,但由于该作用力同时受到个体体重等因素的影响,造成爆发力难以进行个体间的比较,因此近年来关于爆发力的评价更多地使用"最大作用力时间"(Force development rate, FDR)进行量化检测(见图 3-4)。FDR 特指个体肌肉快速收缩达到最大作用力的时间,该指标不受体重因素的影响,便于个体间的比较。此外,通过计算 50ms、200ms 和 300ms 时刻的肌肉作用力,还有助于进一步了解肌肉超短时、短时和长时爆发力水平,对深入研究神经肌肉系统功能具有更加实用的意义。有研究发现,采用"增进最大力量"和"提高收缩速度"两种不同策略进行训练,其肌肉爆发力构成的变化也有所不同。"增进最大力量"的训练策略有助于提高肌肉长时爆发力,而"提高收缩速度"的训练策略则有助于改善肌肉短时爆发力[6]。

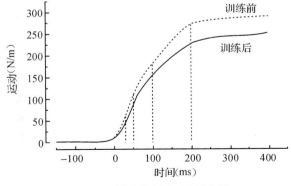

图 3-4　"最大作用力时间"曲线

参考文献

［1］Vivian H H. Advanced fitness assessment and exercise prescription［J］. Hum Kinetics，2006，8（5）：84-87.

［2］Hislop H J，Perrine J J. The isokinetic concept of exercise［J］. Phys Ther，1967，47：114-117.

［3］Thomas R. Essentials of strength training and conditioning［J］. Hum Kinetics，2008，14（8）：17-20.

［4］Rikli R E，Jones C J. The development and validation of a functional fitness test for community-residimg older adults［J］. J Aging Physical Activ，1999，7（3）：129-161.

［5］Kankaanpaa M，Taimela S，Webber C L，Jr，et al. Lumbar paraspinal muscle fatigability in repetitive isoinertial loading：EMG spectral indices，Borg scale and endurance time［J］. Eur J Appl Physiol Occup Physiol，1997，76（3）：236-242.

［6］Hakkinen K，Komi P V，Alen M. Effect of explosive type strength training on isometric force- and relaxation-time，electromyographic and muscle fibre characteristics of leg extensor muscles［J］. Acta Physiol Scand，1985，125（8）：587-600.

第二节　康复医学中常见的运动控制检测技术

肌电图检测是研究神经肌肉运动控制功能的重要手段。在康复医学领域，肌电图被认为是诊断和鉴别相关神经肌肉运动系统疾病以及评价恢复状况的客观检测手段。本节将具体介绍运动神经传导速度、H 反射、肌张力障碍和前馈与反馈控制检测等几种常见的运动控制检测技术。

一、运动神经传导速度的检测

运动神经传导速度（Motor nerve conduction velocity，MCV）是指冲动在单位时间内通过神经的距离，是客观、定量的肌电图检测方法之一。Helmholtz 在 1852 年利用简单机械装置对正中神经传导速度进行了测定，该技术之后逐渐发展为当今康复医学中常见的运动控制检测技术之一，对于代谢性、免疫性或外伤性的周围神经损伤或病变的定位诊断有重要价值[1]。

常见的进行 MCV 检测的神经包括上肢正中神经、尺神经和下肢腓神经、胫神经。MCV 的检测包括刺激和记录两个部分，通过在刺激点处施以恒压或恒流的方波电流并在接受点处记录肌电反应来完成。刺激点共有两处，分别位于神经干近、远端两点体表位置；接受点为一处，位于神经所支配的肌肉表面。逐渐增大刺激电流强度，直至引起肌肉反应出现肌电位。起初肌电位相较多，电位波峰较钝；继续增加电流强度，反应性肌电位会逐渐增加,电位波峰锐化,潜伏期逐渐缩短并趋于恒定,此时肉眼可见肌肉收缩;继续增加 30% 电流强度至超强刺激(Supramaximal stimulus),连续刺激 3 次,记录从刺激开始到引发肌电反应的时间间隔,并利用公式计算 MCV:$v=\dfrac{s_1-s_2}{t_1-t_2}$。其中,$s_1$ 和 s_2 分别为两个刺激点到接受点的距离,t_1 和 t_2 分别为两点刺激引发反应的潜伏期[2]。MCV 易受温度等外部环境变化的影响,因此检测过程需严谨控制。

MCV 对周围神经的损伤十分敏感,其检测结果可以判断周围神经是否有损伤,及其具体的损伤部位和程度等,有助于对神经系统的病变部位做出鉴别并检测再生恢复情况等。胡宗谋[3]通过术前 MCV 的检测和术中实际神经损伤程度的对照以及患侧和健侧 MCV 对比统计,提出若 MCV 减慢 100%,则对应神经为完全断伤;若减慢 45%,则对应神经为严重损伤;若 MCV 减慢 25%,则对应神经为重度损伤;若减慢 10%,则对应神经为轻度损伤。神经损伤通常可分为神经阻滞、轴索切断和神经断裂 3 类。与此对应,MCV 的潜伏期正常而波幅降低,说明有不完全性神经断裂或轴索切断;潜伏期延长而波幅正常,说明大部分神经纤维存在阶段性脱髓鞘;潜伏期延长同时波幅下降,说明轴索病变且继发脱髓鞘;而 MCV 完全不能引出,则说明大部分神经纤维存在传导阻滞,多见于神经断裂和完全性神经阻滞[4]。

二、H 反射检测

H 反射是指次强刺激作用于胫后神经所诱发的小腿三头肌的反射性反应。其最早由德国神经学家 Johann Hoffmann 于 1918 年提出[5]。H 反射是脊髓的单突触反射,由肌梭感受较小强度的刺激并通过 Ⅰa 类纤维将刺激传入脊髓,经由单突触联结传入脊髓前角 α 运动神经元,再经由 α 运动纤维传递至效应器。通过检测 H 反射可测定脊髓前角 α 运动神经元的兴奋性及整个传导通路上的感觉和运动纤维的功能状态[6]。H 反射是研究神经通路结构功能和脊髓兴奋性的有效工具,同时也是临床应用中评价周围神经病变的参考指标之一,还是诊断上运动神经元病变的重要电生理指标之一。

传统的 H 反射记录部位仅为比目鱼肌,因早期认为中枢神经系统的下行抑制作用导致成人仅能在比目鱼肌处记录到 H 反射。但直接以比目鱼肌中点作为记录部位并不能很好地触发 H 波,通常需通过更远端的位置进行测量。后陆续有研究发现,在正常成人的桡侧腕屈肌、小指展肌、胫前肌、股四头肌等超过 20 块肌肉上均可以诱发 H 反射并进行测定。H 反射测定时通常要求受试者俯卧位,膝关节呈 120° 屈曲,相应肌肉轻度牵张以提高前角细胞兴奋性,易于触发 H 波。利用肌电仪进行测定时,最常用的记录点应置于腓肠肌上,刺激点应置于腘窝处的胫神经,通过低强度的电刺激使运动纤维产生兴奋,进而支配腓肠肌、比目鱼肌诱发 M 波,通常在出现 F 波后,降低刺激强度,直至出现稳定的 H 波为止。测定指标包括 H 反射的潜伏期、波幅以及 H 波和 M 波的波幅比例。H 反射的潜伏期通过以下公式计算:$t=$ H 波潜伏期 $-$ M 波潜伏期 -1。H 反射的传导速度通过以下公式计算:$v=\dfrac{\text{刺激点至 } C_7 \text{ 或 } L_1 \text{ 棘突距高} \times 2}{\text{H 反射潜伏期}}$。H 反射受到多方面因素的影响。电刺激的时程会影响 H 反射波幅的大小,在最适宜的时程下诱发的 H 反射波幅最大。此外,肌肉收缩也会对 H 反射产生影响,一方面,如方法中所说,肌肉收缩过程会易化 H 反射;另一方面,肌肉经短暂收缩后 H 反射会受到抑制。另外,H 反射的潜伏期与受试者的身高、年龄等因素呈正相关;波幅大小则与利手有关,利手同侧的 H 反射波幅高;肌肉疲劳会抑制 H 反射,咖啡、酒精、部分药物也会明显抑制 H 反射。H 反射还受到心理负荷和暗示等心理状态的影响。

三、肌张力障碍评估检测

肌张力是肌细胞互相牵引所产生的力量,通常用被动牵伸肌肉时所感受到的抵抗力大小作为临床检查肌张力大小的指标。肌张力的评估包括摆动试验、临床痉挛指数、Oswestry 功能障碍指数、改良 Tardieu 量表、改良 Ashworth 量表等多种方法,但这些方法均不能客观地对肌张力进行量化评估[7]。利用肌电图检测技术对相关主动肌和拮抗肌进行肌电检测,观察被动运动中肌电信号的变化,是临床量化评价肌张力的重要手段,能为相关肌张力障碍患者的诊断和恢复情况评估提供帮助。

肌张力障碍是指由于主动肌和拮抗肌同时收缩不协调或过度收缩导致肢体扭曲、重复肌紧张动作或异常姿势的运动障碍综合征,具有不自主性和持续性的特点。亨廷顿舞蹈症、神经节苷脂病、围生期损伤、神经安定药物等多种原因可能引起肌张力障碍。肌张力障碍的 sEMG 研究通常需要对比肌张力障碍患者和正常健康人群的肌电图信号。在静息期,肌张力障碍患者的肌电活动表现出不规律的群化电位现象(Grouping voltage),该现象是肌张力障碍的特殊肌电反应,被认为可以作为与特发性震颤相鉴别的诊断标准。肢体活动停止后,肌张力障碍患者表现为动作电位不立刻停止,而是持续可达数秒的现象[8]。但当肌肉为小收缩时,肌张力障碍患者和正常健康人群,在肌电图信号的时限、波幅和相位变化上并未表现出显著差异[9]。肌张力障碍患者的肌电图信号还可表现出最大收缩时募集不完全的现象。

肌电图检测被认为有助于提高肌张力障碍患者受累肌肉的检出率,但对其检测准确率仍有待进一步研究。目前,国内外尚缺乏关于肌电图对于检测肌张力障碍患者受累肌肉准确率的研究。肌电图对于探讨肌张力障碍患者的异常放电机制仍具有局限性,尚需配合其他检查手段共同进行研究。

四、前馈与反馈控制检测

姿势干扰(Posture perturbation)是导致身体姿势远离平衡状态的突发性力学条件变化,包括感觉干扰和机械干扰。在遭遇突发性姿势干扰的情况下,中枢神经系统通过前馈控制和反馈控制两种非随意运动控制机制完成身体姿势肌肉和动作肌肉的快速协同反应。在突发姿势干扰的条件下,对相关肌肉的肌电信号、身体压力中心位移等数据进行测量和分析,是对神经肌肉非随意运动控制功能做出评价的主要手段。常用的前馈与反馈控制检测试验方法可根据干扰来源的不同分为内部来源姿势干扰条件下的快速举臂试验（Arm raising test）、拉杆试验、双手负重-提举任务（Bimanual load-lifting task）、及外部来源姿势干扰条件下的落球试验（Ball hitting test）、重物摆试验（Pendulum releasing test）等。

快速举臂试验始于 Belen'Kii 等的研究，正是通过这个研究他们最早提出了肌肉预先激活的概念[10]。实验任务仅是让直立的受试者快速向前平举手臂，研究发现腿和躯干的姿势肌肉会因手臂的自主运动而发生活动。在手臂发生活动前，腰腿部姿势肌肉就产生激活，这被认为是面对可能发生的姿势干扰时，神经肌肉运动控制系统的代偿性反应；是在随意运动造成的内部干扰发生时，姿势肌肉前馈控制效应典型的表现。Aruin 和 Latash 利用快速举臂运动的试验方法[11]，研究不同举臂方向和不同负重对肌肉 APAs 和 CPAs 效应的影响，发现前后方向的举臂活动造成的前馈控制效应强于侧位方向，而不同方向的手臂活动会引起不同的肌肉反应模式；负重对于肌肉 APAs 效应的组织模式无影响，但会使 APAs 的部分特征更为显著[11]。除了上肢的随意运动外，该试验方法还被扩展应用于腿部、躯干等其他部位的随意运动。

拉杆试验（Stick pulling test）是基于快速举臂试验发展而来的检测试验方法。受试者双脚开立、与肩同宽，躯干保持直立状态，双手抓住固定于墙上的拉杆。以声音或闪光作为开始的信号，要求受试者用力拉动拉杆，与此同时记录其姿势和动作肌肉的肌电信号。相对于快速举臂试验，该试验方法在定性研究的基础上可通过调节拉杆阻力、控制受试者用力大小等引入对肌肉 APAs 和 CPAs 效应的定量研究。该试验方法的拉杆试验自被应用以来，已发展出了多种相似的任务。Witherington 利用在直立状态下拉动抽屉的任务对婴儿前馈与反馈控制机制的发展做出研究，其结果显示，婴儿腓肠肌的前馈控制随着年龄的增长而增强；通过改变抽屉内部连接物体的重量来控制婴儿拉动的阻力，发现部分婴儿在面对较大的拉动阻力时会募集更多的肌力以及有更强的 APAs 效应，说明经验在神经肌肉下意识地控制前馈运动中起到一定的作用[12]。

酒保试验（Barman test）最初是描述一名酒保抬着一箱玻璃酒瓶时，他本人从箱中拿起一瓶酒并不会造成抬箱子的手臂活动，而别人取走酒瓶时，他的手臂会有向上的运动。双手负重-提举任务则是基于此项试验发展而来的，由 Hugon 等的实验室研究而首先被采用[13]。该试验方法采用坐姿位，要求受试者右肘呈 90°屈曲，前臂保持水平，在右臂近手腕处放置重物。在自主条件下，受试者在出现信号后用左手提举右臂上的重物；在被动条件下，则受试者没有预期，右臂重物的释放由主试者来触发[14]。与酒保试验的经验相同，自主触发的负重变化会造成手臂肌肉的 APAs 效应，而被动触发条件下则不会。与前两种试验方式的主要研究对象为姿势肌肉的反应不同，双手负重提举任务主要观测对象是动作肌肉。

落球试验要求受试者双脚与肩同宽站立，双肘呈 90°弯曲，手持托盘，主试者从固定的高度释放小球等重物，使其自由落体至受试者手中的托盘中心，要求受试者尽量保持手持托盘姿势的稳定。该试验方式被广泛应用于衰老、疾病等多种不同人群的神经肌肉下意识前馈控制效应研究[15]。Brown 等利用相同形式的突发减载实验，以受试者自主释放重物、主试者突然释放重物和主试者倒着数数并释放重物 3 种条件对腰腿部肌肉反应的 APAs 效应进行研究，结果显示当受试者知道干扰何时发生时，肌肉在前馈控制机制作用下会产生 APAs 效应以减少对身体姿势平衡的干扰[16]。此外,与落球试验的原理相似,还有直立突发失衡、躯干突发加载等多种利用突发载荷变化研究肌肉反应模式以及 APAs 和 CPAs 效应的实验方法。

重物摆试验是近年来发展起来的研究神经肌肉运动控制功能与机制的实验范式。在重物摆实验中,悬挂着的重物如钟摆一样下落,直立的受试者在重物靠近身体时利用手臂或者肩部停下它。接触的瞬间,重物对受试者的身体姿势平衡造成干扰[17]。实验通过调整重物摆的重量来改变干扰强度的大小,以及通过睁闭眼等操作让受试者评估干扰发生的时间预期,从而影响前馈控制机制的发生和肌肉 APAs 效应的强度。Santos 和 Aruin 研究发现在重物摆范式下,受试者以与重物下落方向不同的角度接受干扰时,知道干扰的强度和发生时间均会使肌肉产生预激活效应[17]。可见在这种范式下,神经肌肉的前馈控制效应是客观存在的。Krishnan 等利用该范式提出,在肌肉产生预激活反应之前,还有早期动作调整(Early postural adjustments)的存在,将 APAs 效应分为早期和晚期两个阶段[18]。

参考文献

[1]许微.神经纤维动作电位传递速度的模型与分析[D].天津:天津大学,2004.

[2]陈达光,叶贵祥,彭秀山.运动神经传导速度测定[J].天津医药,1965,7(12):953-956.

[3]胡宗谋.肌电图和运动神经传导速度检查对判断周围神经损伤的价值[J].上海医学,1984,8(4):207-209.

[4]许虹,杨丹,文薇.肌电图和运动神经传导速度检查诊断周围神经损伤[J].现代电生理学杂志,1997,5(4):179-181.

[5]李红玲,徐凌娇.H反射及其在中枢神经系统疾患中的应用[J].中国康复医学杂志,2009,8(3):278-280.

[6]张晓君.H反射及其临床应用的研究近况[J].临床神经病学杂志,1994,9(4):248-250.

[7]郭明远,张建宏,王惠娟,等.表面肌电在评估偏瘫患者肘关节肌张力中的应用[J].中国康复理论与实践,2012,8(5):448-450.

[8]周研,张蓓,沈利岩.正常肌电图及肌张力障碍的表面肌电图研究综述[J].中华临床医学杂志,2008,3(1):58-59.

[9]刘宁疆,张本恕,谢炳玓,等.肌张力障碍的肌电图表现[J].脑与神经疾病杂志,2006,8(2):91-94.

[10]Belen'Kii V E,Gurfinkel' V S,Pal'Tsev E I. Control elements of voluntary movements[J]. Biofizika,1967,12(1):135-141.

[11]Aruin A S,Latash M L. Directional specificity of postural muscles in feed-forward postural reactions during fast voluntary arm movements[J]. Exp Brain Res,1995,103(2):323-332.

［12］Witherington D C，Von Hofsten C，Rosander K，et al. The development of antici-patory postural adjustments in infancy［J］. Infancy，2002，3（4）：495-517.

［13］Hugon M，Massion J，Wiesendanger M. Anticipatory postural changes induced by active unloading and comparison with passive unloading in man［J］. Pflugers Arch，1982，393（4）：292-296.

［14］Massion J，Ioffe M，Schmitz C，et al. Acquisition of anticipatory postural adjust-ments in a bimanual load-lifting task：Normal and pathological aspects［J］. Exp Brain Res，1999，128（1-2）：229-235.

［15］Hwang J H，Lee Y，Park D S，et al. Age affects the latency of the erector spinae response to sudden loading［J］. Clinical Biomech，2008，23（1）：23-29.

［16］Brown S M，Haumann M L，Potvin J R. The responses of leg and trunk muscles to sudden unloading of the hands：implications for balance and spine stability［J］. Clinical Biomech，2003，18（9）：812-820.

［17］Santos M J，Aruin A S. Role of lateral muscles and body orientation in feedforward postural control［J］. Exp Brain Res，2008，184（4）：547-559.

［18］Krishnan V，Latash M L，Aruin A S. Early and late components of feed-forward postural adjustments to predictable perturbations［J］. Clin Neurophysiol，2012，123（5）：1016-1026.

第二篇

表面肌电信号采集与分析

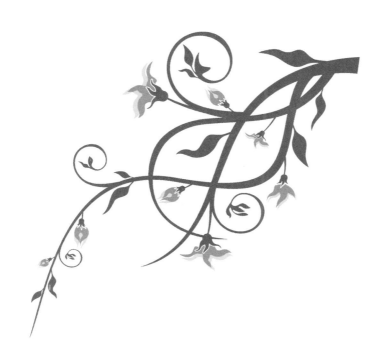

第四章

表面肌电信号采集技术

第一节　常用表面肌电图设备介绍

一、肌电图设备发展史

　　肌电测量是指对肌肉生物电活动的检测。表示肌肉生物电活动随时间变化关系的图形称为肌电图。肌电图设备用来记录、分析肌电并进行诊断。1791 年,意大利解剖学和医学教授 Lwigi Galvani(1937—1789)通过大量蛙类肌肉的收缩实验发现了一种生物电,而这种生物电就是我们所研究的肌电信号。由于电子技术的发展和阴极射线示波器的发明,美国生理学家 Joseph Erlanger(1874—1965)和美国生理学家 Herbert Spencer Gasser(1888—1963)利用阴极射线示波器取代传统的检测仪,观察到了人体产生的肌电信号。1922 年,Erlanger 成功研制了第一台肌电图机,这才奠定了人体肌电测量方法的基础,他也因此在 1944 年获得了诺贝尔奖。此后,肌电测量技术迅速发展,并开展了对人体各种正常及异常肌电图的研究。20 世纪 40 年代后期,肌电测量逐渐成为生理学研究和临床诊断的一种实用技术[1]。1984 年,荷兰特文特大学神经学教授 Hermie Hermens 等人提出了使用皮肤表面电极取代针状电极来检测肌肉电信号,并成功采集到了表面肌电信号。美国 Basmajian J. V. 教授和美国波士顿大学神经学教授 Carlo J. De Luca 关于表面肌电信号的信号特征、信号分析等的研究给之后的研究奠定了重要基础[2,3]。

　　20 世纪 90 年代以来,随着电子技术和计算机的迅猛发展以及肌电采集处理技术的进一步提高,逐渐产生了许多用于检测表面肌电的商业化系统。这些系统以国外的产品为主导,其中芬兰的 Mega 公司[4]、加拿大的 Thought Technology 公司[5]、美国的 Noraxon 公司[6]和荷兰的 BioSemi 公司[7]等都开发了基于表面肌电信号的相关产品。

二、肌电图设备介绍

目前,市场上关于表面肌电信号采集的设备,主要有两类:一类是表面肌电分析评估系统,一类是生物电刺激反馈系统。其中,表面肌电分析评估系统包括肌电采集和处理模块。它由嵌入式系统与 PC 系统合作共同完成肌电信号采集和处理。嵌入式系统主要负责肌电采集和初步处理(包括带通滤波及模数转换),PC 端主要负责处理和分析接收到的肌电信号。生物电刺激反馈系统包括肌肉采集模块和电刺激模块,系统通过采集的肌电信息指导电刺激的实施。

(一)表面肌电分析评估系统

在多种表面肌电分析评估系统中,比较领先的是由芬兰 Mega 公司出产的系列产品(Mega 是芬兰的高新技术企业,专注于神经学、康复、职业健康和运动医学等领域开发专业的信号监测设备,并已通过了 ISO9001 和 ISO13485 认证)。其有 2 通道(ME3000P2)、4 通道(ME3000P4)和 8 通道(ME3000P8)等不同型号的产品,并且于 2004 年又推出了最多有 16 通道的表面肌电测试系统——ME6000。ME6000 可以准确地采集表面肌电的生理信号,并进行预处理,并通过多种通讯方式将信号传送到计算机,并在肌电分析软件 MegaWin 的数据处理下,进行肌电信号的频谱转换。ME6000 的采集指标如下:8/16 通道采集、WLAN 无线传输,分辨率为 $1\mu V$,采样频率 $>2kHz$,测量范围为 $\pm8mV$,共模抑制比为 110dB,噪声为 $1.6\mu V$。它可以计算中位频率(Median frequency, MF),平均功率频率(Mean power frequency, MPF)、过零率(Zero-crossing rate, ZCR)、平均肌电值(Average EMG, AEMG)、频谱面积(Spectrum area, SPA)等参数,来诊断、分析运动时该肌肉群的收缩状态及做功顺序等。它还可以同步使用视频监控、关节角度计、转角计等辅助设备,使分析更准确、形象。它在一定程度上反映了神经肌肉的活动情况,在临床医学领域、人机工效学领域、康复医学领域及体育科学等均有重要的实用价值。因此,它可应用于术前检查、术后肌肉恢复、运动状态分析、肌肉的疲劳分析等。ME6000 表面肌电测试系统可连接同步使用的关节角度计、力量传感器、加速度计等。设备分为 8 通道和 16 通道两种,并能与瑞典的 Qualisys 三维运动采集分析系统、德国的 Isomed 等速肌力测试训练系统同步兼容使用(见图 4-1)[4]。

ME6000 表面肌电采集设备是便携式仪器,其传感器具有体积小、重量轻,便于固定和携带的优点。但是其在分析和诊断时需要借助预装 MegaWin 的计算机装置,分析时须连接电脑。

另外,加拿大 Thought Technology 也推出了表面肌电分析系统(FlexComp Infiniti)。表面肌电分析系统是加拿大 Thought Technology 公司面向康复领域推出的新一代多功能肌电功能诊断、评定分析仪器。其通过电极从肌肉表面采集神经肌肉的生物电信号,并将其记录、放大、传导和反馈,从而进行肌肉功能的量化评定。它可以和其

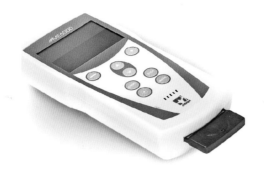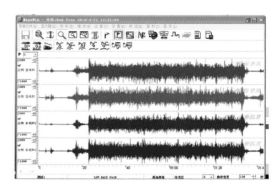

图 4-1　表面肌电测试仪 ME6000(芬兰 Mega)及分析软件界面

公司的软件系统(BioGraph Infiniti)配合使用,对所检查的肌肉进行工作状况、工作效率的量化评定,从而指导患者进行神经、肌肉功能训练。Flexlomp Infint 能够解决康复评定中"量化评定"和"方案实施"的功能需求(见图 4-2)。它支持多种传感器(6 种肌电传感器＋4 个压力传感器),且能采集不同的生理参数,进行全身生理参数的定量评定[5]。

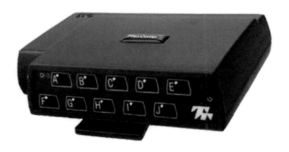

图 4-2　FlexComp Infiniti 10 通道表面肌电检测仪

表面肌电分析评估系统主要用于疾病诊断,现已广泛地应用在临床实践中。

(二)肌电生物电刺激反馈系统

肌电生物反馈治疗以肌电信号作为生理信息,通过肌电信号触发电刺激,使用恒流或恒压为患者神经肌肉实现反馈电刺激治疗,以相应的视觉或听觉等信号反馈给受试者[8],通常结合常规治疗对盆底康复、脑卒中、骨科康复、吞咽障碍等有更好的疗效[9-11]。MyoTrace 是由加拿大 Thought 公司推出的面向医院骨科、康复科和神经科的多功能的生物反馈电刺激系统。该系统有机结合了表面肌电分析、神经肌肉电刺激、肌电触发电刺激、多媒体生物反馈、心理治疗等多种功能。MyoTrac 灵活设置的恒流电刺激(可调整刺激频率、脉冲宽度、电流强度、刺激/间歇时间等)可对不同情况的患者进行电刺激。其功能包括功能性神经肌肉电刺激、肌电触发电刺激(双通道、智能阈值)及多媒体 sEMG 生物反馈治疗。

肌电生物反馈仪用于疾病治疗时,根据疾病不同有不同的治疗仪,有一体式的,也有便携式的。例如,MyoTrace 盆底表面肌电生物反馈仪是肛肠科盆底诊疗设备,它采用生物反馈技术、生物工程技术并结合生物信息学原理,通过全面评估患者的盆底肌肉功能,选择个性化的治疗方案,促进盆底血供,增强盆底肌力,缓解肌肉痉挛,纠正错误的肌肉运动模式,帮助患者及早恢复盆底神经肌肉功能。盆底表面肌电生物反馈是通过一系列诊断和治疗过程,利用电子装置将盆底肌肉活动产生的肌电信号转化为听觉、视觉或数字信号,对其进行加工并提供"反馈"信息,患者则通过反馈的信息学习控制神经/肌肉活动和自律性神经活动,调整并维持盆底肌群支撑、括约肌张力和性能力。

目前,肌电检测仪的研制正朝着多通道、微型、微创或无创、快速、实时、遥测、动态、智能化等方向发展。

(三)表面肌电采集评估和生物反馈结合

康复医学领域中,神经肌肉治疗一般要通过评估结果来指导设计方案。为解决人为评估所存在的主观偏差,以帮助患者更好地完成康复训练和进行科学有效的治疗,有关学者提出了评估治疗一体化的解决方案。其中,绍兴联合医疗器械有限公司的表面肌电分析反馈仪 UMI-SE-Ⅰ型(见图 4-3),将采集评估、电刺激和生物反馈治疗相结合,实现了诊断治疗一体化。

UMI-SE-Ⅰ由表面肌电诊断、电刺激治疗和生物反馈训练三个基本模块组成,分别具有对局部肌肉收缩功能的电诊断、刺激治疗、生物反馈电刺激治疗的功能。

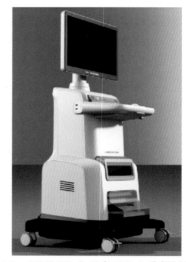

图 4-3　UMI-SE-Ⅰ型表面肌电分析反馈仪

其中,电诊断模块可以通过全程获取特定肌肉的表面肌电信号(采样率>3kHz、分辨率<0.1μV、系统噪声<1μV,共模抑制比>110dB),分别完成颈部、腰部和下肢膝关节局部肌肉收缩水平、抗疲劳能力和中枢运动控制能力的检测与评价。内置的时频分析算法和非线性指标,可为相关疾病的诊断和康复治疗的疗效评价提供重要的数据支撑,检测结果可生成报告并直接打印(见图 4-4)。电刺激治疗模块可对患侧肌肉实施电刺激治疗,通过调节刺激波形(单相波、双相波和交互波)、刺激幅度(0～60mA)、刺激频率(10～100Hz)、脉宽(100～1000μs)等参数进行针对性治疗。肌电生物反馈训练模块可实时监测瘫痪患者残存的微弱主动肌电信号强度,根据肌电信号代表的肌力强度触发同步电刺激,从而刺激患者肌肉收缩功能,使瘫痪患者肢体完成自主收缩运动训练以修复患者肢体运动功能,防止患者肌肉萎缩。

UMEDSTRA 邵逸大医院　康复医学科 表面肌电评估报告

               □□□□ XXXXXXXX-XXX

| 姓名: | 戴忠蒂 | 性别: | 男 | 病历号: | 2834758 | 年龄: | 69 |

临床诊断:　关节僵硬

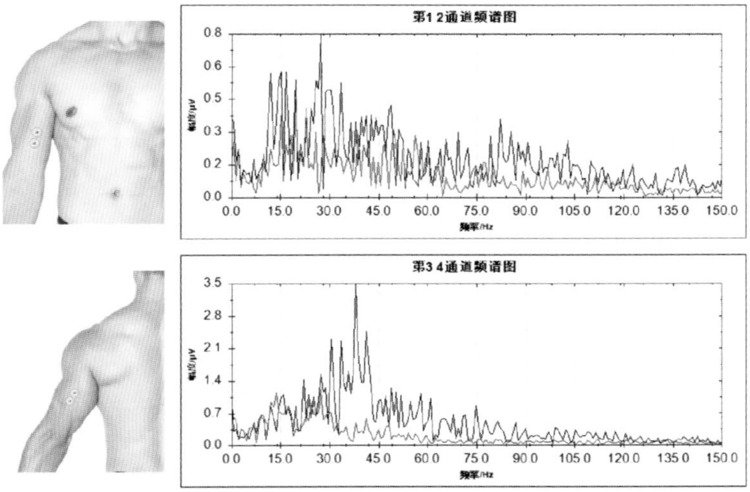

评估指标	√AEMG	√RMS	√对称性	MF	MPF	MFs	MPFs	LZ复杂度
第1通道	43.381	35.182	0.356	83	108	-2	2.112	0.723
第2通道	78.638	67.743	0.644	99	120	13	2.576	0.751
第3通道	60.526	48.495	0.224	49	96	25	23.282	0.681
第4通道	209.623	153.245	0.776	50	73	14	8.677	0.64

检查结果:　　右侧肌电信号偏弱, 需要加强右侧力量训练

医师签字:

日期:2015/12/2

图 4-4　sEMG 信号分析报告

参考文献

[1]余洪俊,刘宏亮,陈蕾. 表面肌电图的发展与应用[J]. 中国临床康复,2002,6(5):
720-721.

[2]Basmajian J V,De Luca C J. Muscles Alive:Their Function Revealed by Electromyo-
graphy[M]. Baltimore:Lippincott Williams & Wilkins,1985.

[3]De Luca C J. Decomposition of Surface EMG Signals[J]. Innovative Methodology, 2006,8(5):1646-1657.

[4]Mega Electronics Ltd. http://www.megaemg.com/.

[5]Thalmic Labs. https://www.thalmic.com/en/mvo/.

[6]Noraxon Inc. http://www.noraxon.com/.

[7]BioSemi Inc. http://www.biosemi.com/.

[8]刘玲玲,冯珍. 肌电生物反馈的临床研究及应用进展[J]. 中国康复医学杂志,2012,27(3):289-292.

[9]Rokicki L A,Houle T T,Dhinqra L K,et al. A reliminary analysis of EMG variance as an index of change in EMG biofeedback treatmeat of tension-type headache[J]. Appl Psychophysiology and Biofeedback,2003,28(3):205-215.

[10]Drexler A R,Mur E J,Gunther V C. Efficacy of an EMG-biofeedback therapy in fibromyalgia patients. A comparative study of patients with and without abnormality in (MMPI) psychological scales[J]. Clin Exp Rheumatol,2002,20(5):677-682.

[11]Jensen M P,Barber J,Romano M A,et al. Effects of self-hypnosis training and EMG biofeedback relaxation training on chronic pain in persons with spinal-cord injury[J]. Clin Exp Hypnosis,2009,57(3):239-268.

第二节　表面肌电图设备的基本原理

国外科研人员从 20 世纪 70 年代开始研究肌电信号。表面肌电图(sEMG)设备是一种非侵入的实时测量肌肉表层电生理活动的仪器。而且 sEMG 设备能够收集更多不同种类肌肉的整体信息[1]。表面肌电信号是一种非常微弱的信号,信号的幅度从几个微伏到几个毫伏之间变化。为了获得表面肌电信号,研究者们设计出了精密的检测仪器。从本质上讲,sEMG 设备就是一个检测微弱信号的记录仪器。在早期的使用中,表面肌电设备检测到的信号很容易受到外界的干扰,为了避免干扰,在做表面肌电检测时必须在一个包满铜皮的屏蔽室中进行。随着运算放大器的发展,差分运算放大器(简称放大器)被引入肌电图设备中,这才使得肌电检测脱离了屏蔽室,同时也使得表面肌电设备走进了临床研究领域。本节主要描述 sEMG 设备背后的基本概念以及 sEMG 设备的重要指标。

表面肌电信号反映了骨骼肌活动时产生的电信号。表面肌电设备原理如图 4-5 所示。表面肌电信号通过肌电电极从人体皮肤表面进入放大器后通过信号调理电路,并被送入模数转换器,而转换后的数字信号被送入控制系统,最终可实现数据显示、处理以及存储等功能。下面依次对表面肌电设备进行分块描述。

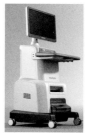

图 4-5　表面肌电设备原理

一、电 极

提取肌电信号的第一步是使用电极导引出电信号。用于肌电采集的电极种类很多，其共同要求是它们必须对受试者无害。电极可以分成表面（皮肤）电极和插入（针形）电极两类。针形电极（见图4-6A）所取得的肌电信号是指将针插入肌肉中，收集到的在针电极周围有限范围内的运动单位电位的总和。针电极在提取肌电信号时须将电极插入肌肉中，需要较高的操作技术水平并对受试者有一定损伤。表面电极所取得的肌电信号可反映体内较大区域内的肌电活动的总和，其特点是使用简便，一般只需粘贴或附于躯体被测部位即可使用，对受试者无损伤。表面电极又分湿电极（见图4-6B）和干电极（见图4-6C）两种：①湿电极需在电极与皮肤表面之间加入导电凝胶（Electronical gel）或导电复合薄膜。导电膏中存在导电离子，同时可以大大改善皮肤的导电性能，因此接触电阻很小。②干电极则与皮肤直接接触，常采用胶粘或绑缚的方式将电极固定在皮肤表面。干电极表面与皮肤的电阻比较大，导电性能比湿电极要差很多。因此，干电极很容易受到运动伪迹和噪声的影响。

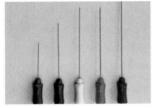 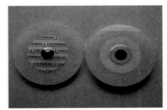 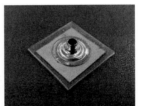

A.针形电极　　　　　B.表面电极（湿电极）　　　　C.表面电极（干电极）

图4-6　各种肌电电极

皮肤和电极存在阻抗，这是因为皮肤是由细胞组成的，而细胞内和细胞外电解质溶液具有导电性，表面肌电信号也是由此电解质溶液中的离子活动传递而来的，而外部的电极是金属中的电子定向移动，因此在界面处会产生一个等效电容电阻网络和接触电势[2-4]，为了较好地测得表面肌电信号，要求EMG放大器阻输入阻抗（欧姆大于10MΩ）。

由于皮肤表面存在0.05～0.20mm厚度的角质层，在干燥的环境下，电阻率可达到100kΩ～1MΩ[5,6]，因此在测定时需要使用砂片和酒精擦拭掉油脂和角质层以提高输入信号的质量[7-8]。

二、放大器

在获取肌肉收缩产生的肌电信号时，sEMG放大器是非常关键的部分[9]，因为所获数据全部是经过放大器放大之后的信号。肌电信号的能量主要分布在低频，如0～500Hz，能量谱的峰值在50～100Hz。因此，典型的带宽为500Hz。3dB通频带一般将高通滤波器设置在10～20Hz，低通滤波器设置在400～450Hz[10]。不过也有更大的带宽如1000Hz，有些甚至可达3000Hz。肌电信号的幅度变化在0.01μV～10mV。因此，放大器最好在记录点附近以减少噪声。随着技术的发展,我们已经可以将整个记录电路集成在一个小体积的芯片上。我们需要高增益来保证较高的信噪比(Signal-noise ratio,SNR)。一般带宽比较窄,较为典型的带宽能属为千赫兹级别。为了保证高效率,放大器应具有高输入阻抗、低噪声和高共模抑制比(Common-mode rejection ratio,CMRR)。

(1)高输入阻抗:肌电信号属于高内阻的弱信号源,这意味着信号源不仅输出电压幅度小,而且信号的驱动能力也很差,即输出阻抗较高。为了获取微弱的表面肌电,第一级放大器要有较高的输入阻抗。

(2)低噪声:热噪声与电阻的阻值成一定比例,由于放大器有高阻抗特性,这样会产生较大的热噪声,而高的输入噪声会影响输入信号的质量。因此,为了获得一定信噪比的输出信号,sEMG设备对放大器的低噪声性能有严格的要求。

(3)高共模抑制比:由于受外界电场、磁场的影响,人体表面感应存有电势。这种感应电势必然要通过电极反映到前置放大器中去,对EMG信号形成干扰。在正常的使用环境下,干扰信号通常表现为50Hz的工频干扰[11]。这一工频干扰作为一种共模干扰存在,可通过提高放大器的共模抑制比来抑制。

三、模数转换器

模数转换器(Analog to digital converter,ADC)的作用是将前级模拟放大电路的信号转换为数字信号。通过对前级放大电路的电压信号进行转换,可得到相应的数字信号。最后输入计算机中存储、形成数据文件或做进一步的加工处理。ADC输出的最主要的指标有两个:一是转换速率,二是转换精度。

对于模拟信号,信号是连续的,而为了便于数字系统的处理,模数转换器会按照固定的时间间隔 T' 去记录表面肌电信号,而时间间隔的长短就可以反映出信号的采样率,因为采样时间间隔的倒数就是采样频率。时间间隔 T' 越短,说明采样频率越高;反之,T' 越长,说明采样频率越低。根据奈奎斯特理论,为了避免信号的丢失,信号的采样频率至少是所采样信号最高频率的2倍。因此,为了能够获得完整的表面肌电信号(0~500Hz),ADC至少达到1000Hz的采样率。

在信号做模数转换的过程中会对输入的模拟信号进行量化,量化即把输入的模拟信号反映成一个数字量,在允许输入范围内的模拟信号就会对应于离散的数字信号。因此,在同等电压内离散的数字个数越多,也就说明量化精度越高。这些信号值通常用二进制数来存储,因此分辨率经常以比特作为单位,且这些离散值的个数是2的幂指数。例如,一个具有8位分辨率的模拟数字转换器可以将模拟信号编码成256个不同的离散值(因为 $2^8 = 256$),从0到255(即无符号整数)这个位数称作数字转换器的分辨率。典型的表面肌电的ADC的分辨率在12位以上[12]。

四、安 全

表面肌电设备直接用在人体上,因此仪器在实际应用中要保证安全、有效。为此,国家强制要求表面肌电设备必须满足 GB9706. 1-2007《医用电气设备第一部分：安全通用要求》和 YY 0896-2013《肌电及诱发反应设备安全专用要求》两个标准。上述两个标准明确规定了表面肌电设备的漏电流、电介质强度等要求。表面肌电设备中与患者接触的应用部分规定为 BF 型隔离应用部分，保证了其在使用过程中的安全性。

参考文献

［1］Merletti R. Surface electromyography：possibilities and limitations［J］. J Rehabil Sci,1994,7(3)：24-34.

［2］Merletti R,Farina D,Hermens H,et al. Chapter 3：European Recommedations for Signal Processing Methods for Surface ElectroMyoGraphy in SENIAM 8：European Recommendations for Surface ElectroMyoGraphy［M］. Netherlands：Roessingh Research and Development Enschede,1999.

［3］Grimnes S. Psychogalvanic reflex and changes in electrical parameters of the skin［J］. Med Biol Eng Comp,1982,20(6):734-740.

［4］Hary D,Bekey G,Antonelli J,et al. Circuit models and simulation analysis of electromyographic signal sources：The impedance of EMG electrodes［J］. IEEE Trans BME,1987,34(8):91-96.

［5］Blok J,van Asselt S,van Dijk J,et al. On an optimal pastless electrode to skin interface in surface EMG［M］//Hermens HJ. SENIAM 5：The state of the art on sensors and sensor placement procedures for surface electromyography：A proposal for sensor placement procedures. Netherlands：Roessingh Research and Development Enschede,1997.

［6］Bottin A,Rebecchi P. Impedance of the skin electrode interface in surface EMG recordings［J］. Vienna,2002,8(5):246-247.

［7］Tam H,Webster J. Minimizing electrode motion artifact by skin abrasion［J］. IEEE Trans BME ,1977,24(7):134-139.

［8］Burbank D,Webster J. Reducing skin potential motion artefact by skin abrasion［J］. Med Biol Eng Comp ,1978,16(7):31-38.

［9］Van der Locht H M,Van der Straaten J H. Hybrid amplifier-electrode module for measuring surface electromyographic potentials［J］. Med Biol Eng Comput,1980,18(4):119-122.

［10］Merletti R,Hermens H. Detection and conditioning of the surface EMG signal. In：Merletti, R. , Parker, P. A. (Eds.), Electromyography：Physiology, Engineering and Noninvasive Applications［J］. IEEE Press John Wiley Sons,2004,5(9):107-128

［11］Spinelli E M,Mayosky M A. Two-electrode biopotential measurements：power line interference analysis［J］. IEEE Trans Biomed Eng,2005,52(8):1436-1442.

[12]Merletti R. Technology and instrumentation for detection and conditioning of the surface electromyographic signal：State of the art[J]. Clinical Biomechanics，2009，24(2)：122-134.

第三节　影响表面肌电信号的因素

表面肌电的检测是将电极放置在皮肤表面，检测相应位置内部肌肉的动作电位，它是一种无创伤、无痛苦的肌电信号检测方法。传统的针电极肌电检测，动作电位需要经过肌肉组织、皮下组织、皮肤，有些甚至包含骨骼这样一个复杂的容积导体；而表面肌电的电信号在皮肤表面便可被间接地检测，而不是直接采集自肌纤维。

肌电信号在通过电极被采集的过程中，经过了皮下组织、真皮层、表皮层、皮肤表面电解质与电极的界面等多种不同的导体，这些组织和结构的阻抗可以等效为如图 4-7 所示的电路[1,2]。

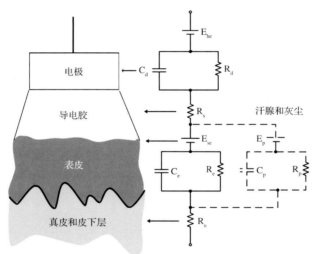

图 4-7　皮肤与电极的等效电路

图 4-7 中的 E_{he}、R_d、C_d 是由电极-电解质界面形成的。其中，电解质是电极的导电胶/膏，如果使用干电极，则主要是皮肤表面的微量电解质在起作用。E_{he} 是半电池电位，R_d 和 C_d 是由电极-电解质界面与其极化现象而产生的。当电极为金属线电极或者其他类型的近似完全极化的电极时，电容效应比较明显，C_d 较大。R_d 是导电胶/膏或者皮肤表面电解质的电阻。电解质与皮肤的界面也会有半电池电位 E_{se}。表皮角质层很薄而且电阻很大，除了等效成一个很大的电阻 R_e 外，它还作为上下两侧的电解质，构成电容 C_e。R_u 是真皮层的等效电阻。汗腺、汗管亦存在半电池电位 E_p、等效电阻 R_p 和等效电容 C_p。总体上，电极与皮肤的阻抗表现为容性。

表面肌电采集过程中，肌电信号受到以下几个因素的影响。

1. 解剖和生理

每个人的肌肉位置、走行都不完全相同，所以 sEMG 设备没有完全正确的电极贴布位置。常规的做法是让受试者保持中立位，再将电极贴于测试的肌肉表面。在肌肉等长收缩时，肌肉长度不变，电极与肌肉的相对位置不变，电极之间的位置也不变，此时所采集的肌电信号稳定，干扰小，容易分析。但如果在运动过程中采样，电极与肌肉之间的相对位置、电极之间的位置会时刻发生变化。例如，在头部旋转过程中进行胸锁乳突肌电信号的采样，头部的旋转使胸锁乳突肌长度的变化达到 50%。实验证明，不管是在等长收缩还是在运动过程中采样，结果都是可靠的[3-5]。

2. 噪声干扰

sEMG 受到的干扰主要来自电源和心电信号。电源干扰可以通过增大受试者与仪器之间的距离，避免仪器与其他仪器共接，或者在仪器中加入特定频率的陷波器而减少。而心电信号比肌电信号强，且持续存在，由于其对身体左侧的影响大，所以在正常受试者放松时常见 sEMG 信号左右不对称的现象。心电干扰可以通过缩小两个记录电极之间的距离而得以减少，一般两个记录电极之间的距离为 2cm。

3. 电阻影响

表皮组织相对干燥并有致密的角质层时会使 sEMG 电极的接触阻抗高达数百千欧姆甚至数十兆欧姆，皮肤表面的分泌物等也会增加皮肤的电阻，如此高的阻抗会对放大电路的噪声、漂移与共模增益非常敏感，极易引入噪声和干扰，使 sEMG 信噪比下降。因此，在做 sEMG 检测时需尽量降低皮肤的电阻。常用的方法是用 75% 的酒精脱脂，让酒精挥发后再粘贴记录电极，并牢固固定，同时尽量缩短导线的长度。

4. 采样时的姿势

无论是在等长收缩时采样，还是在运动过程中采样，sEMG 的结果均会受到姿势的影响，因此采样应建立在解剖中立位的基础上。

5. 脂肪组织

在肌肉放松时，脂肪组织对结果的影响较肌肉运动时大，但是不影响双侧的对称性[6]。皮下脂肪组织越厚，sEMG 信噪比越低，且脂肪层厚度对等长收缩的影响大于对等张收缩和等速收缩的影响。

6. 电极

用电极导入 sEMG 信号时，与电极直接接触的是电解质溶液，如导电膏、汗液等，形成一个金属-电解质溶液界面，这个界面上的化学反应会产生一个电极电位。这个电位会随着电极与皮肤的接触程度变化而变化，并可因放大电路输入偏置电流的作用发生极化而导致改变。这种改变的具体表现是测得的 sEMG 信号随着肌肉收缩和被测部位移动而发生低频的漂移，该漂移被称为运动伪迹。严重时，运动伪迹会远大于肌电信号本身，甚至使放大电路饱和。表面肌电图的仪器本身应提供常用肌肉的电极安放位置说明，因为电极位置偏差可以造成结果的偏差。进行 sEMG 检测时,应按肌肉的走行安放电极,两次记录电极的连接应尽量与肌纤维平行。但在患者运动过程中,电极很容易发生微小的移位,并在电极局部产生电位。这种电极移位所产生的干扰只有在原始信号墨迹图中才能与肌电图信号区分。可以使用漂浮电极减少这种干扰。电极的材质、形状和制作工艺也会影响所采集的肌电信号的质量。

7. 性别与年龄

性别和年龄使人与人之间的生理功能不同,所记录的肌电情况当然也有所不同。在动态采样过程中,肌电信号的募集水平随年龄的增大而降低;但在静态采样时,这种差别则消失。而肌肉放松时的肌电情况与性别有关[7]。

8. 容积传导

容积传导是指在记录目标肌肉肌电波的同时记录到距离电极很远的肌肉运动所产生的肌电波。故 sEMG 检测应多点采样,检测前应仔细分析与目标肌肉运动有关的其他肌肉,将原动肌、拮抗肌、协同肌作为一个运动单位来考虑,这样可以防止结果的片面性。

参考文献

[1] Miehael R. Biopotential Eleetrodes[M]. Medical Instrumentation(4th edition), USA:John Wiley & Sons,Inc,2010:189-240.

[2] 赵章琰. 表面肌电信号检测和处理中若干关键技术研究[D]. 合肥:中国科学技术大学,2010.

[3] http://xuewen. cnki. net/read－r2006120250000011. html.

[4] Rampigr D K,Follick M J,Council J R,et al. Reliability of lumber paravertebral EMG assessment in chronic low back pain[J]. Arch Phys Med Rehab,1896,76:762-765.

[5] Neahm A B,Snyder M L,Roy S,et al. Comparision of spinal mobility and isometric trunk extensors forces with electromyography spectral analysis in identifying low back pain[J]. Phy Ther,1991,71:445-453.

[6] Cram J R. Clinical EMG for surface recordings[M]. Nevada City,CA:Clinical Resources,1990:1-142.

[7] 郑洁皎,胡佑红,俞卓伟. 表面肌电图在神经肌肉功能评定中的应用[J]. 中国康复理论与实践,2007,8:741-742.

第四节　临床使用中电极体表定位的方法

sEMG 信号的采集通常会受到表面电极结构以及相对于目标肌的电极放置位置的

影响。表面电极结构包括电极与皮肤接触的面积、形状及电极间的距离。标准双电极法规定电极为直径 1cm 的圆形,电极间距为 2cm;两个电极的放置位置为目标肌的肌腹正中部位,但在实际操作过程中,该位置的定位多通过肉眼对解剖学体表标记的辨别而定。

用于肌电检测的电极通常有两种类型——体表电极(表面电极)和植入电极(线状或针状)。其中,体表电极常被用于研究人体运动生理学方面。体表电极一般由两个记录电极和一个参考电极组成。现在应用比较广泛的就是体表电极,因为它具有无创、无痛、操作简单等优点,但是仅限用于记录表面肌电信号。表面肌电信号对运动研究和康复治疗方面有很大的用处。

表面肌电信号的幅度通常用来分析和评估肌肉的收缩程度,而频率用来评估肌肉激活的程度。例如,肌电信号幅度的改变被认为是肌力强度的改变,而肌电平均频率的改变与肌肉疲劳度有关,频率降低则代表肌肉进入疲劳状态。虽然肌肉会同时产生动作电位,但对于肌电幅度和频率的检测,在很大程度上取决于电极位置的摆放。那么,肌电采集的电极位置合适与否对于能否准确评估肌肉状态有着很重要的影响。EMG 显示了由电极检测出的多个运动单位动作电位(Motor unit action potential,MUAP)叠加后的波形。正确的电极贴布可以检测出更有效的肌电信号,供医生进行肌肉活动的分析。而电极贴布的位置又取决于目标肌肉肌纤维走向,及与神经支配区的相对位置。

研究表明,电极贴布的位置能很大程度地影响肌电信号的有效程度。因此,想要将电极贴布在合适的位置上,可以参照以下建议。

1. 确定目标肌肉

首先,需要确定所研究的肌肉,然后再贴布表面电极。当电极贴布位置偏离目标肌肉而靠近附近的肌肉时,不同肌肉的动作电位信号将会混杂进入目标肌肉的肌电信号中,使得采集到的肌电信号不够"纯正"。另外,不应将电极放在肌腱上,若是将电极放在肌腱上,将会检测到无法反映肌肉活动的低幅值肌电信号。肌肉和肌腱可以通过触诊来区别。我们通常需要稳定及可靠的肌电信号才能检测并分析躯体自发的肌肉活动。

2. 判断肌纤维走向

当电极贴布位置走向与肌纤维走向不同时,肌电信号将受到很大影响。电极走向必须沿着肌纤维走向。理想的电极贴布位置应该是一个电极检测一个 MUAP,而另一个电极检测另一个 MUAP。事实上,肌纤维走向并不总是与肌肉走向相一致。如果肌纤维走向是对角状,那么将没有足够的空间供两个采集电极贴布。

3. 参考电极的贴放

为了消除杂音或者噪声,参考电极必须被牢固地贴放。参考电极应该贴在电中性的位置上,例如突出的骨头或其他合适部位[1,2]。

4. 电极与神经支配区(Innervation zone,IZ)的关系

我们认为肌电信号传播与电极贴放的位置是有关系的,因为电极贴布的位置可能影响表面肌电信号的幅度和频率。正如此前所说的,如果需要对肌肉活动进行正确的定量

评价,那么电极应该贴在目标肌肉的肌腱之间并且沿着肌肉纤维走向。然而,若要在体表皮肤上运用这一规则去检测有用的肌电信号,所能贴布的皮肤面积将很有限。因此,电极应该位于肌腹上。此外,如果将电极放在靠近神经支配区的位置上,肌肉信号将很容易被影响,因为神经支配区通常集中在肌腹上[3,4]。当检测自主肌肉收缩的肌电信号时,建议电极位置应该与神经支配区的位置有一定的距离。

除此之外,随着肌肉活动,肌肉的长度会发生改变,神经支配区也会有所改变。当贴附在皮肤表面的电极记录肌电活动的信号时,表面电极和神经支配区的相对位置关系会发生显著改变。此时,在肌电信号的记录过程中,电极位置应该根据神经支配区的位置移动而改变。

5.肌肉结构对电极位置的影响

如上对电极贴布的建议主要针对所有肌肉纤维排列成行并且神经支配区都集中在目标肌肉的肌腹上来说的。在贴电极前,我们需要先分析好目标肌肉的解剖结构。然而,对于肌肉纤维分布不规则的肌肉,如羽状肌,我们就无法很好地确定合适的电极贴布位置。当用肌电信号检测这种类型的肌肉时,需要考虑电极贴放位置的限制[5]。

参考文献

[1]Miehael R N. Biopotential Electrodes[M]. 4th ed. USA:John Wiley & Sons,Inc, 2000,189-240.

[2]赵章琰.表面肌电信号检测和处理中若干关键技术研究[D].合肥:中国科学技术大学,2010.

[3]Rnamge D K,Follick M J,Council J R,et al. Reliability of lumber paravertebral EMG assessment in chronic low back pain[J]. Arch Phys Med Rehab,1896,76(8): 762-765.

[4]Klein A B,Snyder M L,Roy S,et al. Comparision of spinal mobility and isometric trunk extensors forces with electromyography spectral analysis in identifying low back pain[J]. Phy Ther,1991,71(8):445-453.

[5]Cram J R. Clinical EMG for surface recordings[M]. Nevada City:Clinical Resources,1990.

第五节 阵列式表面肌电采集技术及相关设备介绍

在肌肉收缩过程中,sEMG 信号是所募集的运动单位(Motor unit,MU)产生的运动作电位序列(Motor unit action potential train,MUAPT)与噪声在皮肤表面某个位置处相叠加的一种结果。传统表面肌电在电极放置位置、电极排列方向以及电极数目等方面存在局限性,从而不能准确反映具体的运动单位活动以及肌肉的时空活动特性等信息。

特别需要注意的是,当表面电极放置不合理时,很有可能让研究者或者康复医生对肌肉功能状态做出错误评价。所以,很有必要对 sEMG 信号自身存在的局限性进行克服和优化。

阵列式表面肌电作为一种新的表面肌电检测技术,较好地弥补了传统表面肌电检测的缺陷,在运动单位水平上整合了针形肌电和传统表面肌电各自的优势,可以同时获取肌肉在收缩过程中的细节信息和整体信息,从而能够更准确地评价神经肌肉系统的功能状态[1,2]。

一、阵列式表面肌电仪的表面电极

阵列式表面肌电仪与传统表面肌电仪最主要的区别在于,前者使用了阵列式表面电极。根据表面电极的分类,阵列式表面肌电可分为一维阵列式表面肌电和二维阵列式表面肌电。其中,阵列式表面电极具有一定的电极间距、大小和排列方向,是传统表面肌电在电极数目、电极排列和电极间距等方面的一种综合性拓展。传统表面肌电包括单极检测(单端信号)和双极检测(单差分信号),只能获取检测肌肉某一位置处的活动信息;阵列式表面电极基于高分辨率的特点,能够获取检测肌肉某一区域内的时空活动特性等相关信息(见图 4-8)[3]。

阵列式表面电极可以提高 sEMG 信号的时空分辨能力,但同时也需要保证较低的噪声水平和较高的性能(见图 4-8)[4]。影响电极性能的主要因素有电极的大小、间距和材料。电极大小是指电极与皮肤接触点的直径,它主要影响 sEMG 信号的低通滤波效果。当电极直径过大时,部分信号将无法通过电极被检测到,因此电极直径不宜过大。电极间距是指两相邻电极圆心之间的距离,较小的电极间距能有效减少肌电信号之间的

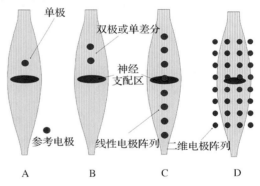

图 4-8　传统表面电极与阵列式表面电极

串扰,并且信号所包含的频率成分也越大。电极材料决定了电极与人体皮肤之间的接触阻抗。目前,Ag/AgCl 是制作电极的良好材料,有相对较低的接触阻抗、较稳定的化学性质,且其引入的噪声也较低。此外,在电极表面涂上一定量的导电胶,还可以进一步降低接触阻抗。

二、阵列式表面肌电的发展

阵列式表面肌电技术在传统表面肌电的基础上诞生,在几十年的发展中,国外的研究者们对阵列式表面肌电信号的采集、信号分析以及临床应用等都进行了大量研究。早在 1981 年,Emerson 等[5]就设计了一种阵列式表面电极,并采集了 3 名被试健康男性的前臂屈肌在等长收缩时的表面肌电信号。结果发现,这种阵列式表面电极不仅可以看出电极间距对肌电振幅的影响和肌肉的神经支配区位置,而且可以根据神经支配区一侧相

邻通道的肌电信号来计算肌纤维传导速度,这可以说是阵列式表面肌电的雏形。此后,阵列式表面肌电在三十多年的发展过程中取得了不少实质性的进展。Sadoyama 和 Masuda 等[6,7]设计了一种一维阵列式表面电极并用它研究了肱二头肌的神经支配区和肌纤维传导速度,研究发现不同被试者的肱二头肌的神经支配区呈现出个体化差异性。1988年,Masuda 等[8]又设计了一种二维阵列式表面电极并用它测量了肱二头肌皮肤表面运动单位动作电位的空间分布,而运动单位的神经支配区通过传统表面肌电和针形肌电是无法准确获取的。1995 年,Prutchi 等[9]设计了一个“手镯式”的 256 通道表面肌电采集系统,即便是在有大量运动单位同时募集的情况下,也可采集高分辨率的肌纤维传导速度等信息。2002 年,Blok 等[10]设计了两种不同电极间距的,且适用于不同肌肉的高密度阵列式表面肌电采集系统。2003 年,Lapatki 等[11]基于柔性印刷工艺设计了一种薄的具有很高柔韧性的 Ag/AgCl 二维阵列式表面电极,使用这种电极即使在不平的皮肤表面仍能保证整个记录区域有良好的电极连接特性,而且还确保了信号的低噪声水平和良好的基线稳定性。2010 年,Merletti 等[3]概述了表面肌电在检测与处理技术方面的研究进展,其中就列举了经常用于实验室研究的一些阵列式表面电极(见图 4-9)。总之,阵列式表面肌电技术的发展越来越趋向于噪声小、柔性、电极数目多、信号质量高等性能。

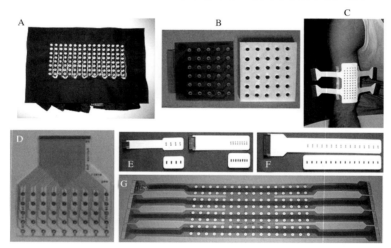

图 4-9　阵列式表面电极

相对而言,国内的阵列式表面肌电技术发展较晚,相关的基础和应用研究都很少,但进步较快。其中,具有代表性的有中国科学技术大学的赵章琰等[12]制作的镀金圆盘式和弹簧探针式阵列式表面电极,黄中飞等[13]制作的柔性同心圆差分阵列式电极,重庆大学的侯文生等[14]制作的柔性阵列式表面肌电极以及浙江大学的金文光等[15]制作的阵列式表面肌电采集系统。它们都可以检测到高质量的阵列式表面肌电信号。比如,安媛等[16]使用阵列式表面肌电检测到了与指力相关的指浅屈肌的活动模式,结果发现指浅屈肌的激活强度随手指力量水平的提高而呈现递增趋势,而且不同解剖位置的激活强度差异性较大;吴德等[17]使用阵列式表面肌电研究了痉挛型脑瘫儿童的异常运动模式和异常步态,结果发现痉挛型脑瘫患儿的异常运动模式和异常步态的主要原因与运动单位动作电位数目降低以及运动单位动作电位的平均发放间隔增高等相关;李志奇等[18]使用阵列式表面肌电研究了脑性瘫痪儿童的侧弯反射；王涛等[19]使用阵列式表面肌电进行了肌电假肢手控制的表面肌电双线性模型分析等。总之，国内关于阵列式表面肌电在体育科学、临床医学、康复医学以及人类工效学等领域的研究还比较少。

　　尽管阵列式表面肌电技术已经取得了一定的发展，但在商业应用上还没有像传统表面肌电技术那样成熟。为了克服传统表面肌电技术自身的局限性，同时增加对神经肌肉系统功能评价的准确性和可靠性，阵列式表面肌电技术基于其高分辨率的特性，在临床医学、康复医学、体育科学等相关领域将会有很大的发展前景。

参考文献

[1]Merletti R,Botter A,Troiano A,et al. Technology and instrumentation for detection and conditioning of the surface electromyographic signal:State of the art[J]. Clinical Biomech,2009,24(2):122-134.

[2]Merletti R,Farina D,Gazzoni M. The linear electrode array:A useful tool with many applications[J]. J Electromyography Kinesiol,2003,13(1):37-47.

[3]Merletti R,Aventaggiato M,Botter A,et al. Advances in surface EMG:Recent progress in detection and processing techniques[J]. Critical Reviews in Biomedical Engineering,2010,38(4):305-345.

[4]李益栋. 阵列式表面肌电信号的采集与噪声抑制[D]. 杭州:浙江大学,2015.

[5]Emerson N D,Zahalak G I. Longitudinal electrode arrays for electromyography[J]. Medical and Biological Engineering and Computing,1981,19(4):504-506.

[6]Sadoyama T,Masuda T,Miyano H. Relationships between muscle fibre conduction velocity and frequency parameters of surface EMG during sustained contraction[J]. Eur J Appl Physiol Occupati Physiol,1983,51(2):247-256.

[7]Masuda T,Miyano H,Sadoyama T. The position of innervation zones in the biceps brachii investigated by surface electromyography[J]. IEEE Trans Biomed Eng,1985,32(1):36-42.

[8]Masuda T,Sadoyama T. Topographical map of innervation zones within single motor units measured with a grid surface electrode[J]. IEEE Trans Biomed Eng,1988,35(8):623-628.

[9]Prutchi D. A high-resolution large array（HRLA）surface EMG system[J]. Med Eng Phys,1995,17(6):442-454.

[10]Blok J H,van Dijk J P,Drost G,et al. A high-density multichannel surface electromyography system for the characterization of single motor units[J]. Review of Scientific Instruments,2002,73(4):1887.

[11]Lapatki B G. A thin,flexible multielectrode grid for high-density surface EMG[J]. J Appl Physiol,2003,96(1):327-336.

[12]赵章琰,陈香,雷培源,等. 阵列式表面肌电信号采集仪[J]. 电子测量与仪器学报,

2009,23(12):88-93.

[13]董中飞,陈香,邓浩,等.柔性同心圆差分阵列表面肌电电极研制[J].电子测量与仪器学报,2012,8(4):54-56.

[14]侯文生,杨丹丹,胡宁,等.基于柔性印刷工艺的表面肌电电极阵列装置的设计[J].传感技术学报,2010,8(5):621-625.

[15]胡也.基于 WIFI 的阵列式表面肌电信号采集与传输[D].杭州:浙江大学,2014.

[16]安媛,侯文生,杨丹丹,等.基于表面阵列电极的指力相关指浅屈肌活动模式检测[J].中国生物医学工程学报,2010,29(5):672-676.

[17]吴德,陈香,钱玲玲,等.痉挛型脑瘫儿童异常运动模式和异常步态的机制研究[Z].重庆:2012110.

[18]李志奇,钱玲玲,唐久来,等.高密度、阵列式的表面肌电技术对脑性瘫痪的侧弯反射检测研究[J].中国临床药理学与治疗学,2012,8(6):696-699.

[19]王涛,侯文生,吴小鹰,等.用于肌电假肢手控制的表面肌电双线性模型分析[J].仪器仪表学报,2014,5(8):1907-1913.

第五章

表面肌电信号的分析与处理

第一节　表面肌电信号的产生及其评价的标准化

一、表面肌电信号的产生

肌肉是人体具有收缩功能的组织,主要由肌细胞(肌纤维)及肌细胞之间的少量结缔组织、血管和神经组成。根据结构与功能的不同,肌肉分为骨骼肌、心肌与平滑肌。骨骼肌与人体运动相关,主要由肌外膜包裹的多个肌束构成,各个肌束又由肌束膜包裹的多条肌纤维构成,肌纤维由肌膜、肌浆和肌细胞组成。肌浆中含有大量互相平行排列的肌原纤维,肌原纤维则是产生肌肉收缩活动的重要结构和功能单位[1]。肌肉是最重要的人体组织之一,人体各种形式的运动主要是靠一些肌肉细胞的收缩活动来完成的。例如,躯体的各种运动和动作由骨骼肌的收缩来完成;心脏的射血活动由心肌细胞的收缩来完成。根据形态、功能和位置等方面的不同特点,肌组织可分为骨骼肌组织、心肌组织和平滑肌组织三种类型。其中,骨骼肌组织的收缩受意识支配,称为随意肌;心肌组织和平滑肌组织的收缩不受意识支配,称为不随意肌。人体共有 400 多块骨骼肌。每块肌肉都由许多肌细胞(肌纤维)通过结缔组织连接在一起,两端又与肌腱相连,加上供应它们的神经、血管和淋巴管共同形成的。每块肌肉附着在骨筋膜和其他结缔组织上,在神经系统的随意管理下,成为一个具有一定运动机能的机械效应系统[2]。兴奋和收缩是骨骼肌最基本的机能,也是肌电形成的基础。

骨骼肌受运动神经支配,一个运动神经元及其所支配的全部肌纤维共同构成运动单位(Motor unit,MU)。运动单位的结构如图 5-1 所示[3]。

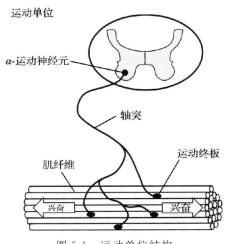

图 5-1　运动单位结构

运动神经兴奋时,神经冲动传到神经末梢,突触释放递质,递质与肌细胞膜上的相应受体结合,肌细胞受到刺激,Na^+-K^+通道的通透性发生改变,Na^+向细胞内流动,K^+向细胞外流动,并且Na^+向内的电流大于K^+向外的电流,肌细胞膜局部产生去极化,当去极化达到某一临界值后就会产生动作电位(Action potential,AP),动作电位可传播至整个肌细胞膜。在去极化后,离子在离子泵的作用下很快地朝去极化方向进行反方向流动,称为复极化。sEMG信号产生于去极化引起的动作电位在肌纤维膜的传播。据一些文献描述,去极化区域大致为$1\sim3mm^2$。在初始的兴奋后,这个区域沿着肌纤维以$2\sim6m/s$的速度传播并经过电极[3],如图5-2所示。

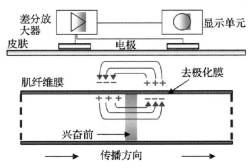

图 5-2　去极化区域在肌纤维膜上的传播

一个运动单位包括许多肌纤维,因此电极对上的电势为所有受支配的纤维产生的电势总和。这个电势总和与他们的空间距离和分辨率有关。通常,电势总和为三相的运动单位动作电位(Motor unit action potential,MUAP)[3],如图5-3所示。

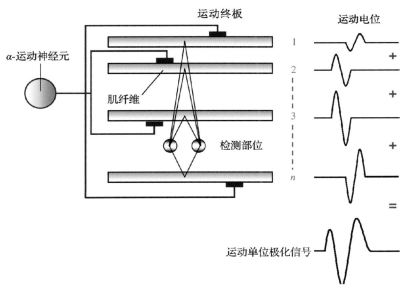

图 5-3　三相运动单位动作电位的产生

在电极检测到的所有运动单位的动作电位叠加后,形成了双极性信号,其正值和负值呈对称分布[3],如图 5-4 所示。

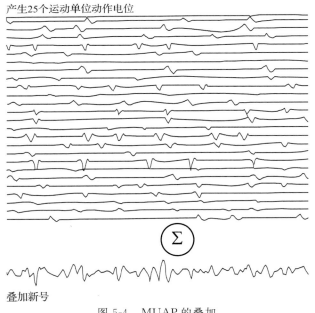

图 5-4　MUAP 的叠加

影响 EMG 信号的幅度和频率的两个很重要的因素是 MUAP 的募集和 MUAP 发放频率[3]。图 5-5 直观地说明了这两个因素对观察到的 EMG 信号的影响。

由此产生的原始 EMG 信号如图 5-6 所示。

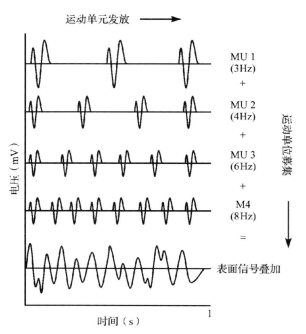

图 5-5　运动单位募集和发放频率在叠加 EMG 信号中的反应

原始表面肌电信号

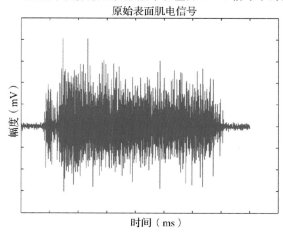

图 5-6　原始 EMG 信号

原始 sEMG 信号幅度从几微伏到 ±5mV（运动员可达到）之间。肌电信号的频率范围一般在 10～500Hz，主要能量集中在 20～150Hz[4]。在正常状态下，当肌肉完全放松时，会出现一个电信号幅值较低的基线。此时的电信号很弱是因为肌肉处于完全放松的状态下时，参与活动的运动单位较少。理想状况下，基线的噪声应处于 1～4μV_RMS[5]。因此，在做测试前，首先要做噪声检查，切勿将噪声信号作为表面肌电信号用于分析。在肌肉活动的过程中，运动单位会不规则地发放信号，这就意味着每次做动作时，虽然动作的差异很小，但测得的表面肌电信号会有明显的差异。这种差异是由于每次运动时起作用的运动单位不同所致的。其不同体现在两方面：一方面，在于参与活动的运动单位数量不同；另一方面，在于每个运动单位的活动变化。

二、表面肌电信号的评价及标准化

如前文所述,肌电图是运动单位发生收缩时动作电位在一个给定的电极位置处总和的信号。这个活动通常被记录成毫伏单位或者其他单位的数字信息,虽然这可以测得一个客观的电信号值,但 sEMG 是一种高度可变的信号。信号依赖于电极贴布的方法和位置,皮肤上的汗水和温度,肌肉是否出现疲劳,此时肌肉的收缩速度和肌肉长度,附近肌肉的串扰,皮下脂肪厚度,以及受试者在做测试动作时的差异等。上面所述的情况都会干扰信号测量。在表面肌电试验中,以上状况很难全部保持一致,在临床实践中,就更加复杂了。因此,只有在信号被标准化之后,才能使各次检测的比较有意义,也有利于减少上述问题所产生的误差。此外,如果对于某一项实验,要求在一段时间内多次跟踪肌电信号,每次采集时都需重新贴布采集电极,而每次采集电极的贴布位置都会有所变化,这同样会造成信号幅度的改变,进而使得整个实验过程的有效性和可靠性降低。为了解决这个信号幅度变化较大的问题,需要将肌电信号幅度进行标准化处理。如果要使用肌电信号对受试者的动作进行识别等类似的实验,则需对受试者的动作时间长度在时间尺度上进行时长的标准化处理,使其对应的肌电信号在时间长度上也有一致性。经过幅度标准化及时长标准化处理的肌电信号就可以用于多次测试的对比。

表面肌电信号的标准化过程是把测得表面肌电信号实际的电压值转化成与标准测试条件下测得的表面肌电信号的百分比。最典型的标准化方法是 MVC 标准化,此时测得的表面肌电信号转化为肌肉在此处做最大等长自主收缩时的神经输出的比值。在实际应用中有多种有效的标准化方法,下面分别予以讨论。

(一)幅度标准化

幅度标准化的具体方法视实验方法的不同而有所不同,主要有以下几种:最大随意收缩[6](Maximum voluntary contraction,MVC)、参考主动收缩强度归一化法(Reference voluntary contractions,RVC)、信号最大值归一化法[7](Maximum value,MV;或 Peak value,PV)。

1. MVC

MVC 是每次实验前先让测试目标肌肉做最大强度的等长收缩,通常需要重复最大等长收缩多次,每次动作保持 3～5s。对多次检测的最大等长收缩信号段取包络或对信号采取低通滤波,得出多次检测的强度最大值,并计算此信号的平均值,得到的结果即是标准化的基础值。之后,将目标肌肉做动作的实验结果转换为实验结果与标准化基础值的比值,这样就完成了最大主动收缩强度的标准化。其最后呈现出的效果如图 5-7 所示。需要注意的是,肌肉做最大等长收缩时,根据目标肌肉的不同,应选取相应的归一化动作,而归一化动作要使得目标肌肉实现最大自主等长收缩。

从图 5-7 中可看出,取最大主动收缩时的强度平均值作为基础值,而后续实验时所采集到的实际信号的强度被标准化至 0～1。

MVC 不仅可以在一个长期的实验过程中,从受试者的各次最大主动收缩的数据中

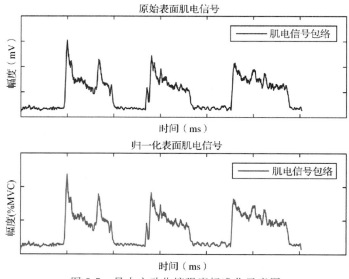

图 5-7　最大主动收缩强度标准化示意图

看出肌肉特征变化的一些趋势,其也可以在很大程度上消除由于个体差异造成的信号差异,用于对比不同个体的动作差异。但做 MVC 会增加原有试验的步骤,而且在试验前要求受试者使用较大力量,可能导致后续试验由于肌肉疲劳造成数据的可信度降低。此外,测试要求受试者要有正常的主动运动能力,这一点在测试时应引起医务人员的注意。

2. RVC

通过前面的总结我们知道,MVC 要求受试者能完成最大自主收缩,但在实际操作中会有新的情况。例如,我们很难测试到脑卒中患者的最大自主收缩强度。对于一些肌肉,为了测试某块肌肉的最大等长收缩值,特殊设计的装置是必要的,而实际情况可能并不具备这样的条件。因此,最大等长收缩的任务在很多情况下是无法实现的。为了临床以及实际的需要,研究者提出了 RVC。RVC 是指在标准的测试动作下,受试者做出最大限度能完成的动作,取此时的测试值作为后续重复测试动作的参考值。例如在站直状态下,水平伸直双臂,手上提着标准重量的重物,将在此动作下测试的表面肌电信号作为参考,用来归一化测得的数据。此后的试验信号都以此方法进行标准化处理。

3. 最大值归一化法

上面的两种标准化方法都需要在正式的试验前做一次试验,先测取标准化基础值。但在有些测试中,会有多块肌肉同时活动,为了完成上述的标准化需要多次测量,测量过程很长,而且会对后面的试验产生很大的影响。在这种情况下,研究者提出了最大值归一化法。最大值归一化法即直接做试验,试验后进行数据处理时计算当次试验的最大值或平均值,用计算出的最大值或平均值作为标准化的基准值。原理如图 5-8 所示。

(二)时间标准化

在肌电信号检测时会对某个动作做分析,比如测量某块肌肉完成某个动作的平均信

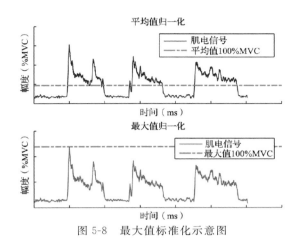

图 5-8　最大值标准化示意图

号强度,并对多次动作的时序进行对比,需要将多次动作的肌电信号放在一起对比,而完成的动作时间很难达到完全一致,这时就要对肌电信号进行时间标准化处理。时间标准化的具体步骤如下:确定一个标准时长 T,将其确定为 1,然后将多个周期性的肌电信号所持续的时间 t 与这个标准时长相比较,如果 $T>t$,则将该周期的信号进行插值处理;反之,则需要对信号进行降采样处理,将所有周期的肌电信号的时长都标准化到标准时长 T。插值的方式一般选取线性插值。

(三)肌电强度的平均

经过如前文所述的将幅度与时间行标准化处理后,便可对多次试验的肌电信号曲线进行平均、叠加和比较等操作。当试验中涉及多人的重复操作时,需要将信号平均,用来表示健康人的典型值。由于经过了幅度的标准化,所以幅度上的线性平均可以被操作;又经过了时间标准化后,对应点数也一致。因此,在时间段内可进行线性平均,最终完成肌电强度的平均(见图 5-9)。

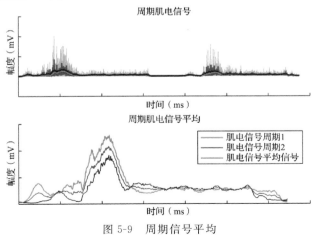

图 5-9　周期信号平均

参考文献

[1]赵章琰.表面肌电信号检测和处理中若干关键技术研究[D].合肥:中国科学技术大学,2010.

[2]卢祖能.实用肌电图学[M].北京:人民卫生出版社,2000.

[3]Ronager. Power spectrum analysis of EMG pattern in normal and diseased muscles [J]. J Neurol Sci,1989,94(1-3):283-294.

[4]Konrad P. The ABC of EMG A Practical Introduction to Kinesiological Electromyography[M]. USA:Noraxon Inc,2005.

[5]De Luca C J. Surface Electromyography:Detection and Recording[J].[S. L.]:DelSys Inc,2002.

[6]Merletti,R. Technology and instrumentation for detection and conditioning of the surface electromyographic signal:State of the art[J]. Clin Biomed,2009,24(2):122-134.

[7]Dubo H I,Peat M M,Winter D A,et al. Electromyographic temporal analysis of gait:normal human locomotion[J]. Arch Physical Medicine Rehabil,1976,57(9),415.

[8]Eberhart H D,Inman V T,Bresler B. The principal elements in human locomotion [J]. Human limbs and their substitutes,1954,8(5):437-471.

第二节　表面肌电信号的线性分析

sEMG 提供了一种无创、无痛、操作简便的神经肌肉功能状况检测方法。随着神经肌肉电生理研究的深入以及表面肌电检测技术的逐渐成熟,sEMG 已成功地被应用于临床医学、运动生物力学、假肢控制等领域[1]。在这个过程中,表面信号分析方法也得到了充分的发展。在临床实践等各种应用中,能否充分利用肌电信号所提供的信息,实现其对神经肌肉系统状态的准确跟踪、判断或预测,极大地依赖于肌电信号的特征提取方法和分析手段。目前,肌电信号分析研究主要围绕电生理信息与肌电信号特征的关系以及实现功能与肌电信号特征的关系。前者主要研究肌电信号的产生与神经电生理相关的内容,主要包括神经控制支配方式、运动单位的募集模式、神经肌肉兴奋传导速度及肌肉代谢产物等对肌电信号的影响等,属于肌电信号的基础研究;后者研究了在不同状况下所产生的肌电信号与功能特性之间的关系,如不同形式下肌肉运动的力-电关系,某种疾病或者某处随着年龄变化而发生的肌电信号的变化,不同动作下的肌电疲劳分析,以及在假肢以及表面肌电诱发的电刺激中的肌电信号分析,这些都属于肌电信号的应用研究。

表面肌电分析方法可分为线性分析方法和非线性分析方法。线性分析方法包括时域分析方法、频域分析方法以及时频域分析方法等。本节介绍其中常用的线性分析方法,并在此基础上总结不同特征的相关临床研究结果,为临床使用提供参考。

一、时域分析方法

肌电信号的传统处理方法是把表面肌电信号的时间函数看成零均值的高斯分布随机信号,其信号的强度随着信号的方差变化而变化[2]。采集到未经处理的肌电信号称为原始肌电信号(Raw EMG)。需要注意的是,即使是未经处理的原始肌电信号,不同的设备采集到的信号也有可能不同,这是由不同肌电采集设备的输入阻抗、通频带等不同所造成的。由于信号存在零均值的特性,在分析表面肌电信号的幅度参数时,为了方便信号处理,会首先对信号进行整流(见图 5-10),即把表面肌电信号在静息基线下面的部分全部"翻折"到基线上面。整流后的肌电信号称为整流肌电信号(Rectified EMG)。

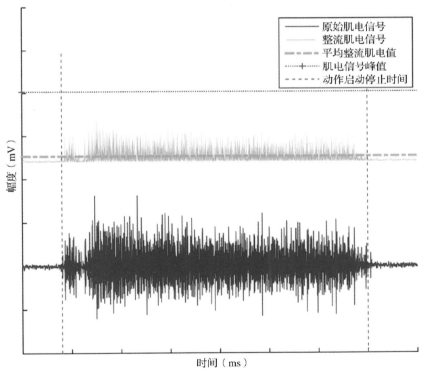

图 5-10 常用肌电信号幅度参数示意图

在此基础上,选取一段时间长度为 T(N 个数据点,采样间隔为 Δt)的信号 $Data[i]$,我们可以计算以下几种幅度信号估计指标。

平均整流肌电值(Average rectified value or average EMG,ARV 或 AEMG):

$$AEMG = \frac{\sum\limits_{i=0}^{N} |Data[i]|}{N}$$

积分肌电值（Integrated EMG，iEMG）：

$$iEMG = \sum\limits_{i=0}^{N} |Data[i]| \times \Delta t$$

肌电均方根值（Root mean square，RMS）：

$$RMS = \sqrt{\frac{\sum\limits_{i=0}^{N} Data[i]^2}{N}}$$

过零率（Zero cross ratio，ZCR）（注：函数中为 RAW EMG）：

$$ZCR = \frac{1}{N-1} \sum\limits_{i=1}^{N-1} sign(Data[i] \times Data[i+1]), sign(x) = \begin{cases} 1 & x > 0 \\ 0 & 其他 \end{cases}$$

在时域分析中最常用的幅度参数就是平均整流肌电值（ARV）、均方根值（RMS）和积分肌电值（iEMG）。ARV 也称为平均肌电值（AEMG），如图 5-10 所示，AEMG 对于一段选定长度的 EMG 可能是最重要的指标，因为 EMG 信号平均后，在对比时可以与选择的时间段长短无关，这就可以很大程度地表现出所选肌肉在给定任务或给定的动作下表面肌电的支配输出（Innervation input）。

RMS 值跟肌电电信号的能量直接联系，由于此重要的物理意义，其在实际应中常常被用于体现产生肌电的能量。

iEMG 值代表了一段肌电信号下的面积总和，单位为（V·s），代表了这段时间内肌电值输出的加和量。

肌电信号是一块肌肉上所有活动的肌纤维运动单位产生电信号的时间及空间的总和。由于各种各样的因素会影响表面肌电信号，所以很难去对比不同一个体之间甚至同一个体不同阶段的肌电信号。例如对于肌肉萎缩症，我们可能预测到由于主动（肌肉纤维缺失、离子缺陷）或被动（脂肪组织渗透、结缔组织扩散）原因造成的肌电信号下降，实际上，细胞外组织发育也会改变肌肉组织的传导特性，这些都会造成肌电信号的 RMS 值发生改变。

多种多样的肌肉功能失常会造成肌肉力量和神经肌肉效率的（达到相应的力量测得肌电的相关系数）下降。肌电信号一般会通过分析肌肉产生的力量与测得的肌电信号的关系（单位为 N 或 kg）或相对努力（占最大自由等长收缩的百分比），即力-电关系。在肌肉受损时，我们通过以上的研究发现，患者在相应的肌肉处无论是最大自由等长收缩还是最大力收缩，都可以观测到肌电幅度（RMS、iEMG）的减小。这也证明了神经肌肉纤维的功能缺失。

以上参数在计算时要选取一个时间段（1s 或者几秒的数据）的信号用来分析，但在选取时要谨慎，且要选取信号中较平稳的一段。

上面我们提到了表面肌电的本质就是随机多变的，这是由于表面肌电的产生是一组运动单位募集到的肌电信号所合成的，而这个范围内的运动单位是随机变化的，所以产生的信号有一定的随机性。两次连续测量某个动作也很难精确地重复肌电信号的波形。为了解决这个随机性的问题,研究者们提出了平滑信号的方法,就是把信号中陡峭的部分变得缓慢,把信号的包络(Linear envelope)提取出来。

　　线性包络提取有以下 3 种方法(实际效果如图 5-11 所示):

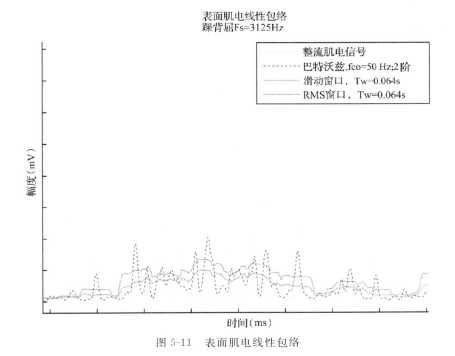

图 5-11　表面肌电线性包络

　　1. 滑动窗口法:使用者要根据实际的情况选取合适的窗口长度,信号会根据此长度的整流肌电信号做滑动平均,窗口长度越长表明其信号越光滑。滑动窗口提取线性包络能更加简单明了地展示实际的信号,可以代表所选的时间窗的肌电信息。

　　2. 均方根值法:也是根据给定的窗口长度计算平均功率值的方法,由于均方根值的物理意义,这种方法使用得比较多。

　　3. Butterworth 滤波器法:是采用滤波器的方式,把信号的低频成分提取出来,根据实际要提取的信号内容以及给定的截止频率和滤波器的阶数,即可得到包络信号。

　　上述前两种方法都需要确定一个时间窗,这个时间窗需要根据实际情况来确定。但是在大部分人体运动检测中时间窗的典型长度为 20(快速动作像起跳以及各种反射等)～500ms(静态动作),一般情况下选取 50～100ms 就可以满足大部分情况[3]。

　　在时域分析中还有两个重要指标,就是表面肌电信号的起止检测(Onset/Offset cal-culations)和 ZCR。表面肌电信号的起止检测就是确定一块肌肉开始的活动时间、持续时间和结束时间(见图 5-11)。这个指标最常用于神经传导速度的检测,就是在一块知道传导距离的肌肉上检测外部刺激的反应时间,这样就可以用于测试传导速度。起止检测还多用于多个通道完成一个协调性动作时,判断各个动作的启动激活顺序,通过起止时间检测可以获得完成一个动作时多块肌肉的时序间隔。比如在步态分析中多块肌肉协同作用时,分析步态周期就需要用到起止检测。准确、可靠的起止时间检测来自于一个合适的阈值定义,也就是当肌电信号的某项指标达到某个阈值时可以认为肌肉开始活动。最常用的方法是对比一段时间的肌电信号的标准差与静息状态下肌电信号的标准差,一般取肌电信号的标准差为静息状态的 2～3 倍作为阈值。但是,由于肌电信号有随机性,单个时间点的信号值标准差很容易就会超过静息信号标准差的 3 倍,因此此处应设定一段时间 T,例如 20ms,这样只有在信号的标准差大于静息状态标准差的 3 倍且达到 20ms 时才认为肌肉开始活动。当然这段时间与所检测的活动有较大的关系。所以这个检测阈值和时间不固定,要根据实际应用的需要进行调整。

ZCR 代表了肌电信号振幅的变化信息,一般选取原始肌电信号进行计算,计算整体肌电信号跨越基线的频率,也有选取整流后的肌电信号进行计算,计算整体肌电信号中穿过 AEMG 值的频率。其实两种办法都可以在一定程度上表示肌电信号在这段时间内的变化快慢,反映整体肌电信号的频率信息,而频率信息与肌纤维的传导速度有一定的关系,这个会在后面的章节中具体阐述。

二、频域分析方法

通过分析表面肌电信号的频率信息可以获取更多的表面肌电特征信息。研究显示,表面肌电信号的频率范围通常在 0～500Hz,功率谱的最大值频率取决于肌肉,通常在 30～300Hz[4]。表面肌电信号的功率谱变化最早在是 1912 年被观察到的[5]。研究发现,机体在做最大自主等长收缩的过程中,可观察到在低频成分在增大,而高频的部分在变小。表面肌电信号的频谱曲线形状变化,总结出了频域参数与肌肉疲劳有关,从此有许多研究开始观察表面肌电信号的频谱参数,例如观察信号的平均频率(Mean frequency,MNF)[6]、中位频率(Median frequency,MDF)[7] 及高频成分与低频成分的比值[8] 等,但最常用的两个参数是平均频率和中位频率[9]。如图 5-12 所示,这两个频率指标与运动电位沿着肌纤维的传输速度有直接关系。研究者总结并比较了基于 FFT 变换和基于 AR 模型的两种频谱估计方法,并讨论了它们的实用性和局限性[10]。对表面肌电信号做傅立叶变换就可以得到信号的频谱信息,通过观察表面肌电信号的高频部分面积/低频部分面积的比值可明显地看出正常个体的自主收缩与神经肌肉疾病患者自主收缩之间的功率谱的差异[10]。

平均频率(Mean frequency,MNF)又称为平均频谱频率(Mean spectral frequency,MSF)、中心频率(Centroid frequency)或平均功率频率(Mean power frequency,MPF)。MNF 代表了肌电信号频谱的重心频率,计算方法如下:取一段数据,对数据做傅立叶变换即可得到对应于频率范围的功率谱,采样频率为由奈奎斯特定理可知积分从零到采样频率的一半。

$$MNF = \frac{\int_0^{f_{s/2}} f S(f) \mathrm{d}f}{\int_0^{f_{s/2}} S(f) \mathrm{d}f}$$

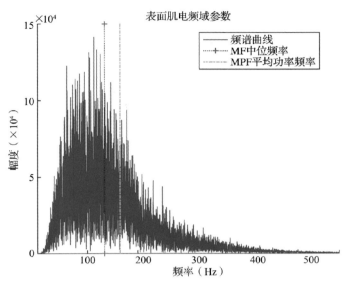

图 5-12　表面肌电频域参数

中位频率(Median frequency，MF)，代表了其小于 MDF 部分的总功率与大于 MDF 部分的总功率相等，也就是在 MDF 频率线左右两边的面积相等，计算方法如下：

$$\int_0^{f_P} S(f)\mathrm{d}f = 0.5 \times \int_0^{f_{s/2}} S(f)\mathrm{d}f, \mathrm{MDF} = f_P$$

三、时频域分析方法

目前，用于表面肌电信号分析的时频域分析方法最常用的有联合时频分析法(Joint analysis of EMG spectrum and amplitude，JASA)、小波变换(Wavelet transform)等。

(一)联合时频分析法(JASA)

在很多应用场合中，被测肌肉没有按照标准的等长或等速的实验范式，在实验不标准的状况下，肌肉在活动中可能存在运动、恢复的现象。在这种情况下去分析肌肉疲劳或激活等信息，所计算出来的时域以及频域指标会受到肌肉的运动和恢复现象影响。为了克服这种问题，研究者们提出了 JASA。JASA 的提出基于时域幅度指标会随着肌肉力量和疲劳状况而发生变化这一特征，而频域指标也会随着肌肉的疲劳状况而发生变化，但这两者之间存在差异。其中，时域幅度指标会随着肌力和疲劳程度的增加而增加；相反，频域指标会随着疲劳程度的增加而减小。但是关于频域和肌力的规律性，学术界有不同的看法[11-13]。研究者也总结出了频域指标同肌力没有确定关系的结论[14]，但根据多数研究者的结论认为频域指标在很大程度上可能也是随着肌力的增加而增加的。因此，JASA 是建立在幅度指标随着肌力和疲劳程度增加而增加，而频域指标 MDF 随着疲劳增加而降低、随着肌力增加而增加的假说上的[15]。

通过比较肌电值的幅度和频域指标 MDF 可以分析出：①肌力增加(幅度和 MDF 都

77

上升,处于第一象限);②肌肉疲劳(幅度上升,MDF 下降,处于第二象限);③肌力下降(幅度和 MDF 都下降,处于第三象限);④肌肉恢复(幅度下降,MDF 上升,处于第四象限)。通过此方法可简单快速地判断肌肉的活动状态。

(二)小波变换

在时频分析技术中,小波变换是傅立叶变换的新发展。传统傅氏级数的系数不能反映信号的局部特性;而小波变换系数却能给出这种局部性能的丰富信息,且能在时、频两域中都有局部性质。小波分析中的正交函数是在选择适当的基本小波后,通过不同的移位和尺度变化来产生小波。小波分析具有放大、缩小和平移的功能,其作用相当于一组带宽相等、中心频率可变的带通滤波器。小波分析在频率较高时使用短时窗口,而在频率较低时使用宽时窗口,充分展现了相对带宽频率分析和自适应分辨率分析的优点。由于小波分析既能在整体上提供信号的全部信息,又能提供在任意局部时段内信号变化剧烈程度的信息。利用它的时频定位特性并实现信号的时变谱分析,并在任意细节上分析信号,而且对噪声不敏感。因此,小波度换成为肌电信号分析的重要方法[16]。

在表面肌电分析中,小波变化可以从一段肌电信号中提取出几段带宽相等的信号,提取出信号之后可以选取一个较小频率范围内的信号用来研究,这被广泛应用于研究肌肉疲劳特征。研究者发现,低频段的信号会随着疲劳程度的增加而变大。因此,在研究肌肉疲劳时,只需提取出低频的肌电信号即可直观地观察肌肉是否处于疲劳状态。

参考文献

[1]Hermens H J,Boon K L,Zilvold G. The clinical use of surface EMG[J]. Electromyogr Clin Neurophysiol,1984,24(7):243-265.

[2]Stegeman D J,Blok J H,Hermens H J,et al. Surface EMG models:Properties and applications[J]. J Electromyogr Kinesiol,2000,10(3):313-326.

[3]Ronager. Power spectrum analysis of EMG pattern in normal and diseased muscles [J]. J Neurol Sci,1989,94(1-3):283-294.

[4]Piper H. Electrophysiologie Menschlicher Muskeln [M]. Berlin:Springer-Verlag,1912.

[5]Schweitzer T W,Fitzgerald J W,Bowden J A,et al. Spectral analysis of human inspiratory diaphragmatic electromyograms[J]. J Appl Physiol,1979,46(9):152-165.

[6]Stulen F B. A technique to monitor localized muscular fatigue using frequency domain analysis of the myoelectric signal[D]. Cambridge:Massachusetts Institute of Technology,1980.

[7]Gross D,Grassino A,Ross W D,et al. Electromyogram pattern of diaphragmatic fatigue[J]. J Appl Physiol,1979,46(5):1-7.

[8]De Luca C J. Myoelectric manifestations of localized muscular fatigue in humans[J].

Crit Rev BME,1984,251-279.

[9]Merletti R. Estimation of shape characteristics of surface muscle signal spectra from time domain data[J]. IEEE Trans Biomed Eng,1995,42(2):769-776.

[10]Gerdle B,Eriksson N E,Brundin L. The behaviour of the mean power frequency of the surface electromyogram in biceps brachii with increasing force and during fatigue:With special regard to the electrode distance[J]. Electromyogr Clin Neurophysiol,1990,30(7):483-489.

[11]Petrofsky S J,Lind A R. Frequency analysis of the surface EMG during sustained isometric contractions[J]. Eur J Appl Physiol,1980,43(5):173-182.

[12]Westbury J R,Shaughnessy T G. Associations between spectral representation of the surface electromyogram and fiber type distribution and size in human masseter muscle[J]. Electromyography Clin Neurophysiol,1987,27(5):427-435.

[13]Farina D,Fosci M,Merletti R. Motor unit recruitment strategies investigated by surface EMG variables:An experimental and model based feasibility study[J]. J Appl Physiol,2002,92(7):235-247.

[14]Luttmann A J,Ager M S,Keland J,et al. Joint analysis of spectrum and amplitude (JASA) of electromyograms applied for the indication of muscular fatigue among surgeons in urology[J]. Int Soc Occup Ergonom Safety,1996,8(3):523-528.

[15]Canal M R. Comparison of wavelet and short time Fourier transform methods in the analysis of EMG signals[J]. J Med Syst,2010,34(1):91-94.

第三节　表面肌电信号的非线性分析

本节的目的是深入探索 sEMG 的核心,通过非线性分析方法来分析表面肌电信号,发掘其在临床和生物医学方面的应用价值。分析方法包括非线性时间序列检测和基于混沌理论的时间序列分析。

表面肌电信号是一维的时间序列信号,它来自中枢神经系统的一部分脊髓中的运动神经元,是电极所接触到的多个运动单位所发出的动作电位的总和。当肌肉做收缩运动和肌肉处于不同的疲劳状态时,参与神经肌肉活动过程的数量、每个运动单位放电频率、动作电位的神经传导速度都会有所不同。它还与运动单位活动的同步化程度、运动单位募集模式以及表面电极放置位置、皮下脂肪厚度、体温变化等因素有关。运动神经系统本质上就是一种神经网络,每一个运动神经元都具有本身的发出阈值和募集等级,在肌肉关节和脊髓细胞之间存在本体感觉纤维,即存在反馈通道,因此运动神经系统是一种高度复杂的非线性系统(Nonlinear system)[1]。传统的线性系统分析方法并不能很好地阐释肌电信号的本质,通过非线性分析能更好地提取 sEMG 的特征信息,在临床和生物医学、运动学、心理学方面都有很好的研究价值。

非线性系统是指系统状态的变化以一种复杂的方式依赖于系统先前状态的有机整

体。在这里,复杂的方式是指除去比例、相差常量以及这两者组合之外的其他任何方式。非线性动力学系统的数值方法可以用于识别与刻画动力学系统。在实践过程中人们发现,系统运动的若干数值特征可以用于识别或刻画非线性运动,主要有分数维值、熵、功率谱、复杂度、李雅普诺夫指数(Lyapunov exponent)等。非线性运动具有多方面的含义,将这些意义定量化便得到系统的数值特征。如:引入李雅普诺夫指数,可以刻画混沌运动的初态敏感性;定义各种维值,可以刻画其往复周期性;使用功率谱密度函数,可以刻画其随机性;引入复杂度指数,可以刻画系统运动的复杂程度;利用熵的概念,可以刻画其不可预测性。

这些非线性动力学方法有着共同的理论基础,即都是通过相空间来描述系统特性的。根据相空间距离计算的动力学参数要求系统的吸引子是稳定的,目前的算法本身也要求有足够的数据长度(例如计算可靠的维数为 m 的关联维数所需的最短数据长度为 $10^m \sim 30^m$)[2],当其应用于不规则的或较短的时间序列分析时,则常会产生可疑的结果。而在实际的生物医学信号分析中,数据稳态性和数据长度都很难得到满足。例如,肌电信号是时变的非平稳信号,某些事件的发生是短时和瞬态的(如某个动作的完成等)。另外,由于 sEMG 信号是通过表面电极采自皮肤表面的肌肉电活动,不可避免地带有较大的噪声,这给应用非线性动力学参数处理 sEMG 信号带来了更大的困难。因此,需要寻求新的适合于 sEMG 等带噪声、短数据信号的非线性处理方法。

目前,表面肌电信号的关联维数、李雅普诺夫指数等非线性指标也已被用于肌肉收缩或舒张状态及病理诊断的研究[3]。近年来,以混沌与分形理论为基础的非线性动力学受到各学科的广泛关注,它与人体科学研究的结合极大地推动了心电、脑电等生物电基础和应用问题的研究,但在肌电问题上的研究仍相对较少。

下面将分别介绍李雅普诺夫指数、熵、分形的理论基础和其在肌电信号中非线性分析的应用。

一、李雅普诺夫指数

非线性动力系统对初始状态的敏感依赖性(蝴蝶效应)使相邻轨道(或相邻点)随着时间发展而相互分离。李雅普诺夫指数是一个定量表述这种轨道的稳定性和蝴蝶效应强弱程度的非线性动力学参数。

在数学领域中,李雅普诺夫指数被用于量化动力系统中无限接近的轨迹之间的分离率。具体而言,相空间中初始间隔为 δZ_0 的两条轨迹的分离率(假定分离可按线性近似来处理)为

$$|Z(t)| \approx e^{\lambda t} |\Delta Z_0|$$

其中,λ 即为李雅普诺夫指数。

当初始分离向量的方向不同时,其分离率也不同。因而存在李雅普诺夫指数谱(Spectrum of Lyapunov exponents),其数量与相空间的维度相同。通常将其中最大的称为最大李雅普诺夫指数(Maximal Lyapunov exponent,MLE),因为它决定了动力系统的可预测性。MLE 值若为正数,则通常表明系统是混沌的(假定其他条件满足,如相空间

的紧致性)。需要注意的是,任意初始分离向量一般包括了 MLE 所在方向的部分分量。由于其随指数增长的特征,其他分量的效果会随着时间最终被淹盖。

在 n 维相空间中,两条相邻轨迹间的距离可以分解到 n 个不同的方向,这 n 个不同方向上的距离增长率是不同的,每一个增长率就是一个李雅普诺夫指数。将 n 个李雅普诺夫指数从大到小排列,$\lambda_1 \geqslant \lambda_2 \geqslant \cdots \geqslant \lambda_n$,即得到李雅普诺夫特征指数的谱,其中 λ_1 称为最大李雅普诺夫指数,决定了相邻轨道是否能靠拢形成稳定轨道或稳定点[4]。李雅普诺夫指数在肌电信号分析方面的主要应用是判定肌电信号的非线性[5]。Yoshino 等[6]则通过检测李雅普诺夫指数的变化来观察长时间的步行对步态和生物节律的影响。而 Dingwell 和 Cusumano 等[7]曾利用它来量化人类行走运动学中的局部动态稳定性。

二、熵

在信息论中,熵(熵最好理解为不确定性的量度而不是确定性的量度,因为信源越随机,信源熵越大)是接收的每条消息中包含的信息的平均量,又被称为信息熵、信源熵、平均自信息量。这里,消息代表来自数据流中的事件、样本或特征。来自信源的另一个特征是样本的概率分布。现阶段研究认为,比较不可能发生的事情,当它发生了,会提供更多的信息。由于一些其他的原因,把信息(熵)定义为概率分布的对数的相反数是有道理的。事件的概率分布和每个事件的信息量构成了一个随机变量,这个随机变量的均值(即期望)就是这个分布产生的信息量的平均值(即熵)。熵的单位通常为比特,但也用 Sh、nat、Hart 计量,取决于定义用到的对数的底[8]。

生理系统是由多个时空尺度下的复杂机制所调节控制的。系统的输出往往展现出复杂的波动,这不仅是由于其中混有干扰信号,而且也由于包含了深层的动力学信息。对时域信号的两种经典分析方法可归为确定性与随机性机制。前一种分析方法基于 Takens 系统理论,其中指出可以通过监控一个单一变量的输出来得到高维系统的全部信息。但是,由于实验中的时域信号,特别是由确定性机制产生的时域信号,大部分会受到动力学噪声的影响,所以只采用单一的确定性研究方法会受到很大局限。此外,在实际应用中需要先进行低维动力学假设,然后对结论进行内部的一致性检验。

随机性方法旨在量化输出变量的统计学性质,并建立能够分析这些性质的可检测模型。扩散模型就是一个关于随机性分析方法如何协助探究分析动力学系统的经典案例。在"宏观"层面上,扩散定律可以从菲克定律和质量守恒定律中推导出来。在"微观"尺度上,假设每个粒子是进行无规则行走的,在特定方向上运动 L 距离的概率为 P,从而可以推导出扩散方程式。布朗运动理论是基于无规则行走模型的,并且其实验结论也有助于理解物质的原子特性。生物系统中的时域信号大多包含着随机性与确定性成分。因此,随机性与确定性研究方法可以通过其深层动力学性质提供互补信息。传统信号分析方法是通过检测重复模块的出现频率来量化信号的规律性。但是,可以用熵量化的规律度与复杂度并没有直接联系。简单地说,复杂度与"有意义结构的丰富度"相关,与随机事件的输出不同,这展现了相对更高的规律性。基于熵的测量方法,例如熵率和 K-复杂度都会随着随机性的增强而呈现单调递增。因此,这些量化方法使得虽然结构上不"复杂"

但相当难预测的无关联随机信号（白噪声）的指标值最大，同时在全局水平上采用了非常简单的描述。

目前，现在在生理信号处理的过程中，使用比较广泛的一个评价指标是 K-S 熵。K-S 熵通过信息产生速度的大小来对动力学系统进行分类，但这是理论（数学）意义上的。当应用于实际的生理电信号处理时，由于这些信号通常都同时包含了随机性成分和确定性成分，并且不可避免地带有一定的噪声，因此得到的 K-S 熵值往往是无穷大值，很难据此对这些信号做出准确的描述。

三、分　形

分形由美国数学家 Benoit B. Mandelbrot 于 1975 年首先提出的，他发现自然界中有一类难以用经典欧氏几何处理的图形，它们具有比例自相似性，在任何尺度下都有复杂的细节，即它的每一部分经移位、旋转、缩放等变化后在统计学意义下与其他部分相似，反映了其在不规则外表掩盖下的一定的规则性。为刻画该性质，Mandelbrot 提出了分维数的概念。1914 年，希腊数学家 Caratheodory 提出用集合的覆盖来定义测度的思想，维数成为刻画集合的一个重要量度，集合的维数基本上刻画了集合的整体复杂程度和占据空间的规模。1919 年，德国理学家 Felix Haushoft 用该方法定义了以其名字及命名的测度和维数。以此为基础，迄今为止，数学家们已经发展了十多种不同的维数，如容量维、信息维、关联维、Hausdorff 维、自相似维、盒子维和拓扑维等。

现在国内外已经有一些学者对 EMG 信号进行了分形分析，且取得了一定的阶段性成果。比如，Gitter 等[9]通过计算不同力下肱二头肌 EMG 信号的盒子维数，指出分形维和肌力有高度的相关性，分形维可用于量化运动单位的募集模式[9]。还有清华大学王人成等[10]的研究给出了肌肉在不同收缩程度、承受不同负荷和不同运动模式下人体上臂 sEMG 分形维的值。

由于分形理论对于复杂的表面肌电信号并不能做出比较准确的描述，自此学者们又提出了多重分形理论。

分形是一种几何学结构，这种几何学结构不论是在局部和整体上，还是在结构、形式或者功能上都有相似性。几乎每一个对象都很复杂并且能呈现出自组织的特点。从几何学角度来说，研究对象的结构常可以被标成一系列系数，这样的表示叫作多重分形维度。多重分形理论反映了信号的复杂性和丰富性。

李雅普诺夫指数、熵、分形分析技术虽然并没有非常成熟，但是已经有一部分被应用于 sEMG 的检测。以下主要以人工神经网络方法为例，介绍其主要应用。

为了研究表面肌电信号的本质是随机的，还是确定性的或者是非线性的（甚至是混沌的），我们在本节中讨论了一些已有的非线性时序分析方法。这些方法可用来检测和描述信号中的确定性结构。将混沌分析方法应用于研究表面肌电信号，研究结果表明，应用关联维数和最大李雅普诺夫指数方法可以检测出表面肌电信号是高阶混合动态信号。用分形理论可以来研究正常人前臂的表面肌电信号的形状特征。有结果显示，动态表面肌电信号有自仿射特点。

对于表面肌电的非线性特征,混沌理论和分形理论在其中的应用起到了主导作用,其他相关的方法应用于之后的研究。非线性分析提供了一个新的研究表面肌电信号的量化方法,它将广泛地应用于病理学、运动医学、临床医学诊断和仿生学等领域。

参考文献

[1] Deluea C. Phsiology and mathematics of myoeleetrie signals[J]. IEEE Trans Biomed Eng,1979,26(5):313-325.

[2] Wolf A,Swift J B,Swinney H L,et al. Determining Lyapunov exponents from a time-series[J]. Physica D,1985,16(5):285-317.

[3] Kantz H. Nonlinear Time Series Analysis[M]. Cambridge:Cambridge University Press,1997.

[4] 刘秉正,彭建华. 非线性动力学[M]. 北京:高等教育出版社,2004.

[5] Small G J,Jones N B,Fothergill J C. Chaos as a possible model of electromyographic activity[M]. New York:IEE Int Conf on Simulation,1998:27-34.

[6] Yoshino K,Motoshige T,Araki T,et al. Effects of fatigue induced by long-term walking on gait and physiological rhythm[C]. Engineering in Medicine and Biology,2002. 24th Annual conferenee and the Annual Fall Meeting of the Biomedi cal Engineeriny Society EMBS Conference,2002.

[7] Dingwell J B,Cusumano J P. Nonlinear time series analysis of normal and pathological human walking[J]. Chaos,2000,10(4):848-863.

[8] https//zh. wikipedia. org/wiki/%E7%86%B5(%E4%BF%A1%E6%81%AF%E8%AE%BA)

[9] Gitter J A,Czerniecki M J. Fractal analysis of the electromyographic interference pattern[J]. J Neurosci Methods,1995,58(1-2):103-108.

[10] 王人成,黄昌华,常宇,等. 表面肌电信号的分形分析[J]. 中国医疗器械杂志,1999,23(3):125-127.

第四节　阵列式表面肌电信号的分析和应用

sEMG 信号是一种极其微弱而且不稳定的生物电信号,还容易受各种因素的干扰。为了从 sEMG 信号中提取出肌肉活动的相关信息,就需要对 sEMG 信号进行一定的分析与处理。一方面,阵列式表面肌电作为一种表面肌电信号,可以采用传统表面肌电信号分析的所有方法,比如线性分析和非线性分析。另一方面,阵列式表面肌电基于其自身的特点,主要用于运动单位的解剖或几何特性、肌纤维传导速度、肌肉的时空活动特性等方面的研究。因此,阵列式表面肌电的信号分析方法与传统肌电的信号分析方法既有相同点,又有所区别。

一、阵列式表面肌电的分析处理

(一)信号处理

阵列式表面肌电信号作为一种时间序列信号,多通道表面肌电信号的同步化显示就可以反映一些肌肉的神经支配区分布和运动单位动作电位的传播,基于此还可以计算肌纤维传导速度、确定肌纤维长度以及肌腱位置等信息,这一点要远远优于传统表面肌电和针形肌电。如图 5-13A 所示[1],该受试者的肱二头肌存在两条神经支配区,一条神经支配区位于第 4 通道和第 5 通道之间,另一条神经支配区位于第 8 通道和第 9 通道之间。除此之外,同一受试者相同肌肉不同部位的神经支配区分布也不完全一致。如图 5-13B 所示[2],前三列位置对应的神经支配区位于第 8 通道和第 9 通道之间,而后两列位置对应的神经支配区位于第 7 通道和第 8 通道之间。不论是 5-13A 中的一维阵列式表面肌电,还是 5-13B 中的二维阵列式表面肌电,都可以看到运动单位动作电位自神经支配区沿着肌纤维向肌腱两端的传播。神经支配区是神经肌肉接头分布的区域,对其进行准确鉴定是非常重要的。Beck 等[3]比较分析了三种自动检测神经支配区的方法,相比于神经支配区位置处表面肌电信号的低振幅和高频率特性,基于神经支配区位置处运动单位动作电位向两端传播特性的方法更能准确地自动检测股外侧肌的神经支配区,准确率高达90%。针对神经支配区位置对 sEMG 信号特征值的可能影响,Piitulainen 等[2] 使用fRMS/aRMS,fMDF/aMDF 和 fCV/aCV 三种比值反映神经支配区位置在不同运动强度静态收缩条件。结果发现,神经支配区位置在不同运动强度静态收缩的条件下并非保持不变,而且神经支配区位置的这种位移也对相近通道的表面肌电特征值产生一定的影响。所以,在表面肌电测量之前,很有必要先确定神经支配区分布位置,即便是在等长收缩情况下。多个通道的表面肌电信息有助于研究者排除受干扰通道的表面肌电,选择合适通道的表面肌电,从而能够准确地评价神经肌肉系统的功能状态。可见,相对于传统表面肌电,阵列式表面肌电经过一定的信号处理,能够提供更多的细节信息。

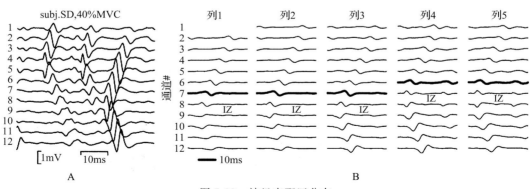

图 5-13 神经支配区分布

（二）图像处理

信号处理技术的发展，特别是图像处理技术的发展，为阵列式表面肌电的数据处理提供了很好的参考。阵列式表面肌电通过空间滤波和空间采样的方法获取肌肉的时空活动特性信息，从而有助于提取肌肉的神经支配区分布和运动单位动作电位的传播等信息[4]。如图 5-14 所示为肱二头肌在 20％MVC 静态收缩过程中，对双差分肌电信号进行双三次插值后得到的肌电图像[5]，可以明显看出神经支配区以及运动单位动作电位的传播。其中，每一个通道的表面肌电幅度大小对应肌电图像中的像素大小，这样就可以同时反映肌肉不同部位的活动信息，从而获取肌肉的时空活动特性。Ullah 等[6]通过多值滤波的方法评价了肌电图像中肌肉的解剖或几何特性（见图 5-15）。可以看出，阵列式表面肌电信号经过一定的图像处理，更易于表现不同运动单位动作电位的传播以及神经支配区分布等信息。可见，运动单位动作电位的双向传播特性对神经支配区分布以及肌纤维传导速度的评价具有重要的作用。

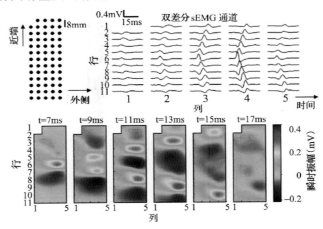

图 5-14 肱二头肌在 20％MVC 静态收缩中的肌电图像

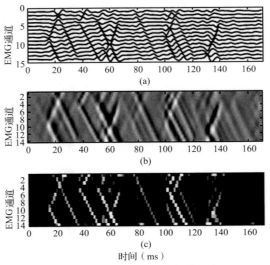

图 5-15 多值滤波肌电图像与神经支配区

阵列式表面肌电最大的一个优点就是基于阵列式表面肌电特征的肌电图像能够反映不同运动任务中肌肉的时空活动特性变化。Farina 等[7] 使用阵列式表面肌电发现上斜方肌在静态收缩中的时空活动特性变化与持续时间相关（见图 5-16）。首先，对阵列式表面肌电中所有通道的表面肌电信号求取均方根值；然后对求得的均方根值构建肌电特征图像并进行插值，同时计算阵列式表面肌电均方根值的重心随持续时间的移动变化。

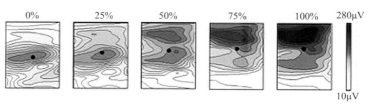

图 5-16　肌电振幅特征图像的重心变化与持续时间

Merletti 等[4] 对肌电特征图像进行了系统研究，图 5-18A 为上斜方肌分别在 20％ MVC 和 80％ MVC 持续性收缩中的肌电振幅特征图像，发现上斜方肌在不同运动强度下的空间分布相似，而且不同部位的肌电活动具有特异性，其中神经支配区处的平均整流值（ARV）最小；图 5-17B 为上斜方肌在 50％ MVC 运动强度下进行 50s 的持续性收缩过程中分别在 7s、20s、30s 和 40s 的肌电频率特征图像，发现上斜方肌在持续性收缩中不同时刻的时空活动特性相似，而且不同部位的肌电活动也具有特异性，其中神经支配区处的平均功率频率值（MNF）最大[4]。尽管相对于动态收缩，静态收缩下的 sEMG 信号更稳定，但是有研究发现，一些肌肉的神经支配区位置在不同运动强度的静态收缩条件下并非一致（见图 5-18）[2]。

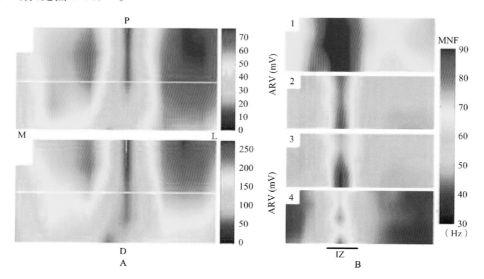

图 5-17　肌电特征图像（ARV 和 MNF）

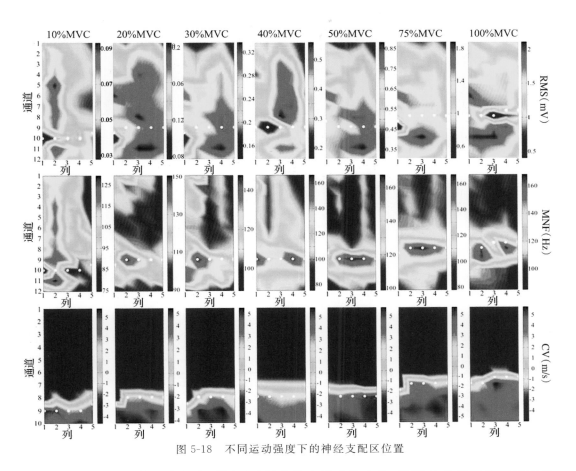

图 5-18　不同运动强度下的神经支配区位置

　　由于表面肌电信号中包含不同运动单位发出的动作电位,波形的差异不够明显而且波形叠加严重,使得仅利用传统表面肌电信号进行分解的效果不如针肌电。阵列式表面肌电信号由于包含更多的肌肉活动信息,通过连续小波变换、盲源分离以及模板匹配等方法可以分解并提取表面肌电信号中 MUAP 的波形参数、发放数目以及发放频率等信息,从而可以反映运动单位的活动模式。图 5-19 所示为拇短展肌进行等长变力收缩过程中的肌电振幅图像和运动单位的活动模式[5],随着输出力量的变化,参与活动的运动单位数量也是变化的。Farina 等[8]尝试通过卷积核补偿算法对 192 通道组成的阵列式表面肌电信号进行分解,对肌电信号中的中枢信息和外周信息进行分离并使用中枢信息直接用于假肢控制。总之,肌电特征图像在一定程度上解决了传统表面肌电在电极位置等方面的一些缺陷,基于不同特征值的肌电图像可以反映不同肌肉的活动水平和功能状态。可见,阵列式表面肌电结合各种信号处理和图像处理方法,为神经肌肉系统的功能评价提供了一种新的有效手段。

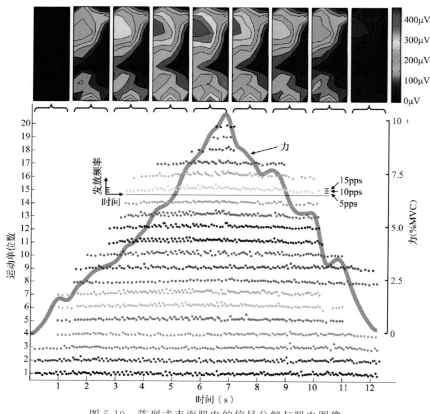

图 5-19　阵列式表面肌电的信号分解与肌电图像

二、阵列式表面肌电的应用

阵列式表面肌电可以提供关于肌肉的解剖或几何特性的相关信息,比如肌纤维长度和方向、神经支配区分布、肌腱位置等[5]。众所周知,表面肌电的采集受到表面电极与皮肤接触面积、电极间距以及电极位置等因素的影响。其中,电极位置的确定是基于肌肉的解剖或几何特性的,比如神经支配区分布、肌腱位置、肌纤维长度与方向等。在一般实验操作中,常以肌肉的肌腹处作为检测的电极位置,但该位置的定位难以通过肉眼进行准确辨别,尤其是不同受试者及不同肌肉的解剖结构与皮脂厚度等客观存在的差异性,更是增加了对肌电信号分析的干扰,而阵列式表面肌电在一定程度上可以很好地解决这个问题。

(一)反映肌肉的解剖或几何特性

神经支配区是运动单位动作电位传播的起点。有研究发现,肱二头肌的神经支配分布存在个体差异性,其中一些受试者的肱二头肌只有一条神经支配区,而另外一些受试者的肱二头肌含有相距 10～20mm 的两条神经支配区[1]。而且,即便含有相同神经支配区数目的不同受试者,其神经支配区的宽窄也不相同[9]。肱二头肌的神经支配区在等长收缩过程中还会随着力矩的增加发生大约 4.5～7.0mm 的移动,说明电极位置的放置要避开神经支配区至少 7mm[10]。尤其是在动态收缩中，由于肌肉长度的变化，会引起电极与肌纤维相对位置的改变。Nishihara 等[11]使用一种信号处理程序而非主观判断的方法检测了静态和动态收缩中的神经支配区位置，结果发现肱二头肌的神经支配区在连续性动态收缩过程中发生了移动，而且其移动主要依赖于关节角度。为了获取单个运动单位的解剖特性和生理特性，Gazzoni 等[12]使用二维阵列式表面肌电并借助连续小波变换和神经网络分别对原始肌电信号中包含的单个运动单位动作电位进行提取和分类，从中获取了神经支配区、肌纤维长度、运动单位大小等信息。此外，阵列式表面肌电在一定程度上还可以区分噪声和工频干扰的影响，检测其在神经源性因素改变情况下神经肌肉接头的变化。

虽然阵列式表面肌电可以同时提供多处肌肉活动信息，尤其可以检测到神经支配区分布以及运动单位动作电位的传播，但这与一定的肌肉解剖特性有关。Shiraishi 等[13]使用阵列式表面肌电研究斜方肌、背阔肌和竖脊肌的神经支配区分布。结果发现，斜方肌上可以看到清晰的运动单位动作电位传播和窄的神经支配区带；背阔肌上的运动单位动作电位传播没有斜方肌上的清晰，但也可以看得到神经支配区；竖脊肌由于包含不同的部分，看不到运动单位动作电位的传播，而且通过表面肌电也不能确定其神经支配区分布。因此，对神经支配区分布的确定取决于不同肌肉的运动单位动作电位的传播和神经支配区的分散情况，后者又与肌纤维分布构成的肌肉形态密切相关。在肱二头肌、股内侧肌和股外侧肌、比目鱼肌等一些肌肉中，由于肌纤维之间相对平行，所以可以使用阵列式表面肌电检测到运动单位动作电位的传播和神经支配区分布。相反，在三角肌、前臂的屈肌和伸肌、股直肌、腓肠肌等具有复杂结构的肌肉中，使用阵列式表面肌电则很难检测到运动单位动作电位的传播和神经支配区的分布，因为这些肌肉的神经支配区分布呈现复杂的结构。Beretta 等[14]使用阵列式表面肌电测试了 40 名受试者的 43 块浅层肌肉的神经支配区分布，通过运动单位动作电位和肌纤维传导速度两方面来评价表面肌电的信号质量，结果发现仅有 33 块肌肉可以获取很好的信号质量，这一结果为传统表面电极的放置提供了参考，同时说明了神经支配区对表面肌电信号采集的重要性。此外，通过阵列式表面肌电还可以研究分析电极间距和电极位置对肌电信号振幅与频率的影响[15]。如图 5-20 所示，不同位置处的表面肌电振幅和频率大小不仅与电极位置有关，还受到电极间距的影响。Rantalainen 等[16]还发现神经支配区对肱二头肌在等长收缩过程中力-电关系评价的影响。

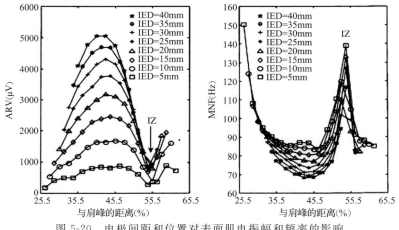

图 5-20　电极间距和位置对表面肌电振幅和频率的影响

通过阵列式表面肌电能够对不同肌肉神经支配区和信号质量进行检测,从中选择最佳的电极放置位置,从而有助于更精确地评价肌电特征的变化情况[17]。也有研究认为,由于受电极位置、参与活动的运动单位分布、肌纤维类型、皮脂厚度等因素的影响,如果表面肌电信号来自不同受试者的同一块肌肉的不同位置,肌电振幅和频率特征是不能进行比较的,但可以在相同受试者的实验设计中使用,因为这种情况下的电极位置是保持不变的[18]。

总之,肌肉的解剖或几何特性存在个体差异性,而阵列式表面肌电在检测肌肉活动的细节信息上具有很大的优势。在关于神经肌肉系统的研究中,需要根据不同研究目的和实验方案慎重考虑电极使用的类型以及放置位置,以消除不合理的电极放置位置等因素的干扰。可见,对表面肌电信号的正确解读首先要考虑肌肉的解剖或几何特性。

(二)反映肌肉的生理特性

针对一些大肌肉多通道表面肌电的采集是需要的,特别是这些肌肉的不同部分会根据任务性质,随着时间变化而选择性地获得激活[18]。使用阵列式表面肌电还可以检测参与收缩活动的运动单位的数量和平均放电频率[19]。Falla 等[20]使用针式肌电和阵列式表面肌电比较了在亚最大恒力静态收缩下,上斜方肌不同部分的运动单位的放电模式。结果发现,在收缩开始时,上斜方肌不同部分所募集的运动单位数量和放电频率就有显著性差异;在收缩过程中,斜方肌不同部分的放电频率变化也不相同。可见,上斜方肌不同部分的运动单位群放电模式存在非一致性,而这种非一致性与肌纤维和电极排列方向、神经支配区、皮脂厚度、运动负荷要求等因素有关。Holtermann 等[21]基于二维阵列式表面肌电的图像特征变化发现了肱二头肌在等长收缩过程中运动单位募集并不是随机分散的,而是呈现出不同的区域化。Troiano 等[22]使用阵列式表面肌电和主观努力程度量表对上斜方肌在等长收缩过程中的力度和疲劳程度进行了评价。结果显示,肌纤维传导速度、均方根值、平均频率和分形维度可以很好地预测持续时间,而且以所有通道肌电信号的均方根值建立的肌电特征图像之间的相关系数很高,这就说明了上斜方肌运动单位募集的时空活动特性并不受肌肉力度或者疲劳程度的影响。Gallina 等[23]研究了收缩力量、运动形式和电极位置对上斜方肌的肌电活动的空间分布变化的影响。结果发现,肌腱位置处的肌电振幅值比较小,肌电振幅特征图像的重心变化具有特异性——重心随着力量增加向尾侧移动,而随着运动任务的重复向颅侧移动。肌肉活动中电位的空间分布变化表现为对一定肌肉力量和运动任务的适应,而且这种变化还表现出被试特异性。Piitulainen 等[24]对肱二头肌在最大等长收缩和动态收缩下的肌电表现进行了比较,发现在最大自主收缩下肌电振幅和肌纤维传导速度的差异。这说明在不同类型的最大自主收缩下,运动单位的控制策略是不同的。因此,肌肉的时空活动特性以及运动单位的控制策略还有待进一步研究,而以不同肌电信号特征为数据建立的肌电图像更可能提供丰富的肌肉收缩特性的信息。

基于它的优势,阵列式表面肌电已经成为很多基础和应用研究的一个有效工具[18,25]。尤其是根据神经肌肉系统的解剖或几何特性和生理特性,阵列式表面肌电可以对神经肌肉系统功能进行更准确的评价。特别是在体育科学中,阵列式表面肌电适用于运动生理学、运动生物力学等方向的很多研究。比如,肌纤维传导速度就可以反映肌纤维组成比例和运动性肌肉疲劳程度。Stewart 等[26]测量了 30s Wingate 无氧测试中股外侧肌的肌纤维传导速度,结果发现肌电信号的平均整流值并没有发生显著改变,但其平均功率频率、输出功率和肌纤维传导速度却出现下降。肌纤维传导速度的下降在一定程度上反映了肌纤维膜特性的改变,再结合保持不变的平均整流值也表明了疲劳的运动单位的去募集和放电频率的下降。Cescon 等[27]还采用短期卧床实验,模拟研究太空飞行时失重状态对腿部肌肉生理特性的影响,采集了 20%MVC 等长自主收缩下股内侧肌、股外侧肌和胫骨前肌的阵列式表面肌电,并使用分解算法从中提取出运动单位的动作电位。结果发现,与实验前相比,腿部肌肉中运动单位的传导速度下降了 10%,而振幅度和频率特征指标没有显著性变化,这说明短期起床会降低腿部肌肉中运动单位的传导速度。这些研究都显示了阵列式表面肌电在体育科学领域的应用前景。

除体育科学领域外,阵列式表面肌电还适用于医学的相关领域。在康复医学中,表面肌电常常被应用于肌肉力量的检测,因为表面肌电在一定程度上可以反映肌肉活动中肌肉力量水平等信息。常见的指标有 iEMG、AEMG、RMS、MPF 以及 MF 等,而这些指标都受皮脂厚度、电极放置位置以及电极间距等因素的影响。有研究发现,上斜方肌的神经支配区和肌腱位置处的表面肌电表现为低振幅和高频率的特点,而且不同的电极放置位置和电极间距下的表面肌电的幅度和频率特征都表现出一定的规律[15]。在实际应用中,研究人员或康复科医生由于大部分使用传统表面肌电,常常忽略了这一点。特别是在干预研究中,干预前后的电极放置位置和电极间距的微小差异都很可能得出错误的研究结果,而阵列式表面肌电可以定量分析电极放置位置和电极间距对表面肌电特征值的影响,在一定程度上可以避免上述现象的发生,这样就提高了表面肌电检测结果的可重复性和准确性。比如,Kallenberg 等[28]对慢性颈肩疼痛患者在低水平运动强度下等长收缩所诱发的肌肉疲劳程度进行了研究。结果发现,相对于健康对照组,患者组疼痛侧上斜方肌在肌肉疲劳过程中的中位频率和肌纤维传导速度不变或者出现轻微的下降,这可能是由患者上斜方肌高阈值运动单位的额外募集引起的。对于一些肢体残疾的患者来说,移植是一个很好的选择。移植手肌纤维在术后一段时间内并不能接受神经支配,这样长时间的不活动可能影响移植手的肌纤维的电生理特性。Farina 等[29]使用阵列式表面肌电对手术 23 个月内移植手小指展肌的肌纤维的电生理特性进行了评价,结果发现,几个月后可以检测到小指展肌的肌纤维传导速度而且依赖于运动单位的放电率,这与健康人的情形一样。肌痛是一种全身多发性酸痛症。有研究发现肌痛患者的肌纤维膜特性表现异常,表现为抗疲劳性和比较高的肌纤维传导速度[30]。Watanabe 等[31]研究了 2 型糖尿病患者组和对照组的股外侧肌在动态收缩和静态收缩中的肌电表现,使用卷积核补偿算法对采集于股外侧肌的阵列式表面肌电进行分解,从中提取出运动单位的放电模式。结果发现,在斜坡收缩中,糖尿病患者组的股外侧肌运动单位的放电调节显著减弱;而在静态收缩后期,糖尿病患者组的股外侧肌运动单位的放电率显著增加。这可能是由于神经肌肉系统的损伤影响了运动单位的放电模式。Butugan 等[32]对不同时期的糖尿病神经病变患者在最大自主等长收缩过程中的肌电表现进行了比较,研究记录了股二头肌、股外侧肌、胫骨前肌和内侧腓肠肌的阵列式表面肌电。结果发现,中等程度的糖尿病神经病变患者股外侧肌的肌纤维传导速度出现显著下降,而所有糖尿病神经病变患者的胫骨前肌的肌纤维传导速度呈现显著下降。由于除了肌肉的解剖结构外,肌纤维组成比例也可以影响肌纤维传导速度。其中,含有Ⅰ型肌纤维较多的胫骨前肌在早期就受到了影响,而含有Ⅱ型肌纤维较多的股外侧肌则在后期受到影响。下肢的不同肌肉对糖尿病神经病变表现为不同的反应,而且随着病变发展,肌纤维传导速度会下降。Ab-boud 等[33]研究分析了慢性非特异性腰痛患者组和对照组的竖脊肌对肌肉疲劳的适应性反应。结果发现,随着肌肉疲劳的增加,两组竖脊肌的运动变异也增加,而且对照组增加更为明显。这说明,慢性非特异性腰痛患者的肌肉募集在持续性等长收缩过程中发生了改变,从而使得肌肉内部和肌肉之间运动单位的运动控制发生变异。可见,阵列式表面肌电可广泛应用于医学相关领域研究。

人机工效学是表面肌电应用的一个重要研究领域。比如,对键盘和鼠标的不正确使用可造成颈部和肩部肌肉的疼痛及损伤。如图 5-21 所示,一个右利手受试者在三种不同高度的椅子高度上(1 代表较低,2 代表恰好,3 代表较高)分别进行键盘打字任务(见图 5-21A)和鼠标点击任务(见图 5-21B),同时采集左右两侧斜方肌的表面肌电信号。结果显示,较低和较高的椅子高度都会使双侧上斜方肌的活动增加,而且右侧上斜方肌比左侧上斜方肌的活动强度要大些。此外,当椅子高度较高时,右侧中斜方肌也开始活动。可见,表面肌电用于评价人在工作过程中的活动状态是有科学依据的,改善工作台高度或者纠正人们不正确的工作方式,可以避免肌肉的超负荷工作以及减少相应的疼痛和损伤。

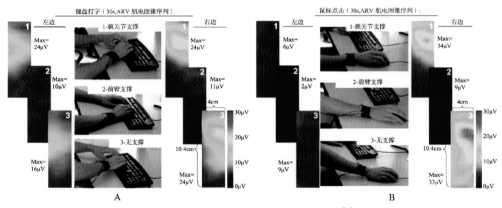

图 5-21 不同椅子高度与斜方肌活动[4]

阵列式表面肌电结合其他一些技术手段,也将会成为未来神经肌肉系统研究的趋势。比如,不正确的颈部和肩部姿势会引起慢性颈痛。Gaffney 等[34]使用阵列式表面肌电和三维高速摄像系统研究分析了斜方肌活动与不同颈部和肩部姿势之间的联系。该研究使用 8 个摄像机记录了不同姿势下的上肢、颈部、肩部和胸部 25 个点的活动变化,同时使用两块阵列式表面电极记录斜方肌不同部分的肌电活动。结果发现,不同的颈部和肩部姿势与斜方肌不同部分的活动相对应,结果还表明应尽量避免斜方肌的长时间静态负荷,对斜方肌不同部分的选择性激活有助于改善颈部和肩部姿势,从而减少由于斜方肌过度活动造成的疼痛和损伤。另外,与颈部姿势相比,肩部姿势与斜方肌活动的相关性更高。可见,先进技术的融合可以产生更精确的实验结果。总之,阵列式表面肌电在评价肌纤维传导速度、神经支配区以及肌肉的时空活动特性方面具有一定的优势，可以广泛应用于体育科学、康复医学以及人机工效学等领域。

参考文献

［1］Masuda T，Miyano H，Sadoyama T. The position of innervation zones in the biceps brachii investigated by surface electromyography［J］. IEEE Trans Biomed Eng，1985，32(1):36-42.

［2］Piitulainen H，Rantalainen T，Linnamo V，et al. Innervation zone shift at different levels of isometric contraction in the biceps brachii muscle［J］. J Electromyogr Kinesiol，2009，19(4):667-675.

［3］Beck T W，Defreitas J M，Stock M S. Accuracy of three different techniques for automatically estimating innervation zone location［J］. Comput Methods Prog Biomed，2012，105(1):13-21.

［4］Merletti R，Holobar A，Farina D. Analysis of motor units with high-density surface electromyography［J］. J Electromyogr Kinesiol，2008，18(6):879-890.

［5］Barbero M，Merletti R，Rainoldi A. Atlas of Muscle Innervation Zones［M］. Milan：Springer，2012.

［6］Ullah K，Afsharipour B，Merletti R. EMG Topographic Image Enhancement Using Multi Scale Filtering［M］. Switzerland：Springer，2014.

［7］Farina D，Leclerc F，Arendt N L，et al. The change in spatial distribution of upper trapezius muscle activity is correlated to contraction duration［J］. J Electromyogr Kinesiol，2008，18(1):16-25.

［8］Farina D，Ning J，Rehbaum H，et al. The extraction of neural information from the surface EMG for the control of upper-limb prostheses：Emerging avenues and challenges［J］. Neural Systems Rehabil Eng，2014，22(4):797-809.

［9］Defreitas J M，Costa P B，Ryan E D，et al. Innervation zone location of the biceps brachii：A comparison between genders and correlation with anthropometric measurements［J］. J Electromyogr Kinesiol，2010，20(1):76-80.

［10］Defreitas J M，Costa P B，Ryan E D，et al. An examination of innervation zone movement with increases in isometric torque production［J］. Clin Neurophysiol，2008，119(12):2795-2799.

［11］Nishihara K，Kawai H，Chiba Y，et al. Investigation of innervation zone shift with continuous dynamic muscle contraction［J］. Comput Math Methods Med，2013，20(13):1-7.

［12］Gazzoni M，Farina D，Merletti R. A new method for the extraction and classification of single motor unit action potentials from surface EMG signals［J］. J Neurosci

Meth，2004，136（2）：165-177.

[13]Shiraishi M，Masuda T，Sadoyama T，et al. Innervation zones in the back muscles investigated by multichannel surface EMG［J］. J Electromyogr Kinesiol，1995，5（3）：161-167.

[14]Beretta P M，Rainoldi A，Heitz C，et al. Innervation zone locations in 43 superficial muscles：Toward a standardization of electrode positioning［J］. Muscle Nerve，2014，49（3）：413-421.

[15]Farina D，Madeleine P，Graven N T，et al. Standarising surface electromyogram recordings for assessment of activity and fatigue in the human upper trapezius muscle［J］. Eur J Appl Physiol，2002，86（6）：469-478.

[16]Rantalainen T，Ktodowski A，Piitulainen H. Effect of innervation zones in estimating biceps brachii force-EMG relationship during isometric contraction［J］. J Electromyogr Kinesiol，2012，22（1）：80-87.

[17]Rainoldi A，Melchiorri G，Caruso I. A method for positioning electrodes during surface EMG recordings in lower limb muscles［J］. J Neurosci Meth，2004，134（1）：37-43.

[18]Merletti R，Botter A，Cescon C，et al. Advances in surface EMG：Recent progress in clinical research applications［J］. Crit Rev Biomed Eng，2010，38（4）：347-379.

[19]Holobar A，Zazula D. Correlation-based decomposition of surface electromyograms at low contraction forces［J］. Med Biol Eng Comput，2004，42（4）：487-495.

[20]Falla D，Farina D. Motor units in cranial and caudal regions of the upper trapezius muscle have different discharge rates during brief static contractions［J］. Acta Physiologica，2008，192（4）：551-558.

[21]Holtermann A，Roeleveld K，Karlsson J S. Inhomogeneities in muscle activation reveal motor unit recruitment［J］. J Electromyogr Kinesiol，2005，15（2）：131-137.

[22]Troiano A，Naddeo F，Sosso E，et al. Assessment of force and fatigue in isometric contractions of the upper trapezius muscle by surface EMG signal and perceived exertion scale［J］. Gait Posture，2008，28（2）：179-186.

[23]Gallina A，Merletti R，Gazzoni M. Uneven spatial distribution of surface EMG：what does it mean? ［J］. Eur J App Physiol，2013，113（4）：887-894.

[24]Piitulainen H，Botter A，Merletti R，et al. Multi-channel electromyography during maximal isometric and dynamic contractions［J］. J Electromyogr Kinesiol，2013，23（2）：302-310.

[25]Drost G，Stegeman D F，van Engelen B M，et al. Clinical applications of high-density surface EMG：A systematic review［J］. J Electromyogr Kinesiol，2006，16（6）：586-602.

[26]Stewart D，Farina D，Shen C，et al. Muscle fibre conduction velocity during a 30s Wingate anaerobic test［J］. J Electromyogr Kinesiol，2011，21（3）：418-422.

[27]Cescon C，Gazzoni M. Short term bed-rest reduces conduction velocity of individual motor units in leg muscles[J]. J Electromyogr Kinesiol，2010，20(5)：860-867.

[28]Kallenberg L C，Schulte E，Disselhorst K C，et al. Myoelectric manifestations of fatigue at low contraction levels in subjects with and without chronic pain[J]. J Electromyogr Kinesiol，2007，17(3)：264-274.

[29]Farina D，Lanzetta M，Falla D. Assessment of the electrophysiological properties of the muscle fibers of a transplanted hand[J]. Transplantation，2011，92(11)：1202-1207.

[30]Klaver E G，Rasker J J，Henriquez N R，et al. Muscle fiber velocity and electromyographic signs of fatigue in fibromyalgia[J]. Muscle Nerve，2012，46(5)：738-745.

[31]Watanabe K，Gazzoni M，Holobar A，et al. Motor unit firing pattern of vastus lateralis muscle in type 2 diabetes mellitus patients[J]. Muscle Nerve，2013，48(5)：806-813.

[32]Butugan M K，Sartor C D，Watari R，et al. Multichannel EMG-based estimation of fiber conduction velocity during isometric contraction of patients with different stages of diabetic neuropathy[J]. J Electromyogr Kinesiol，2014，24(4)：465-472.

[33]Abboud J，Nougarou F，Pagé I，et al. Trunk motor variability in patients with non-specific chronic low back pain[J]. Eur J Appl Physiol，2014，114(12)：2645-2654.

[34]Gaffney B M，Maluf K S，Curran-Everett D，et al. Associations between cervical and scapular posture and the spatial distribution of trapezius muscle activity[J]. J Electromyogr Kinesiol，2014，24(4)：542-549.

第五节　肌纤维传导速度和临床评价

一、肌纤维传导速度

肌纤维传导速度(Muscle fiber conduction velocity，MFCV)是指神经肌肉接头处所引发的动作电位沿肌纤维传播的速度。MFCV能够反映肌纤维膜的特性以及神经肌肉系统在病理、疲劳、疼痛以及训练下的变化，是一种非常重要的生理学参数，被广泛应用于神经肌肉系统的基础研究、临床诊断、康复工程及运动医学等领域[1,2]。在动作电位沿着肌纤维传播的过程中，由于受到各种干扰因素的影响，使得动作电位波形的变异程度较高，这不利于精确获取动作电位的波形信息，从而影响MFCV的准确测定。

二、肌纤维传导速度的测定

人们一开始使用针电极进行MFCV的测定，但针电极存在侵入性等方面的缺陷。

95

后来,研究者们开始使用传统表面电极并通过频域分析和时域分析等方法测定 MFCV。传统表面肌电由于本身存在的局限性,在一定程度上并不能对 MFCV 进行准确的测定。阵列式表面肌电的诞生,尤其是二维阵列式表面肌电(高密度表面肌电)改善了传统表面肌电自身的一些局限性。关于使用表面肌电进行 MFCV 测定的具体方法,Farina 等[1]进行了系统研究。MFCV 测定的方法可以分为三类:第一类是针对单通道表面肌电的 MFCV 测定方法,这些方法根据信号频率变化特征来进行 MFCV 的评价,比如谱坑法、自相关方法等;第二类是针对双通道表面肌电的 MFCV 测定方法,这些方法以电极排列方向与肌纤维方向一致为基础,包括相差分析方法、互相关方法以及频谱匹配方法等;第三类是针对多通道表面肌电的 MFCV 测定方法,这类方法主要通过参数优化来获取 MFCV 测定信息,比如最大似然估计方法等。其中,通过谱坑法和频谱匹配方法所获得的 MFCV 误差较大;相差分析方法对噪声的敏感度较大;最大似然估计方法建立于信号之间的延迟量为定值的假设上,从而在一定程度上限制了该方法的应用。互相关方法具有计算复杂度较低的特点,可以满足实时测量的需要,而且互相关方法受时间分辨率的限制也可以通过重采样的方法来弥补,还可以灵活方便地测量动作电位在不同电极上的延时情况,为考察动作电位传导速度沿肌纤维的传播变化提供了帮助。所以,这里主要介绍采用互相关方法来进行 MFCV 的测定。

根据表面肌电信号的产生机制,动作电位是沿着肌纤维从神经支配区向两边的肌腱位置传播的,表面肌电的采集也常常要求电极排列方向与肌纤维方向一致,但是在表面肌电的实际采集过程中很难保证这一点。利用互相关方法可以描述两通道表面肌电之间波形的相似程度,如果两通道表面肌电的电极排列与肌纤维方向一致,那么计算的动作电位的变异程度将为最小,而互相关系数将为最大。所以,互相关方法在一定程度上能够描述电极排列与肌纤维方向的一致程度。

互相关方法是一种经典的时延估计方法。假设有两个随机信号序列 $x(t)$ 和 $y(t)$,它们是在信号基础上叠加为高斯噪声得到的,并满足下列公式:

$$\begin{cases} x(t) = s(t) + n(t) \\ y(t) = s(t-T) + v(t) \end{cases}$$

其中,$n(t)$ 和 $v(t)$ 均表示高斯随机噪声,且噪声与信号之间是统计独立的,参数 T 表示 $x(t)$ 和 $y(t)$ 之间的延迟时间。通过调整时延值寻求 $x(t)$ 和 $y(t)$ 的相似性。当时延值恰好为 T 时,这两个信号就会产生最佳匹配,相应地,两通道信号之间互相关系数的最大值对应的时间值就可作为它们的时延值,再根据两通道之间的距离就可以计算出动作电位的传导速度。

三、临床评价

阵列式表面肌电一开始也用于肌纤维传导速度的测量,而且影响肌纤维传导速度的因素有很多。肌纤维传导速度除了与肌纤维类型有关外,还受到诸如收缩力量、收缩速度等因素的影响。Sadoyama 等[3]使用一维阵列式表面肌电对肱二头肌在持续性等长收缩中的肌纤维传导速度与频率特征的关系进行了探索。研究发现,肌纤维传导速度和平均频率在三种不同运动负荷的起始段存在微小的差异，随着持续性收缩呈现出不同斜率的下降趋势。在持续性收缩中，肌纤维传导速度的下降可能是由与慢肌纤维相关的新运动单位的募集和（或）由于疲劳引起的与快肌纤维相关的运动单位的去募集造成的。肌纤维传导速度与频率特征并不是一种单一的关系，还受其他因素影响。在力量增加的收缩中，由于具有高运动单位传导速度的大运动单位的募集，使得平均肌纤维传导速度增加[4]，而且力量与肌纤维传导速度的这种关系在持续性收缩过程中是模糊的，因为肌纤维传导速度在持续性收缩中会随时间变化呈现下降趋势[5]。神经支配区作为肌肉的一个重要解剖特性，可以反映肌肉的不同收缩活动状态。神经支配区不仅在动态收缩中会移动，在静态收缩中也会发生变化。Pittulainen 等[6]使用二维阵列式表面肌电研究了肱二头肌在不同运动强度下的等长收缩情况。结果发现，分别以均方根值、平均频率和肌纤维传导速度建立的肌电特征图像均表现出肱二头肌的神经支配区的移动。可见，阵列式表面肌电可以比传统表面肌电提供更多的信息。

因为绝大多数肌肉包括两种肌纤维——快肌纤维和慢肌纤维，快肌纤维易于疲劳，而慢肌纤维具有抗疲劳性，所以由不同肌纤维组成比例的肌肉在不同运动形式下会有不同的肌电表现。Sadoyama 等[7]研究了 19 名田径运动员（12 名短跑运动员和 7 名长跑运动员）股外侧肌中肌纤维组成比例与肌纤维传导速度的关系。该研究通过穿刺活检的方法确定股外侧肌肌纤维组成比例，同时使用阵列式表面肌电计算肌纤维传导速度。结果发现，股外侧肌的快肌纤维组成比例不同，相对于长跑运动员，短跑运动员股外侧肌的快肌纤维组成比例较高；肌纤维传导速度也不同；而且肌纤维传导速度与快肌纤维组成比例呈显著的线性相关。也有研究发现，长时间使用身体单侧肌肉所形成的单侧优势化会导致优势侧肌肉慢肌纤维的比例增加[8]。这些结果都表明可以使用阵列式表面肌电测量的肌纤维传导速度来间接地评估肌纤维组成比例。尤其是在体育科学研究中，很有必要了解运动员相关肌肉的肌纤维组成比例以及抗疲劳性。Rainoldi 等[9]对短跑运动员和长跑运动员的股外侧肌和股内侧肌在恒力等长疲劳收缩过程中的肌电表现进行了比较，发现了两类运动员由于股外侧肌和股内侧肌的肌纤维组成比例不同所表现的差异，凸显了阵列式表面肌电相对于穿刺活检和组织化学分析的优越性。可见，阵列式表面肌电由于其非损伤性以及肌纤维传导速度与肌纤维组成比例的关系，可以应用于运动员选材、运动训练以及运动康复等领域。

总之，阵列式表面肌电结合了传统表面肌电和针式肌电两者的优势，可以测定肌肉不同部分的 MFCV 分布，从而可以更准确地反映肌纤维膜的特性以及运动单位的控制策略等信息。此外，对 MFCV 的测定方法还有待进一步研究。

参考文献

[1]Farina D. Methods for estimating muscle fibre conduction velocity from surface electromyographic signals[J]. Med Biol Eng Comput,2004,42(4):432-445.

[2]梁政,杨基海,叶硃,等. 基于高阶谱的肌纤维传导速度谱坑法检测[J].北京生物医学工程,2004,8(2):127-131.

[3]Sadoyama T，Masuda T，Miyano H. Relationships between muscle fibre conduction velocity and frequency parameters of surface EMG during sustained contraction[J]. Eur J App Physiol Occup Physiol,1983,51(2):247-256.

[4]Masuda T，De Luca C J. Recruitment threshold and muscle fiber conduction velocity of single motor units[J]. J Electromyogr Kinesiol,1991,1(2):116-123.

[5]Masuda T，Sadoyama T，Shiraishi M. Dependence of average muscle fibre conduction velocity on voluntary contraction force[J]. J Electromyogr Kinesiol,1996,6(4):267-276.

[6]Piitulainen H，Rantalainen T，Linnamo V，et al. Innervation zone shift at different levels of isometric contraction in the biceps brachii muscle[J]. J Electromyogr Kinesiol,2009,19(4):667-675.

[7]Sadoyama T，Masuda T，Miyata H，et al. Fibre conduction velocity and fibre composition in human vastus lateralis[J]. Eur J Appl Physiol Occup Physiol,1988,57(6):767-771.

[8]Farina D，Kallenberg L C，Merletti R，et al. Effect of side dominance on myoelectric manifestations of muscle fatigue in the human upper trapezius muscle[J]. Eur J Appl Physiol,2003,90(5-6):480-488.

[9]Rainoldi A，Gazzoni M，Melchiorri G. Differences in myoelectric manifestations of fatigue in sprinters and long distance runners[J]. Physiol Meas,2008,29(3):331-340.

第三篇

表面肌电检查技术应用研究

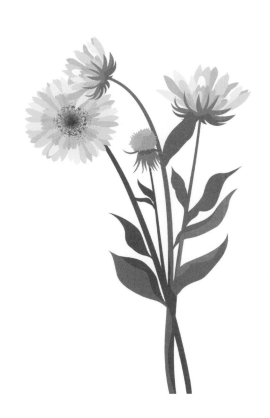

第六章

神经系统疾病

第一节　脑卒中

一、概　述

(一)脑卒中的定义

脑卒中亦称脑血管意外,是指突然发生的、由于脑部血管突然破裂或因血管阻塞造成血液循环障碍而引起的局限性或全脑功能障碍,持续时间超过 24h 或引起死亡的临床综合征。脑卒中包括脑梗死、脑出血和蛛网膜下腔出血。脑梗死又包括脑血栓形成、脑栓塞和有神经系统定位体征的腔隙性脑梗死,不包括短暂性脑缺血发作和无症状性脑梗死。

(二)脑卒中的临床表现

根据发生脑卒中时脑损伤的部位、大小和性质的不同,其临床表现可以分为:①感觉和运动功能障碍,表现为偏身感觉(浅感觉和深感觉)障碍、偏身运动障碍(偏瘫)和一侧视野缺失(偏盲);②交流功能障碍,表现为失语和构音障碍等;③认知功能障碍,表现为记忆障碍、注意障碍、思维障碍和失认等;④心理障碍,表现为焦虑和抑郁等;⑤其他功能障碍,如吞咽困难、大小便失控和性功能障碍等。按照世界卫生组织(WHO)"国际功能、残疾和健康分类"(ICF)的标准,可将脑卒中患者功能受损的程度分为三个水平,即身体结构与功能的损伤、活动受限(指日常生活活动能力受限)和参与受限(指社会生活活动能力受限)。

（三）脑卒中的流行病学

据统计，全世界脑卒中的年平均发病率约为 200/10 万。21 世纪的最新统计数据表明，平均每 12 秒就有一位脑卒中新发病者。我国为脑卒中高发国家，城市居民的脑卒中平均年发病率为 219/10 万，农村居民脑卒中平均年发病率为 185/10 万。我国每年有 200 万新发脑卒中病例，与世界平均发病率相比属于偏高的国家。另外，我国脑卒中复发率达 40%。

脑卒中为人类三大主要死亡原因之一。日本曾报道，1962 年以前脑卒中占人类死因的第一位，1982 年以后则占第二位；而在美国、加拿大、古巴等国占第三位。以我国城市人口计算，1975—1982 年，因脑卒中死亡的人数占死因第一位，1983 年以后占死因的第二位。国内每年有 150 万～200 万人死于脑卒中，平均每 21 秒就有一人死于脑卒中。

脑卒中是一种致残率很高的疾病。据报道，在生存下来的脑卒中患者中，75% 的患者有不同程度的残疾，70% 以上的存活者有不同程度的功能障碍，而其中有 40% 为重度残疾。

经流行病学调查表明，一些因素（如高血压、冠心病、糖尿病、高脂血症、遗传、年龄、吸烟、饮酒、肥胖等）与脑卒中的发生密切相关，是导致脑卒中的危险因素，再加上一些诱发因素，如情绪的急剧变化，这些都可以成为脑卒中的发病基础。这些因素中有一些是无法干预的，如年龄、遗传等；另一些是可以干预的，如血压、血糖、血脂、吸烟、饮酒、情绪、体力活动等。如果能对可以干预的这些因素予以及时、有效的干预，则脑卒中的发病率、复发率以及死亡率就能得到显著降低。

（四）脑卒中的病因

许多全身性血管病变、局部脑血管病变及血液系统病变均与脑卒中的发生有关，其病因可以是单一的，亦可是由多种病因联合所致的。脑卒中的发生取决于血管因素、血液因素和血流因素。通常是在血管病变的基础上，由于血液成分和血流动力学的改变导致脑卒中的发生。

血管因素是脑卒中发生的基础。在血管壁病变的因素中，以高血压性动脉硬化和动脉粥样硬化所致的血管损害最为常见，其次为结核、梅毒、结缔组织病变和钩端螺旋体病等多种病因所致的动脉炎，以及先天性血管病（如动脉瘤、血管畸形和先天性狭窄）和各种原因所致的血管损伤，此外，也包括药物、毒物、恶性肿瘤等所致的血管损害。

血液成分和血液流变学的改变包括各种原因所致的高黏血症（如脱水、红细胞增多症、高纤维蛋白原血症和白血病等），以及凝血机制异常（特别是应用抗凝剂、服用避孕药物和弥漫性血管内凝血等）。

血压的改变是影响脑局部血流量的重要因素。心脏病和血压改变（如高血压、低血压或血压的急骤波动），以及心功能障碍、传导阻滞、风湿性或非风湿性瓣膜病、心肌病及心律失常，特别是心房纤颤等均可导致脑卒中的发生。

其他病因包括空气、脂肪、癌细胞和寄生虫等栓子，脑血管受压，外伤，痉挛等。部分脑卒中患者的病因不明。

(五)脑动脉血液供应、脑血液循环调节及病理生理

脑动脉血液供应主要来自两个系统,即颈动脉系统和椎-基底动脉系统。颈动脉系统包括颈内动脉、大脑前动脉、大脑中动脉,该系统供应大脑半球的前 3/5 部分的血液。椎-基底动脉系统供应大脑半球的前 2/5 部分的血液。两侧椎动脉在桥脑底部互相汇合成基底动脉,自基底动脉分出多个分支,供应脑干和小脑的血液,最后在脑底分出大脑后动脉。两侧大脑前动脉由前交通动脉连接,同侧的大脑中动脉和大脑后动脉由后交通动脉连接,形成脑底动脉环(或称 Willis 环),由于两组动脉供应大脑的结构和功能各异,因此,当出现出血或缺血病变时,其临床表现也有所不同。

正常人脑的重量约为 1400g,占体重的 2%,而脑的耗氧量为 3.0~3.8mL/min,占集体总耗氧量的 20%,灰质耗氧量为白质的 3~5 倍。当发生脑缺氧 5min 时,大脑皮质细胞开始死亡。正常每 100g 脑组织血流量为 54~65mL/min。当每 100g 脑组织供血 <20mL/min 时,脑组织出现不可逆性坏死。脑组织的能量来源主要依靠糖代谢,它几乎没有能量物质的贮存,因此,当血压过低、血液量过少或血糖不足、会出现乏力、意识不清或昏迷等临床表现,甚至会导致死亡。

当发生脑缺血时,脑组织处于低氧或无氧代谢状态,在 ATP 生成减少的同时,机体会产生大量乳酸,使缺血区域脑组织内的氧和能量物质迅速耗竭,由于酸性物质的增多及该区出现的 CO_2 性麻痹会导致血管扩张。脑血管扩张药能引起正常的脑血管扩张,当发生在缺血区可能发生血管收缩,出现脑内盗血现象。无氧代谢产生的大量酸性代谢产物,会引起组织出现酸中毒,导致毛细血管扩张,血脑屏障受到破坏,进而产生渗透性脑水肿。因此,对脑缺血患者开展早期诊断、早期治疗,积极改善缺氧、缺血及病灶周围的滴管瘤状态,这对阻断或减缓以上病程有重要的临床意义。

二、表面肌电图的研究现状

表面肌电图(Surface electromyography,sEMG)是一种非创伤性检查方法,是神经肌肉系统进行随意性和非随意收缩活动时的生物电变化经表面电极引导、放大、显示和记录所获得的一组电压时间序列信号。

(一)表面肌电图分析的常用指标

sEMG 常用的分析指标有积分肌电值(Integrate electromyography,iEMG)、平均肌电值(Average electromyography,AEMG)、均方根值(Root mean square,RMS)、平均功率频率(Mean power frequency,MPF)、中位频率(Median frequency,MF)等。其中前三者属于时域指标,后两者属于频域指标。与时域指标相比,频域指标因变异较小而更具有优势[1]。

iEMG 反映的是一定时间内肌肉参与活动的运动单位的放电总量,即在时间不变的前提下其值的大小在一定程度上反映了参加工作的运动单位的数量多少和每个运动单位的放电大小,体现肌肉在单位时间内的收缩特性[2,3]。Onishi 等[4]对 iEMG 与肌力和

肌张力的关系研究表明：肌肉进行随意静力收缩时，表面电极测定的 iEMG 与肌力及肌张力在一定程度上呈正相关。AEMG 是指一段时间内瞬间肌电图振幅的平均值，是反映 sEMG 信号振幅变化的特征性指标，其变化主要反映肌肉活动时运动单位激活的数量、参与活动的运动单位的类型以及其同步化程度，与不同肌肉负荷强度条件下的中枢控制功能有关[5]。RMS 是指一段时间内瞬间肌电图振幅平方的平均平方根，是放电有效值，取决于肌肉负荷性因素和肌肉本身的生理、生化过程之间的内在联系，AEMG 和 RMS 的意义基本相同。同步收缩率（Co-contraction ratio，CCR）是指拮抗肌 iEMG/（主动肌 iEMG＋拮抗肌 iEMG）所得的数值，该比值反映的是拮抗肌在主动收缩过程中所占比例的多少。sEMG 被认为是评定 CCR 较为理想和可信的方法[6]。已有研究证实，CR 增加是脑卒中患者普遍存在的现象[7]。Choi 的研究指出，CR 可以作为定量评定患者患侧肢体肌张力变化状况的参数[8]。

MPF 是反映信号频率特征的生物物理指标，其高低与外周运动单位动作电位的传导速度、参与活动的运动单位类型以及其同步化程度有关[9]。MF 是指骨骼肌收缩过程中肌纤维放电频率的中间值，在正常情况下，人体不同部位骨骼肌之间的 MF 值高低差异较大，主要受肌肉组织中的快肌纤维和慢肌纤维的组成比例的影响，即快肌纤维兴奋的主要表现为高频放电，慢肌纤维则以低频电位活动为主[10]。MPF 和 MF 都属于频域分析的指标，是临床上用于判别肌肉活动时的疲劳度常用指标[11]。由于表面肌电的快速傅立叶转换（Fost Fourier transform，FFT）频谱图曲线并非呈典型的正态分布，故从统计学角度而言，MF 刻画的频谱特征的变化要优于 MPF，但在具体研究中发现，应用 MPF 来评价肌肉活动状态和功能状态时，其敏感性优于 MF。MPF 和 MF 在反映肌肉功能水平的差异方面具有良好的特异性和敏感性。相关研究发现，无论肌肉是处于静态还是动态，随着肌肉疲劳的发生及发展，都会出现肌电频谱左移的现象，即频谱的 MPF 和 MF 值下降[12]，但各种肌肉在负荷形式下的肌肉收缩力或输出功率的变化与频域指标（如 MPF、MF）之间的关系尚未彻底明确[13]。

（二）表面肌电图在脑卒中康复中的应用

脑卒中患者神经肌肉功能状态及其康复效果评价，是目前康复医学基础研究和临床应用的重要问题[14]。长期以来一直使用的肌力分级评价、肌肉力量检测和肌肉痉挛度检测等方法，由于检测效度的主观性、检测结果难以精确定量，以及检测仪器昂贵等原因而使其普遍受到质疑和限制[10]。而 sEMG 信号分析能够在一定程度上反映运动单位募集和同步化等中枢控制因素以及肌肉兴奋传导速度等外周因素的共同作用[15]。由于这些因素与脑卒中偏瘫状态的机体中枢神经控制功能障碍密切相关，故采用 sEMG 信号分析技术研究脑卒中偏瘫患者神经控制机制[16]、患肢肌肉神经功能状态、指导康复治疗以及康复疗效评价等，已经成为康复医学研究的一个重要领域[17,18]。

1.脑卒中后运动障碍分析

脑卒中患者的肢体失去了上运动神经元的控制，大脑皮质下的运动抑制效应得以释放，从而出现肢体肌张力增高、肌力下降等临床症状，严重影响患者的平衡功能及日常生活能力。肌电信号的变化与中枢控制及肌肉本身的生理过程联系密切。通过将皮肤（表面)电极放置在目标肌肉表面,并同时对单块或一组、多组肌肉集合性肌电活动予以记录,采集肌肉活动/动作(等张、等长、等速)时的肌电信号以对神经肌肉功能作定量和定性分析,进而可推测神经肌肉的病变特行性。sEMG 反映支配肌肉运动的神经电生理信号。通过 sEMG,可对肌肉功能状态、肌力变化水平进定量分析。sEMG 的临床应用价值已涉及偏瘫患者肌力、肌张力等诸多领域的评定。主动肌与拮抗肌之间的协同收缩是维持肢体姿势稳定性的必要条件,通过利用 sEMG 技术在脑卒中患者等张肌肉收缩中的研究,可以了解主动肌和拮抗肌在动作控制过程中的活动情况。

早期有学者观察到,轻度偏瘫或处于恢复期的脑卒中患者在肘关节屈、伸最大等长收缩过程中,屈肘时,健侧主动肌肱二头肌 iEMG 明显大于患侧,健、患侧肱三头肌 iEMG 差异无统计学意义;而伸肘时,iEMG 拮抗肌患侧肱二头肌 iEMG 明显大于健侧,健侧肱三头肌 iEMG 大于患侧[10]。利用 CCR 指标证实脑卒中偏瘫患者上肢肌肉痉挛以屈肌为主(这与脑卒中偏瘫患者的临床表现相符),也提示脑卒中后偏瘫上肢的康复治疗应以增强伸肌侧肌力和抑制拮抗肌同步收缩为主。

孙栋等[19]的研究结果显示,患者在最大等长收缩状态下,膝伸展时,其健侧主动肌(股直肌)的 iEMG 大于患侧,而拮抗肌(股二头肌)的健、患侧 iEMG 比较,差异无显著性意义;膝屈曲时,其主动肌的健侧 iEMG 大于患侧,而拮抗肌的患侧 iEMG 大于健侧。另外,膝屈曲时,患侧的协同收缩率大于健侧,膝伸展时,患侧的协同收缩率与健侧相比,差异无显著性意义。以上均说明当膝关节屈曲时,其拮抗肌的患侧参与成分明显较健侧多,而膝关节伸展时,其拮抗肌的健、患侧的参与成分差别不显著。这亦提示处于恢复期的脑卒中患者,仍然有下肢伸肌群痉挛的情况存在,同时也符合脑卒中患者下肢肌张力增高以伸肌为主的偏瘫痉挛模式,表明脑卒中患者下肢运动失调的原因与患侧伸肌肌张力增高有关。该研究为解释脑卒中患者容易出现膝关节伸肌群痉挛提供了肌电信号的依据,提示应当对膝关节伸肌群和屈肌群收缩的协调性进行训练,尤其在膝关节屈曲运动时,应增强主动肌收缩,抑制拮抗肌的协同收缩,这是脑卒中患者下肢康复的重要目标。

有研究表明,恢复期脑卒中患者的健侧上肢也存在肌电信号异常的情况[20]。戴慧寒等[21]通过利用静态运动负荷诱发上肢肘关节屈肌和下肢膝关节伸肌收缩对脑卒中患者和正常对照组进行肌电信号研究,分别检测四肢肌肉 AEMG 和 MPF 信号。通过比较脑卒中患者患肢、健肢和正常对照组有关运动肌肉肌电信号分析指标对不同负荷重量的反应,发现观测肌肉分组和负荷重量对 AEMG 和 MPF 时间序列曲线的斜率变化均无明显作用,而对部分上下肢被检肌肉的 AEMG 和 MPF 均值有显著影响,这提示外周疲劳因素可能不是造成 AEMG 和 MPF 均值变化的原因,而中枢控制则是有待进一步研究的重要因素,并且在该研究条件下获得的 AEMG 和 MPF 时间序列曲线斜率不能有效反映被检肌肉的功能状态,而 AEMG 和 MPF 均值则能对脑卒中患者患肢部分被检肌肉的功能状态进行有效评价。

Cheng 等[22]应用表面肌电图仪描记脑卒中患者从坐位到站位过程中下肢肌肉激动模式,发现患者在椅子上站起时偏瘫侧的胫骨前肌无或仅有较小的波幅出现,并伴随比目鱼肌提早激动或者过度活动,健侧的股四头肌和胫骨前肌出现代偿性的过度收缩以防止跌倒。有研究曾应用 sEMG 描记轻度偏瘫患者在踩脚踏车和步行时的肌电信号,发现踩脚踏车可以引导股外侧肌即刻改变而胭绳肌却无变化的运动模式,轻度偏瘫侧股外侧肌较早启动,无偏瘫侧股外侧肌稍后启动可增加踩脚踏车和步行时姿态的对称性[23]。Kirker 等[24]通过对偏瘫患者臀部内收肌、外展肌和周围相关的肌肉表面肌电进行描述,发现大部分脑卒中患者臀部肌肉启动模式不同于正常人,并发现早期应用代偿模式的患者不会妨碍稍后正常模式的出现。

上述研究提示:可以利用 sEMG 证实脑卒中患者某些异常的特定肌肉激活情况,可以将 sEMG 应用于脑损伤的运动机制的研究。脑卒中后患者的运动功能损害可以表现为异常运动的激活以及运动控制的改变,如激活不足或者运动激活时机异常。激活异常可以表现为过早激活(EMG 证据证明:摆腿末期踝关节跖屈和踝内翻系由小腿三头肌和胫前肌等的过早激活所引起而非肌肉痉挛所致)、延迟激活以及同时激活(Co-contraction)。另外,脑卒中患者的感觉异常也使传入信号处理受损从而导致肌肉激活受损,感觉反馈中断也是运动控制异常的一个重要环节。下面列举不同脑损伤患者的表面肌电图表现,可以部分反映出脑损伤后的激活异常情况(见图 6-1~图 6-3)。

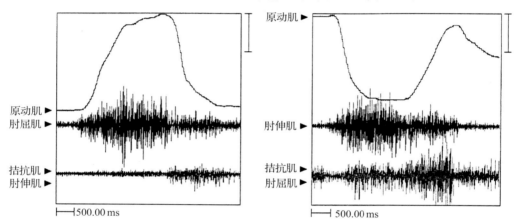

图 6-1 30 岁女性脑卒中患者,sEMG 显示屈肘关节时,伸肌没有同步收缩,而在伸肘关节时,可见有同步屈肌肌电活动,妨碍伸肘动作

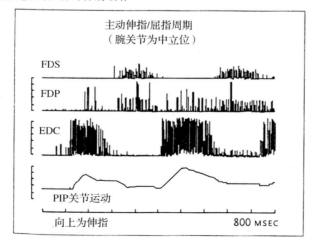

图 6-2 21 岁患者,脑外伤 1 年,反复屈指和伸指运动时的 EDC、FDS 和 FDP 肌电活动情况,显示伸指过程中有 FDP 的同步激活

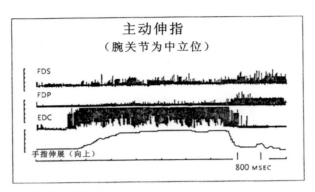

图 6-3　38 岁患者，脑外伤 17 年，主动伸指时的 EDC、FDS 和 FDP 肌电活动，显示伸指过程中有 FDS 的同步激活

2. 痉挛的研究

目前肌肉痉挛的评估多采用改良 Ashworth 分级法进行评定，而量表评估作为一个半定量的评估手段存在一定的主观性。表面肌电的 iEMG 可以很好地量化肌肉痉挛的程度，也可以作为治疗前后改善程度的有效评估手段。在脑卒中后痉挛的评估研究中有报道发现患者在 CPM 机上做等速运动时记录到的 iEMG 相对于健侧高，而治疗后伴随着肌肉痉挛程度的下降，其 iEMG 则相应地下降。行肉毒毒素注射已成为治疗脑卒中患者肢体肌肉痉挛的经典方法，Cousins 等[25]指出，sEMG 能很好地反映脑卒中患者患肢在行肉毒毒素注射后，其肌肉痉挛状况在细微神经生理学方面的变化。表面肌电图的 iEMG 相对于只能粗略反映患者肢体临床痉挛水平的改良 Ashworth 分级法，具有较高的准确度和灵敏度。

3. 步态分析

sEMG 作为神经肌肉功能状况检测的一种手段，与运动学、运动力学及临床体检相结合，可以对受试者的步行功能做出全面、系统地评估，近年来已广泛运用于基础科学和临床患者步态的研究[3,21,26—31]。

人的步行是在神经系统的调节下，通过使下肢肌群收缩，以关节为支点牵拉骨骼，从而使骨位置或角度发生改变而产生的。下肢肌肉是步行的能动部分，骨和关节是步行的被动部分。下肢肌群的活动在很大程度上决定了人的步行能力。sEMG 在康复医学中应用最早最多的是步态分析，这也是美国神经病学会唯一承认有神经病学诊断价值的领域。通过研究表面肌电活动在步态周期中的动态变化规律，来量化、客观地评价患者步态中的 sEMG 特征，既拓展了 sEMG 的应用内容，又为步态分析中的肌电变化建立可靠的理论依据。

sEMG 原始信号作为最直接的形式可显示肌电活动的发生和静息情况，在不考虑波幅的情况下可分析肌电活动的起始和结束时点；原始肌电信号的密集程度和高度在一定程度上可反映收缩的幅度或力量，若密集程度和高度越高，sEMG 信号越强，则表明其收缩越强。根据所测肌肉原始 sEMG 信号的特征性变化，可较准确地区分人在自然步态中的步态周期[32]。很多研究证实：正常人在自然步态中，下肢的肌群如股直肌、胫前肌、股二头肌、腓肠肌的肌电活动随步态周期按照特定的时序呈现出周期性、协调性的活动或静息状态，左右侧同名肌肉交替活动。在步态周期中，股直肌、股二头肌、胫前肌在站立相前期（即着地反应期）和摆动相期表现为肌电活跃，腓肠肌内侧头在站立相中绝大部分时期表现为肌电活跃状态。在受试肌中，腓肠肌内侧头的肌电活动最强；腓肠肌的肌电活动存在着优势侧与非优势侧的轻度差别；下肢肌肉肌电活动的时域、频域值在一定范围内波动，受试者平均肌电振幅、平均肌电积分、平均频率、中位频率最大的是腓肠肌内侧头，其他的由大到小依次是胫前肌、股二头肌、股直肌，这与步态周期中支撑期的肌群活动主要是依靠腓肠肌的收缩活动完成，腓肠肌在人步行与站立时起重要作用有关[33]。

脑卒中偏瘫患者由于一侧肢体和躯干肌力下降、肌张力异常、躯干平衡差，以及废用出现的肌腱短缩、关节活动度下降等，出现代偿性的异常运动模式，步态周期中各时相的主动肌、拮抗剂收缩顺序、幅度，以及动作中所募集的肌肉或肌群改变，均影响患者的步行姿势和能力。不同的研究对步行周期中不同肌群的 sEMG 进行了研究和分析。Nene等[34]通过表面电极和线电极确认步行时股直肌与其他股四头肌的作用不同，仅仅在支撑期到摆动期的过渡时间内，即髋关节后伸时才有活动；Den 等[35]在研究脑卒中后步态恢复与相关肌肉活动改变的联系性时，通过对脑卒中患者步行时最大步行速度以及股二头肌、股直肌和腓肠肌的肌电活动与健康人及患者健侧的比较发现，第 1 次评定患侧股二头肌在单腿支撑相期间，以及腓肠肌在第 1 次双支撑相期间存在异常的长时程活动，患者双侧的股直肌在单腿支撑相期间存在延时活动；患侧股二头肌和股直肌同步收缩时程要比健康组延长。随着康复治疗的进行，患者步行的独立性、身体的灵活性以及最大步行速度都有显著的增加，表明患者的步行能力出现实质性的进步。尽管如此，患侧肌肉同步收缩的时程以及摆动相的步行能力在康复期间无明显改变，表明这些不是阻碍功能性步态恢复的因素。该研究提示患侧肌肉收缩模式的异常不是阻碍步态恢复的最重要因素；对于步行能力的恢复来说，生理性的适应过程要比肌肉收缩模式的改进更重要。国内的研究发现，偏瘫患者步行时患侧胫前肌和腓肠肌同步收缩，严重阻碍患者的步行[36]。肌肉收缩模式的异常到底是不是阻碍步态恢复的重要因素还有待于进一步研究。Burke 等[37]研究单侧半球缺血性脑卒中患者在无辅助步行、扶单脚手杖步行和扶四脚手杖步行 3 种条件下患侧竖脊肌、臀大肌、臀中肌、股外侧肌、半腱肌、腓肠肌和胫前肌肌电活动的波形和振幅的变化时发现，扶单脚手杖步行时，患侧竖脊肌和胫前肌肌电活动的持续时间明显缩短。另有研究结果发现[38]，偏瘫患者腓骨长短肌、腓肠肌内侧头、腓肠肌外侧头支撑期 RMS 比正常值明显减小，表明偏瘫患者小腿肌肉力弱是步行障碍的重要原因，偏瘫患者足内翻、下垂，着力点不稳，小腿蹬地无力，重心转移差等是偏瘫双腿支撑期延长、患侧单腿支持期缩短的主要原因，下肢抗重力肌力量减弱、站立中后期动力差、肌肉屈伸转换延迟等也是步行障碍的原因。另外，健侧股直肌、股二头肌、腓肠肌外侧头摆动期 RMS 升高，与偏瘫下肢支撑力弱、负重平衡差，健侧下肢迈步时重心不稳以及上述肌肉出现保护性自主收缩有关。

4. 吞咽功能障碍机制研究

吞咽功能障碍是脑卒中患者最常见的并发症之一，国外文献[39-41]报道，脑卒中后吞咽功能障碍的发生率为 $30\%\sim78\%$，国内报道该病的发生率为 62.5%。吞咽障碍可导致机体脱水、营养不良、吸入性肺炎，甚至使患者发生窒息而死亡。另外，该病还会延长住院时间，严重影响患者的躯体功能恢复，降低患者的生存质量。因此，对吞咽功能障碍患者而言，早期正确的评估和及时有效的诊断，以及尽早开展吞咽障碍的康复治疗，这对患者具有重要的临床意义和社会价值。

sEMG 用于吞咽功能障碍的检查是从 Vaiman[42-44] 开始的，sEMG 还能用于吞咽障碍的筛查和早期诊断，能简单可靠地评定吞咽功能障碍并对其病因加以鉴别。Wheeler-Hegland 等[45] 通过记录 sEMG 信号，发现颏下肌群在 Mendelsohn 训练、用力吞咽、呼吸肌力量训练及正常吞咽时，肌肉激活的时点和肌电募集最大振幅值都有显著性差异，显示了吞咽激活的任务特异性原理，这对临床上针对性制订吞咽功能障碍的康复治疗程序具有重要意义。Crary 和 Baldwin 等[46] 研究发现，脑干卒中后吞咽功能障碍患者相关肌肉活动的时机与幅度均异于正常对照，表现为较短时间内较多的肌电活动，这说明吞咽障碍患者吞咽时有更多的肌群参与吞咽活动，但这些肌肉活动的协调性和持久性均下降。因此，sEMG 技术可以作为一种无创、简单、快速的用于检测咽期吞咽过程中相关肌群肌电活动的方法，通过颏下肌群和舌骨下肌群肌电活动的平均振幅和持续时间可以初步筛查和评估吞咽功能，反映舌骨上抬和喉上抬的难易程度和持续时间，以评估患者完成此动作的神经肌肉的功能状态。sEMG 技术可以作为临床疑似吞咽功能障碍患者的重要评估手段，并能预测吞咽功能障碍患者误吸的风险，从而可减少患者误吸的发生。

sEMG 除可以对吞咽功能进行评估之外，对吞咽患者功能障碍的康复训练也具有一定的指导作用。sEMG 已经成功应用于临床上以指导吞咽功能障碍患者进行吞咽训练。Yoshida 等[47] 通过比较了舌背抬高、上抵硬腭以及喉部上抬两种训练方法时颏下肌的表面肌电活动发现：为使吞咽期吞咽功能障碍达到相同的治疗效果，伸舌锻炼比喉部上抬更省力，更容易完成。吞咽动作是多组肌群在神经支配下协调完成的一个生理过程，该动作的完成被位于脑干的吞咽中枢模式发生器和皮质、皮质下结构共同调控，延髓中间神经元直接联系两侧延髓吞咽中枢模式发生器(Central pattern generator，CPG)，因此，一侧 CPG 激活后可将信号传递至对侧 CPG，使两者同步。sEMG 可以对所检测肌群的活动状态进行量化，指导患者进行最有利的肌肉训练。sEMG 监测下的 Sharker 训练、Mendelsohn 训练生物反馈治疗，针对脑卒中后吞咽功能障碍的治疗效果优于常规的 Sharker 训练、Mendelsohn 训练，能更好地促进并加强患者掌握、完成吞咽肌群的主动运动并提高局部肌肉收缩力量，提高患者主动吞咽效率，更好地利用 CPG 的单侧调控和两侧 CPG 的同步化中枢调控机制及吞咽的神经可塑性以及可被行为训练所强化的皮质可塑性机制，从而加速脑卒中后吞咽功能障碍的恢复。但接受该治疗的患者需有相应的配合能力，对认知功能严重减退等不能配合的患者仍无法应用。本研究的结果也说明，当意识不到的肌肉组织生物电活动影响到患者功能恢复时，可通过生物反馈的机制促使患者缺失功能得到一定程度的恢复，sEMG 生物反馈疗法在吞咽功能障碍的治疗中将会有更为广泛的应用。

三、常用的 sEMG 检测方法

(一)影响 sEMG 的因素

1. 噪声干扰

sEMG 受到的干扰主要来自电源和心电信号。电源干扰可以通过增大受试者与仪器之间的距离而减少,而心电信号比肌电信号强,且持续存在,由于其对身体左侧的影响大,所以当正常受试者放松时常见 sEMG 信号左右不对称的现象。心电干扰可以通过缩小两个记录电极之间的距离而减少。

2. 电阻影响

皮肤表面的分泌物等增加了皮肤的电阻,使 sEMG 信噪比下降,因此,在做 sEMG 检测时须尽量降低皮肤的电阻。常采用的方法是用 75% 的酒精脱脂,让酒精挥发后再粘贴记录电极,固定牢固,同时尽量缩短导线的长度。

3. 脂肪组织

皮下脂肪组织越厚,sEMG 信噪比越低,且脂肪层厚度对肌肉等长收缩的影响大于肌肉等张收缩和肌肉等速收缩。脂肪组织对 sEMG 的影响在肌肉放松时较肌肉运动时大,但不影响双侧对称性。

4. 采样时的姿势

无论是在肌肉等长收缩时采样还是在运动过程中采样,sEMG 均会受到姿势的影响。因此,采样应建立在解剖中立位的基础上。

5. 电极移动

进行 sEMG 检测时,应按肌肉的走行安放电极,两记录电极的连接应尽量与肌纤维平行。但在患者运动过程中,电极很容易发生微小的移位,并在电极局部产生电位。这种电极移位所产生的干扰只有在原始信号墨迹图中才能和肌电图信号相区分。可以使用漂浮电极来减少这种干扰。

6. 容积传导

容积传导是指记录目标肌肉肌电信号的同时记录到距离电极很远的肌肉运动所产生的肌电信号。故行 sEMG 检测时应多点采样,检测前应仔细分析与目标肌肉运动有关的其他肌肉,将原动肌、拮抗肌、协同肌作为一个运动单位来考虑,这样可以防止结果的片面性。

7. 性别与年龄

在动态采样过程中,肌电信号的募集水平随年龄的增大而降低,但静态采样时这种差别消失。而肌肉放松时的肌电情况则与性别有关。

(二)测量方法

1. 受试者在进行实验前,测试人员须进行一些基本量的测试。测试参数包括体重、身高及性别等。

2. 测试环境温度为室温 25～28℃,受试者须充分暴露待测肌群,用 75% 酒精醇棉球充分擦拭局部皮肤以脱脂及清除皮肤表面油脂,减少电阻,增加表面电极与皮肤之间的导电性;测试前要对皮肤阻抗进行检测。

3. 每次测试之前,先检查表面肌电仪是否处于待机状态,检查仪器是否能正常运行,确认好默认设置。表面肌电系统参数设置:采样频率为 1000Hz,共模抑制比(Common mode rejection ratio,CMRR)为 110dB,输入阻抗为 10GΩ,增益为 1000,噪声 $<1\mu V$,信号 AID 转换为 12bit。

4. 表面电极的安置。电极选用一次性 Ag-AgCl(银-氯化银)表面吞咽电极,等到皮肤完全干燥后,将电极充填好导电膏,然后固定在已经处理好的皮肤上。每块测试肌肉贴 2 个电极片,这 2 个测试电极的中心间距为 2cm,与测试肌肉纤维的长轴方向平行,1个参考电极粘贴在测试电极外侧 10cm 范围内,电极应牢固固定在所测肌肉的皮肤表面,2 个测试电极与 1 个参考电极连接的导联线要保持平整,不要扭曲折叠。

参考文献

[1]Josef K,Gerold R,Andreas K. Reliability of surface electromyographic measurements[J]. J Clin Neurophysiol,1999,110:725-734.

[2]Cram J R,Kasman G S,Holtz J. Introduction to surface electromyogaphy[M]. Maryland:An Aspen Publishers,1998.

[3]燕铁斌. 踝背屈和跖屈肌的最大等长收缩:脑卒中急性期患者与同龄健康人表面肌电图对照研究[J]. 中华物理医学与康复杂志,2003,25(4):212-215.

[4]Onishi H,Yagi R,Akasab A K,et al. Relationship between EMG signals and force in human vastus lateralis muscle using multiple bipolar wire electrodes[J]. J Electromyogr Kinesiol,2000,10(1):59-67.

[5]郑洁胶,胡佑红,俞卓伟. 表面肌电图在神经肌肉功能评定中的应用[J]. 中国康复理论与实践,2007,13(8):741-742.

[6]Hammond M C,Fitts S S,Kraft G H,et al. Co-contraction in the hemiparetic forearm:Quantitative EMG evaluation[J]. Arch Phys Med Rehabil,1988,69(5):348-351.

[7]Peacock W J，Arens L J. Selective posterior rhizotomy for the relief of spasticity in cerebral palsy[J]. S Afr Med J，1982，62(4)：119-124.

[8]Choi H. Quantitative assessment of co-contraction in cervical musculature[J]. Med Eng Phys，2003，25(2)：133-140.

[9]齐瑞，严隽陶，房敏，等.脑卒中偏瘫患者肱二、三头肌表面肌电特征的研究[J].中华物理医学与康复杂志,2006,28(6)：399-401.

[10]Ashby P，Nailis A，Hunter J. The evaluation of "spasticity"[J].Can J Neurol Sci，1987，14(3)：497-500.

[11]杨丹,王健.等速运动诱发肱二头肌疲劳过程中 sEMG 信号变化[J].中国体育科技,2002,38(4)：48-49.

[12]王国祥,刘殿玉.等速运动中肌氧含量及其表面肌电图中位频率的变化特点[J].广州体育学院学报,2004,24(2)：38-40.

[13]Lee M Y，Wong M K，Tang F T，et al. New quantitative and qualitative measures on functional mobility prediction for stroke patients[J]. J Med Eng Technol，1998，22(1)：14-24.

[14]Hagg G M. Interpretation of EMG spectral alterations and alteration indexes at sustained contraction[J]. J Appl Physical，1992,73(4)：1211-1217.

[15]Frontera W R，Grimby L，Larsson L. Firing rate of the lower motoneuron and contractile properties of its muscle fibers after upper motoneuron lesion in man[J]. Muscle Nerve，1997,20(8)：938-947.

[16]Moglia A，Alfonsi E，Zandrini C. Surface EMG analysis of femoris in patients with spastic hemiparesis undergoing rehabilitation treatment[J]. Electromyogr Clin Neurophysiol，1991，31：127-127.

[17]Wen H，Dou Z，Finni T，et al. Thigh muscle function in stroke patients revealed by velocity-encoded cine phase-contrast magnetic resonance imaging[J]. Muscle Nerve，2008，37(6)：736-744.

[18]Chiang J，Wang J，Mckeown M J. Hidden Markov multivariate autoregressive (HMM-mAR)modeling framework for surface electromyography (sEMG)data[J]. Conf Proc IEEE Eng Med Biol Soc，2007：4826-4829.

[19]孙栋,戴慧寒,蔡奇芳,等.脑卒中偏瘫患者股直肌和股二头肌的表面肌电信号特征[J].中国康复医学杂志,2008,23(3)：256-257.

[20]朱燕,齐瑞,张宏,等.恢复期脑卒中患者肘屈伸肌群最大等长收缩的表面肌电图研究[J].中国康复,2006,21(5)：308-310.

[21]戴慧寒,王健,杨红春,等.脑卒中患者四肢肌肉的表面肌电信号特征研究[J].中国康复医学杂志,2004,19(8)：581-587.

[22]Cheng P T，Chen C L，Wang C M，et al. Leg muscle activation patterns of sit-to-stand movement in stroke patients[J]. Am J Phys Med Rehabil，2004，83(1)：10-16.

［23］Harris-Love M L，Macko R F，White A J，et al. Improved hemiparetic muscle activation in treadmill versus overground walking［J］. Neurorehabil Neural Repair，2004，18(3)：154-160.

［24］Kirker S G，Jenner J R，Simpson D S，et al. Changing patterns of postural hip muscle activity during recovery from stroke［J］. Clin Rehabil，2000，14（6）：618-626.

［25］Cousins E，Ward A B，Roffe C，et al. Quantitative measurement of poststroke spasticity and response to treatment with botulinum toxin：A 2-patient case report［J］. Phys Ther，2009，89(7)：688-697.

［26］Kollmitzer J，Ebenbichler G R，Kopf A. Reliability of surface electromyographic measurements［J］. Clin Neurophysiol，1999，110(4)：725-734.

［27］Peper E，Wilson V S，Gibney K H，et al. The integration of electromyography (sEMG) at the workstation：Assessment，treatment，and prevention of repetitive strain injury (RSI)［J］. Appl Psychophysiol Biofeedback，2003，28(2)：167-182.

［28］Woodford H J，Price C. Electromyographic biofeedback for the recovery of motor function after stroke［J］. Stroke，2007，38：1999-2000.

［29］Singh V P，Kumar D K，Polus B，et al. Strategies to identify changes in sEMG due to muscle fatigue during cycling［J］. J Med Eng Technol，2007，31（2）：144-151.

［30］Balasubramanian V，Jayaraman S. Surface EMG based muscle activity analysis for aerobic cyclist［J］. J Bodyw Mov Ther，2009，13(1)：34-42.

［31］Anders C，Scholle H C，Wagner H，et al. Trunk muscle co-ordination during gait：Relationship between muscle function and acute low back pain［J］. Pathophysiology，2005，12(4)：243-247.

［32］李青青，吴宗耀.正常步态 10m 自由步行胫前后肌群的 sEMG 研究［J］.中国康复，2006，21(4)：239-241.

［33］Nordin M，Victor H. Basic Biomechanics of the Musculoskeletal System［J］. 2nd ed. Philadephia：Lippincott William ＆ Wilkins，2001，19(5)，228-237.

［34］Nene A，Byrne C，Hermens H. Is rectus femoris really a Part of quadriceps？Assessment of rectus femoris function during gait in able-bodied adults［J］. Gait Posture，2004，20(1)：1-13.

［35］Den Otter A R，Geurt s A C，Mulder T，et al. Gait recovery is not associated with changes in the temporal patterning of muscle activity during treadmill walking in patients with post-stroke hemiparesis［J］. Clin Neurophysiol，2006，117(1)：4-15.

［36］李青青，吴宗耀.10m 自由步行偏瘫步态胫前后肌群的表面肌电图研究［J］.临床神经电生理学杂志，2006，15(4)：208-212.

［37］Buurke J H，Hermens H J，Erren-Wolters C V，et al. The effect of walking aids on muscle activation patterns during walking in stroke patients［J］. Gait Posture，

2005，22：164-170.

[38]赵军,张通,芦海涛,等.脑卒中偏瘫步态表面肌电图和动态关节角度分析及康复策略研究[J].中国实用内科杂志,2013,33(12)：948-952.

[39]韩婕,阎文静,戴玲莉,等.表面肌电图在脑卒中吞咽障碍患者康复疗效评估中的应用研究[J].中国康复医学杂志,2013,28(6):579-581.

[40]Paciaroni M，Mazzotta G，Corea F,et al. Dysphagia following stroke[J]. Eur Neruol,2004,51(2)：162-167.

[41]穆景颂,倪朝民.吞咽与吞咽障碍的表面肌电分析[J].神经损伤与功能重建,2009,4(5):311-314.

[42]Vaiman M，Eviatar E. Surface electromyography as a screening method for evaluation of dysphagia and odynophagia[J]. Head Face Med，2009，20:9.

[43]Vaiman M. Standardization of surface electromyography utilized to evaluate patients with dysphagia[J]. Head Face Med,2007,3:26-32.

[44]Vaiman M,Segal S,Eviatar E. Surface electromyographic studies of swallowing in normal children,age 4-12 years[J]. Int J Pediatr Otorhinolaryngol,2004,68(1)：65-73.

[45]Wheeler-Hegland K M，Rosenbek J C，Sapienza C M. Submental sEMG and hyoid movement during Mendelsohn maneuver，effortful swallow，and expiratory muscle strength training[J]. J Speech Lang Hear Res，2008，51(5):1072-1087.

[46]Crary M A,Baldwin B O. Surface electromyographic characteristics of swallowing in dysphagia secondary to brainstem stroke[J]. Dysphagia,1997,12(4):180-187.

[47]Yoshida M，Groher M E，Crary M A，et al. Comparison of surface electromyographic (sEMG) activity of submental muscles between the head lift and tongue press exercises as a therapeutic exercise for pharyngeal dysphagia[J]. Gerodontology,2007,24(2):111-116.

第二节 脊髓损伤

一、概　述

(一)定　义

脊髓损伤(Spinal cord injury,SCI)是由于外伤、疾病和先天性因素,导致脊髓组织结构的破坏或离断而引起损伤平面以下的感觉和运动功能部分或全部功能障碍以及大小便功能障碍,使患者丧失部分或全部活动能力、生活自理能力和工作能力[1]。

（二）流行病学

国外外伤性脊髓损伤的发病率大于 60/100 万，患病率为 900/100 万[2]。北京地区发病率为 68 例/百万人口。脊髓损伤的年龄分布存在双峰特点，即 20～50 岁出现高峰及70～80 岁出现高峰，其中老年人跌倒是造成老年发病高峰的主要原因。男性比女性多3～4 倍。国外脊髓损伤的主要原因是车祸、运动损伤等，我国则为交通事故、高处坠落及砸伤等。

（三）病因分类

1. 创伤性

骨折、脊髓外力打击、刀伤和枪伤等都可以导致脊髓损伤。脊柱骨折患者中约有20% 会发生骨髓损伤。通常脊柱损伤和脊髓损伤程度成正比。但是也有可能在没有骨折的情况下由于血管损伤，而导致脊髓损伤。

（1）颈脊髓损伤：以屈曲型旋转脱位或骨折脱位最为常见，好发部位为 C_5—C_6。只有半数患者为完全性损伤。过伸型损伤常见于老年人，占颈椎损伤的 30% 左右，最常见于C_4—C_5，属于稳定性损伤。大部分损伤是椎体和椎间盘与增厚的韧带及黄韧带间的挤压所导致的不完全性脊髓损伤。

（2）胸腰脊髓损伤：大部分脊椎损伤为屈曲型旋转脱位或骨折脱位。最常见于 T_{12}—L_1，造成上面的椎体前移。损伤通常不稳定，常导致脊髓、圆锥或马尾神经功能出现完全障碍。压缩性骨折常见，损伤稳定，神经损伤少见。过伸型损伤少见，通常导致完全性脊髓损伤。

（3）开放性损伤：主要为枪伤或刀伤。脊髓损伤可由爆裂伤、血管损伤导致，也可由子弹穿过或骨折片刺破脊髓所致。

（4）挥鞭性损伤：多见于上身在高速运动时突然静止，导致头部由于惯性继续向前运动，造成脊髓损伤。X 线检查结果往往为阴性，且其脊髓损伤多为不完全性。

2. 非创伤性

（1）血管性：动脉炎、脊髓血栓性静脉炎、动静脉畸形等。

（2）感染性：格林巴利综合征、横贯性脊髓炎、脊髓前角灰质炎等。

（3）退行性：肌萎缩性侧索硬化、脊髓空洞症等。

（4）占位性：最多见的占位性病变是肿瘤，包括：原发性肿瘤，如脑（脊）膜瘤、神经胶质瘤、神经纤维瘤、多发性骨髓瘤等；继发性肿瘤，如继发于肺癌、前列腺癌的脊髓肿瘤等。较少见的情况包括严重腰椎间盘突出症、脊椎滑脱及椎管狭窄等。

（四）病理和病理生理

脊髓损伤后病理改变在形态上涉及各种组织，包括灰质、白质、神经细胞、神经纤维、脊髓内血管及微循环、胶质细胞等，并且其病理改变与损伤时间、损伤类型和损伤程度直接相关[3,4]。

1. 原发性损害

脊髓受损伤可直接造成神经细胞破裂、轴突断裂以及血管破裂。损伤后最早可见的组织形态学变化就是出血。脊髓灰质内可见点灶或片状出血，以及软膜、蛛网膜下腔出血。在损伤后数小时内，出血面积逐渐扩大，灶性出血可溶合成片状，依据损伤严重程度可累及相邻白质。出血量的多少因损伤程度而有所不同。此后，出血的中心部开始出现凝固坏死，进一步液化形成小囊腔，导致出血周围组织出现坏死。损伤后脊髓出血坏死除了横向扩展外，在纵向上也由受伤中心向头尾端扩展。

2. 继发性损害

(1) 组织水肿：脊髓损伤在中心出血的同时，早期即开始发生肿胀。损伤后数分钟即可出现神经细胞、神经纤维的水肿，表现为细胞体积增大及轴索与髓鞘之间空隙增大。

(2) 炎症反应：损伤后引起炎症反应，其中白细胞通过吞噬作用清除细胞碎片，分泌酶类使细胞外基质松解，促进内皮、上皮及结缔组织细胞进入伤区而进行增生修复。而脊髓损伤后，继发的炎症反应通常不能使损伤得以修复，反而表现为组织进行性坏死，持续细胞裂解及渐进的伤区扩大。

(3) 局部毒性物质：脊髓损伤后损伤部位会产生多种毒性物质，进而加重脊髓组织的损害。常见的毒性物质包括兴奋性氨基酸、自由基、血栓素、白三烯、一氧化氮、内皮素、血小板活化因子、内源性阿片肽等。此外，Ca^{2+}内流引起细胞内钙超负荷是导致损伤产生的关键因素。损伤局部毒性物质的产生是脊髓损伤后继发性损害的病理基础。例如，①兴奋性氨基酸：谷氨酸盐的受体激活可引起早期细胞内聚集钠产生细胞毒性水肿及神经元延迟破坏，伴细胞内Ca^{2+}高浓度，进而进一步加重损害。②自由基：脊髓损伤后病理性自由基反应是脊髓进行性组织坏死的病理改变分子基础之一。损伤后自由基产生增加而消耗大量氧化剂，导致脂质过氧化损害，使血管内皮细胞破坏、血管通透性增强，引起微血管内凝血，缺血、缺氧加重，造成广泛性坏死。③Ca^{2+}：钙在介导细胞损伤及死亡的机制上起着重要作用。细胞内Ca^{2+}内流被认为是神经系统毒性细胞死亡的最后通路。损伤的脊髓组织中，细胞内Ca^{2+}浓度增高，促使血管平滑肌收缩，导致血管痉挛收缩，从而引起组织缺血，并损害线粒体功能，这既能激活神经蛋白酶破坏微管及微丝蛋白，促使轴索退变，又能激活多种蛋白酶及磷脂酶A2，使花生四烯酸增加，产生大量自由基。④一氧化氮：具有神经毒性作用。脊髓损伤后，一氧化氮合成酶活性增强，使一氧化氮含量升高，使脊髓水肿加剧，并激活鸟苷酸环化酶，增加环鸟苷酸(cGMP)水平，cGMP通过调节细胞膜离子通道，引起Na^+、Ca^{2+}等分布不平衡，导致细胞水肿，NO也具有氧自由基的作用，造成脂质过氧化，破坏膜结构而引起血脑屏障，加剧脑水肿。此外，炎症反应也参与继发性神经损害。

(4) 微循环改变：脊髓损伤后损伤中心部位微血管破裂，丧失灌注能力。损伤中心周围的血管床虽保持畅通，但灌注压低，从而进一步引起周围组织缺血。因血供恢复产生的再灌注会产生大量氧自由基而进一步加重组织水肿和细胞损伤。

(5) 神经变性：轴突损伤或断裂后，会发生逆向和顺向变性。逆向变性向近端发展，但只越过少数郎飞氏结，较短；远端轴突发生退变并伴有髓鞘脱失，称为沃勒变性(Wallerian degeneration)(见图6-4)。轴突损伤后，整个细胞包括细胞核及核仁均肿胀，核从中央移向周围。损伤部位越靠近神经元胞体,轴突中断越完全,损伤反应越严重,甚至导致神经元死亡。

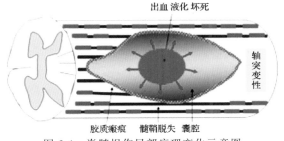

图 6-4 脊髓损伤局部病理变化示意图

(6)细胞凋亡:是脊髓损伤引起的继发性损害,可出现神经元及神经胶质细胞凋亡。神经细胞凋亡虽然是一种快反应过程,但脊髓损伤后细胞凋亡不是立即发生的,而是在轴突退变之后出现的。而且脊髓损伤后的细胞凋亡存在相当长时间,累及范围不仅限于损伤局部,在损伤部位以外区域也存在细胞凋亡。

3. 脊髓损伤晚期

脊髓损伤晚期,损伤部位结缔组织细胞减少,胶质细胞增生,胶原纤维增多。病理改变主要有瘢痕、囊肿、硬膜粘连等,脊髓损伤晚期可继发脊髓空洞症[6](见图 6-4 和图 6-5)。脊髓空洞症是累及脊髓的一种慢性进行性病理变化,其病变特点是脊髓(主要是灰质)内形成管状空腔以及胶质(非神经细胞)增生。脊髓受压造成脑脊液在中央导水管内流动受阻,进而引起管内压力增加,扩张中央管而形成扩张性空洞,室管膜受损破坏、撕裂,室管膜下脊髓组织受压水肿,靠近室管膜的血管周围间隙也被迫扩大。中央管的液体一方面向外搏动以扩张中央管,形成中央空洞;另一方面,其沿破裂的室管膜进入其下的血管周围间隙,从而累及邻近的细胞间隙形成一些细胞间的小池,这些小池贯通、汇集就形成了中央管外的空洞,称为脊髓空洞性积水。空洞部位及大小因损伤部位及损伤程度而异。颈髓损伤者多见,可限于几个节段;也可上及延髓下达脊髓全长,在不同节段,因截面积不同,故在颈髓、颈膨大达最大程度。最初空洞可限于后角基底或髓前连合,囊肿缓慢扩大累及两侧更多灰质和白质,有时脊髓实质只剩下狭窄边缘,神经组织退变消失。空洞可伸延至延髓。在空洞及其周围的胶质增生发展过程中,首先损害灰质中前角、侧角、后角和灰白质前连合,其后再影响白质中的长束,使相应神经组织发生变性、坏死和缺失。

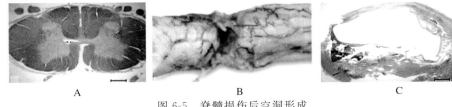

图 6-5 脊髓损伤后空洞形成

(图片引自:Bunge R P, Puckett W R, Becerra J L, et al. Observations on the pathology of human spinal cord injury: A review and classification of 22 new cases with details from a case of chronic cord compression with extensive focal demyelination[J]. Adv Neurol,1993,59:75-89.)

A. 正常人类脊髓组织;B. 人类脊髓切割伤;C. 人类脊髓损伤后空洞形成

(五)临床表现

1. 症状

主要表现为肌肉运动控制障碍和行动困难、大小便控制障碍、感觉障碍。部分患者有异常疼痛和幻觉痛。高位损伤患者可伴呼吸困难。有并发症的患者,如骨折、脱位、压疮等可出现相应的症状。

2. 体征

主要包括肌力减弱或消失、肌肉张力异常(低张力、高张力、痉挛)、腱反射异常(无反射、弱反射、反射亢进)、出现病理反射(Hoffman 征和 Babinski 征阳性)、皮肤感觉异常(无感觉、感觉减退、感觉过敏)、皮肤破损或压疮等。高位脊髓损伤可导致呼吸运动障碍和自主神经过反射现象。

3. 临床综合征

横贯性损伤表现为损伤平面以下感觉和运动功能障碍。但一些不完全性损伤具有特殊的表现[7],包括:

(1)中央束综合征(Central cord syndrome):常见于颈脊髓血管损伤。上肢神经受累和功能障碍重于下肢。患者有可能步行,但上肢出现部分或完全麻痹。

(2)半切综合征(Brown-sequard syndrome):常见于刀伤或枪伤。损伤同侧肢体本体感觉和运动功能丧失,对侧温痛觉丧失。

(3)前束综合征(Anterior cord syndrome):脊髓前部损伤,损伤平面以下运动和温痛觉丧失,而本体感觉存在。

(4)后束综合征(Posterior cord syndrome):脊髓后部损伤,损伤平面以下本体感觉丧失,而运动和温痛觉存在。

(5)脊髓圆锥综合征(Conus medullaris syndrome):主要为脊髓圆锥损伤,可引起膀胱、肠道和下肢反射消失。

(6)马尾综合征(Cauda equine syndrome):椎管内腰骶神经根损伤,可引起膀胱、肠道及下肢反射消失,表现为外周神经损伤的特征(迟缓型瘫痪)。感觉功能可以消失或部分保留,骶反射消失。

(7)脊髓震荡(Spinal concusion):指暂时性和可逆性脊髓或马尾神经生理功能丧失,可见于单纯性压缩性骨折,甚至放射线检查结果为阴性的患者。脊髓并没有机械性压迫,也没有解剖上的损害。另一种假设认为脊髓功能丧失是由于短时间内压力波所致。缓慢的恢复过程提示反应性脊髓水肿的消退。此类患者可有反射亢进但没有肌肉痉挛的症状。

(六)主要临床问题

脊髓损伤导致的肌肉无力、肌肉痉挛与肌张力异常、运动功能协调障碍、关节挛缩畸形、神经病理性疼痛、压疮,以及神经源性膀胱和神经源性肠等,严重影响患者生活质量和健康状况。其中运动功能恢复是所有 SCI 患者共同关注的首要问题,有关运动功能障碍的问题主要包括:

1.肌肉瘫痪

脊髓损伤后的肌肉瘫痪包括上运动神经元性瘫痪和下运动神经元性瘫痪。受损节段的脊髓由于其内运动神经元的损伤,该节段所支配的肌肉呈下运动神经元性损害,即表现为肌肉张力降低、肌肉萎缩与腱反射减弱或消失;而损伤远端的脊髓节段所支配的肌肉因失去椎体束的控制而呈上运动神经元性损害,表现为肌肉张力增高或痉挛、腱反射活跃。但随着近年来人们对脊髓损伤认识的不断加深,临床和研究发现,损伤远端的脊髓所支配的肌肉也可因脊髓内运动神经元的继发性损害及跨神经元损害,出现下运动神经元损害的特征。

2.肌肉痉挛

上运动神经元病变导致脊髓中枢兴奋性失控,引起肌肉张力过高、活动过度活跃或痉挛。临床处理中需要辩证地对待痉挛的优缺点。痉挛的不利影响包括:身体姿势的异常;关节活动受限而影响日常生活活动;皮肤剪切力增加,造成皮肤损伤或压疮;限制了其拮抗肌的主动活动;股内收肌痉挛影响大小便及会阴部卫生;诱发疼痛或不适。痉挛的积极一面包括:股四头肌痉挛有助于患者的站立和行走;膀胱和腹部肌肉痉挛有助于排尿;下肢肌肉痉挛有助于防止直立性低血压,预防深静脉血栓形成。由于痉挛作用具有双重性,因此,肌肉痉挛处理是康复治疗艺术性的体现,需要建立在全面、客观的评估基础之上。

二、表面肌电图研究现状

脊髓损伤后评估除采取美国脊髓损伤协会损伤程度分级(ASIA impairment scale, AIS)来评价脊髓损伤程度外,涉及运动功能的评估措施还包括肌肉力量、肌张力、关节活动度、步态分析、平衡等。这些评价方法是脊髓损伤功能恢复及预后判断的重要依据,但仍存在一定的局限性,无法全面了解和判断脊髓损伤的功能转归,从而不能为临床康复治疗方案的制订提供有效的依据。近年来表面肌电图的发展,使同时记录多块肌肉在反射性和强迫性运动任务活动中运动单位放电所产生的运动输出信号成为可能,从而可了解不同神经节段所支配的特定骨骼肌的功能活动,并对其空间分布进行定量分析,从而避免相互内在的影响;其还能用于不同功能活动中的肌肉功能分析以及整体协同运动模式等。此外,表面肌电图还能够客观记录脊髓各节段所支配肌肉的兴奋性,提高多次评定的可靠性,并为运动平面的评定提供空间分布信息。近年来,表面肌电图与呼吸功能评估相结合,为脊髓损伤后呼吸肌功能的评价提供了客观依据。

(一)表面肌电图对 AIS 评定的补充

AIS 评价方法的缺陷包括:①感觉和运动功能评定的主观性,缺乏对运动控制评价的敏感性；②仅评价上肢和下肢的 5 块肌肉，不能全面反映肢体所有肌肉功能状态，也无法反映主动肌、协同肌和拮抗肌之间的内在联系，例如在运动活动中肌肉收缩的时机、空间分布和力量分布情况；③没有对躯干肌进行评定。

表面肌肉电图与 AIS 中关键肌评定的意义相同，但表面肌电图对各组肌群活动及内在的相互作用评定（主动肌激活和拮抗肌抑制）的敏感性显著提高。有研究发现[8]，对于 AIS 为 A、B 级的 SCI 患者，仍可记录到损伤平面以下骨骼肌的肌电活动，这提示单纯依靠关键肌肌力评定并不能全面地评估脊髓损伤程度，表面肌电图有助于了解 SCI 后瘫痪肌肉的功能状态，是 AIS 评估脊髓损伤程度的重要补充，提高了 AIS 评定的可靠性。

（二）sEMG 对运动功能的评定

Hyun 等[9]对脊髓损伤患者在随意运动任务活动中的表面肌电图的信度进行了研究，并采用了随意反应指数（Voluntary response index，VRI）。VRI 包括两种成分，即波幅和相似指数（Similarity index，SI）。他选择了 34 名 AIS-C 级、35 名 AIS-D 级脊髓损伤患者，分别间隔 1 周进行两次检测，发现波幅和 SI 具有很好的信度。

Alexander 等[10]分别在双侧上肢的斜方肌上部、肱二头肌、肱三头肌、伸腕肌、屈腕肌和双侧下肢的股四头肌、内收肌、腘绳肌、胫前肌、比目鱼肌处进行记录。然后指导患者在平卧位下，放松 5min，根据指令进行单侧的肘、腕、髋、膝和踝关节的随意运动。

研究结果发现，功能独立性评定（FIM）与相似指数（Similarity index，SI）电活动在反应向量中分布的相似度，健康人群的标准反应向量与脊髓损伤患者反应向量的内在乘积或立体角的余弦及波幅值（Mag）具有相关性。脊髓损伤独立功能评定（SCIM）与运动积分、SI 和波幅值（Mag）具有显著相关性，支持脊髓运动信号输出的数量和肌肉活动的整合与组织对 SCI 后临床相关功能判断起着重要作用。

对于 SCI 后无法采用 SCI 步行指数评价的患者，在仰卧位下髋、膝关节屈伸时对下肢各肌群的 sEMG 的定量分析能够预测不完全性脊髓损伤患者下肢负重和步行的辅助程度。同一状态下基于 sEMG 的向量分析能保证反复检测的一致性，减少了皮肤和皮下脂肪因素所引起的变异。sEMG 与 FIM、SCIM、WISCI 具有较好的相关性，这提示随意运动中多组肌肉活动的组织将为 SCI 评价和治疗策略选择、功能预后判断提供更多的参考依据。尤其对损伤后早期，AIS 和电生理检测将排除各种早期护理的干扰因素，较量表评估提供更多有关损伤程度和功能状态的准确信息。

2004 年，Lee 等[11]采用 sEMG 对 SCI 患者下肢随意运动控制进行了评估。对 SCI 患者的多组肌肉激活模型与正常人群进行了比较，这些随意反应指标在 SCI 严重程度和随意控制的治疗效果方面具有较高的信度和效度，并能够区别运动功能完全丧失脊髓损伤患者是弱的随意运动控制还是痉挛性兴奋所致。

（三）sEMG 对日常动作的运动模式分析

中枢神经系统中，存在许多不同类型的运动控制理论和运动神经元募集模式，在完成一个任务活动时，运动模式表现出多样性。SCI 后，部分肌肉失神经支配，其运动模式变得更为复杂和模糊。表面肌电图能够了解不同损伤水平患者在特定日常活动中运动模式和肌肉电活动的多样性。Harburn 等[12]发现,截瘫和四肢瘫患者在驱动轮椅时上肢肌肉的募集模式显示出广泛的多样性。Mulroy 等[13]研究发现,四肢瘫患者驱动轮椅时胸大肌上部的活动较截瘫患者明显延长。Newsam 等[14]研究发现,做下压抬举动作时,截瘫 SCI 患者背阔肌、胸大肌、肱三头肌的肌电活动增加,四肢瘫患者三角肌前部的肌电活动增加。Harburn 等[12]研究发现,给予反复的运动任务训练,其运动模式的多样性差异减小。

表面肌电图有助于了解 SCI 患者在具体特定运动任务中的运动策略,主要体现在针对不同的运动任务,神经系统能够选择肌肉募集模式,利用不同的残存肌活动模式来完成,如伸手触摸、抬举、转移、步行和驱动轮椅等。Koshland 等[15]研究发现,SCI 患者仅启动肩部在各方向的主动肌,而不能像正常人那样启动包含肩、肘、腕各个关节的相互运动模式。Gagnon 等[16]观察完全性 SCI 患者向后方较高的平面转移过程中的肌电活动,发现将手放在较低平面较手放在较高平面时所要求的肌肉活动率低。

Pepin 等[17]发现,SCI 患者步行时较正常人群的肌肉活动时间延长,步行速度较快时,比目鱼肌肌电活动幅度增加不明显。Masse[18]发现,SCI 患者坐位驱动轮椅时,坐位较低时,上肢肌肉的肌电活动较少,Gutierrez[19]观察了截瘫患者在前位和后位两种坐位和三种驱动轮椅方式(自由驱动、快速驱动和标准驱动)下肩部肌肉的肌电活动,发现在自由驱动过程中,处于前位和后位时所有肌肉的中值肌电强度近似,处于后位时主要驱动肌(胸大肌和三角肌前部)的中值和峰值肌电强度降低,胸大肌在快速及标准驱动过程中的峰值肌电强度也明显降低,三角肌前部仅在快速驱动过程中后位时的峰值肌电图强度明显降低。这提示在对肩部要求较高的快速及标准轮椅驱动动作中,主要的前驱相肌肉肌电活动的减少可能会降低肩部肌肉疲劳和损伤的概率。对于 C_5—C_6 水平 SCI 的四肢瘫患者,在伸肘抬举动作中,肩胛带的压缩起着重要作用,通过背阔肌的肌电活动可反映肩胛骨压缩在抬举身体和其他动作任务中的作用。一项针对截瘫患者的相对直立位抬举研究发现[20],背阔肌的肌电活动强度达到 58%,因此,肩胛带的压缩在部分患者的抬举动作中是一项重要的策略。McMahon 等[21]研究发现,在正常上肢前举过程中,前锯肌和斜方肌上部肌电活动强度相当,提示两者的紧密协同作用,而斜方肌下部的肌电活动则明显较低。Grover 等[22]发现,C_6 水平 SCI 四肢瘫患者,前锯肌肌电图活动强度较低,而斜方肌下部强度较高,菱形肌活动强度也比正常模式增大。表面肌电图的检测有助于临床中注意增强后部肩胛骨的力量。

(四)表面肌电图对躯干肌功能的评价

表面肌电图不仅适用于上下肢肌肉运动信号输出的肌电活动分析,也适用于躯干肌肉的观察[20],如腹外斜肌、腹内斜肌、T_5/T_{12} 竖脊肌、斜方肌等。通过观察分析 AIS 的运动积分中未包含的躯干肌肉的肌电活动,为功能恢复和预后结局的临床评估提供依据。Bjerkefors 等[23]还将表面肌电图的可信度与超声检查进行了比较,结果显示,表面肌电图较超声检查对腹肌功能评价具有更高的灵敏度。

(五)表面肌电图对呼吸功能的评价

在呼吸过程中,呼吸肌兴奋的协调性受来自脑、脑干和脊髓的整合信息输入的调节。

脊髓损伤后这种协调性遭到破坏,损伤平面以下的呼吸肌控制受累,导致呼吸肌功能障碍和呼吸并发症。标准的呼吸功能评价包括呼吸压力和呼吸容量等间接用于呼吸肌检测的指标。多道表面肌电图通过记录呼吸肌的电活动,能用于评价呼吸运动功能,有助于神经肌肉的病理诊断。但由于表面肌电图的波幅变异较大,使表面肌电图难以发展为客观、直接的呼吸运动功能评价措施。为此,Aslan 等[24]根据肢体肌肉控制的多道表面肌电图的随意反应指数(Voluntary response index,VRI)的检测方法,设计了一个专门用于呼吸运动控制的表面肌电图评价方案(Respiratory motor control assessment,RMCA),并且具有较好的可靠性、灵敏度和特异性。RMCA 与脊髓损伤平面和肺功能评估具有显著的相关性。

三、脊髓损伤的表面肌电图检测方法

脊髓损伤的表面肌电图检测根据目的不同,可以选择不同的检测方案。目前常用的检测方案有:用于下肢的脑运动控制的评估方案(Brain motor control assessment protocol,BMCA)[25],用于上肢、躯干肌群的改良 BMCA[23],用于呼吸肌的评估方案 RMCA[24]以及用于特定肌群的表面肌电图检查方案[22]。

(一)下肢肌群表面肌电图检测的 BMCA

BMCA 是基于表面肌电图,对来自中枢的下肢反射性和随意运动任务活动的运动信号输出的评价,需要严格控制任务活动的状态。在该方案中,表面肌电活动的定量具有可重复性和可靠性,并适于运动控制变化的描述,是对脊髓损伤后残留运动控制能力临床评估的补充。这些临床下的反应是对用力动作强化或强震动时的重复反应或者是对随意抑制脊髓损伤平面以下支配肌肉在足底表面刺激诱发的可重复性反应。

采用直径 9mm 的电极,沿肌肉纤维的长轴贴放,参考电极与记录电极间隔 2cm,分别贴放在左右股四头肌、内收肌、腘绳肌、胫前肌、小腿三头肌。随意运动方案包括 10 个动作:双侧和单侧的髋、膝关节屈伸,单侧踝背屈和跖屈,每个动作重复 3 次,每次维持 5s。

(二)上肢肌群表面肌电图检测的改良 BMCA 方案

患者取仰卧位,穿一件背心以暴露上肢的肌肉。为患者营造一个温暖、安静的环境(避免噪声)。上肢 12 块肌肉,每侧各 6 块,分别为胸大肌(C_5—T_1 神经根支配)、三角肌(中部,C_5—C_6 神经根支配)、肱二头肌(C_5—C_6 神经根支配)、肱三头肌(C_7 神经根支配)、腕屈肌(C_6—C_7 神经根支配)、腕伸肌(C_7 神经根支配)。

皮肤处理后,记录电极贴在肌肉肌腹上,参考电极与记录电极间隔 2cm,与肌肉的长轴平行。

随意运动任务包括:一个双侧任务活动(肩关节外展/内收)以及 4 个单侧任务(肩关节外展/内收、肘关节屈/伸、手掌朝上的腕关节屈/伸、手掌朝下的腕关节屈/伸)。每一个动作持续 5s,期间有短于 1s 的短暂停顿,重复 3 次,每次完成后放松所有肌肉,之后再开始下一次检测。

（三）躯干肌群的 BMCA 方案[23]

患者取仰卧位,双手放置于胸前。运动任务包括:躯干屈曲(手指去碰触膝关节)、躯干左侧旋转与右侧旋转(一侧手指去碰触对侧的膝关节),收腹动作(使肚脐向脊柱背部下沉),可分别在腹外斜肌、腹内斜肌、腹直肌记录表面肌电活动。在进行站立训练(或减重站立训练)时可分别做吸气、呼气、屈颈、双手互扣外拉等动作,分别在腹外斜肌、腹内斜肌、腹直肌、T_5/T_{12} 竖脊肌、斜方肌等处记录表面肌电活动等。

电极位置:先用酒精擦洗处理皮肤后,将记录电极贴在肌腹上,参考电极与记录电极间隔 2cm,与肌肉长轴平行(见图 6-6)。每个动作持续 5s,间隔 1～2min,重复 3 次。

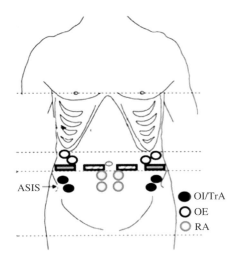

图 6-6　腹肌表面肌电图电极贴放位置

（图片引自:Bjerkefors A，Squair J W，Malik R，et al. Diagnostic accuracy of common clinical tests for assessing abdominal muscle function after motor-complete spinal cord injury above T_6[J]. Spinal cord，2015，53:114-119.）

OI/TrA 为腹内斜肌/腹横肌,在髂前上肌内侧 2cm(黑色圆圈);OE 为腹外斜肌,在肋弓下面 2cm(白色圆圈);RA 为腹直肌,在肚脐旁 3cm,下方 2cm(灰色圆圈)

（四）用于呼吸肌的 BMCA 方案[24]

将表面电极贴于双侧呼吸肌的肌腹上,包括胸锁乳突肌(Sternocleidomastoid，SC)、斜角肌、斜方肌上部(锁骨中线)、胸大肌、肋间肌、膈肌,平脐水平的腹直肌(Rectus abdominus，RA)、腹外斜肌(腋中线)、背阔肌(椎旁肩胛骨中线水平)和椎旁肌(髂脊连线水平)。地线置于肩峰。同时采用呼吸功能评估设备,以检测最大吸气压力和最大呼气压力(见图 6-7)。

呼吸运动任务包括:最大吸气压力任务（Maximum inspiratory pressure task，MIPT）与最大呼气压力任务（Maximum expiratory pressure task，MEPT）。MIPT 从残气量开始做最大力吸气 5s,MEPT 从最大肺容量开始呼气 5s。重复 3 次,每次间隔时间至少达 1min(见图 6-8)。

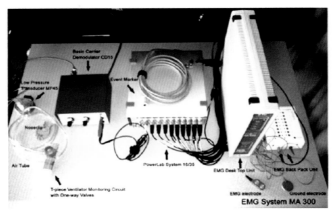

图 6-7　RMCA 评估方案所采用的表面肌电极及气道压力检测所用的装置

（图片引自：Aslan，Chopra M K，McKay W B，et al. Evaluation of respiratory muscle activation using respiratory motor control assessment（RMCA）in individuals with chronic spinal cord injury[J]. Vis Exp，2013,77：1-14.）

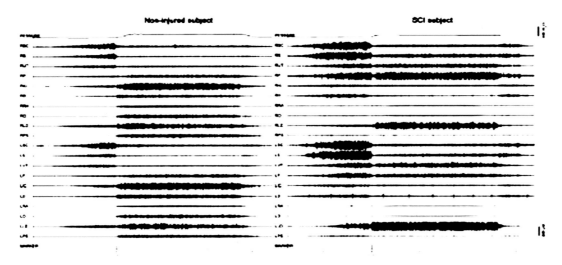

图 6-8　最大呼吸任务活动（MEPT）中 sEMG 活动变化

（图片引自：Bjerkefors A，Squair J W，Malik R，et al. Diagnostic accuracy of common clinical tests for assessing abdominal muscle function after motor-complete spinal cord injury above T6[J]. Spinal cord，2015，53：114-119.）

左侧为非脊髓损伤的健康人，右侧为脊髓损伤患者。顶端曲线为气道的压力曲线，其下为同时记录的各肌群的肌电活动。垂直灰线为 VRI 计算的 5s 分析窗口。注意气道压力降低和肌电活动消失的呼气肌：与健康人相比，脊髓损伤患者有双侧的肋间肌（IC）、腹直肌（RA）、腹外斜肌（O），其用灰色椭圆进行标注。其他肌肉为胸锁乳突肌（SC）、斜角肌（S）、斜方肌上部（UT）、胸大肌（P）、膈肌（D）、背阔肌（LD）和椎旁肌（PS）。

（五）常用的定量分析指标

常用的定量分析指标[25]包括每组肌群的 RMS、反应向量（Response vectors，RVs）

及随意反应指数中的波幅相似指数（Similarity index, SI）。SI 是 EMG 电活动在反应向量中分布的相似度,是健康人群的标准反应向量（Prototype RVs, PRVs）与脊髓损伤患者 RV 的内在乘积或立体角的余弦。SI 限定于$-1\sim1$。1.0 表示受试者 RV 与健康人员 PRV 具有相同的 sEMG 电活动分布。

参考文献

[1]Thompson C, Mutch J, Parent S, et al. The changing demographics of traumatic spinal cord injury: An 11-year study of 831 patients[J]. J Spinal Cord Med, 2015,38(2): 214-23.

[2]Furlan J C, Noonan V, Singh A, et al. Assessment of disability in patients with acute traumatic spinal cord injury: A systematic review of the literature[J]. Neurotrauma, 2011,28(8): 1413-30.

[3]Fatima G, Sharma VP, Das SK, et al. Oxidative stress and antioxidative parameters in patients with spinal cord injury: Implications in the pathogenesis of disease[J]. Spinal Cord, 2015,53(1): 3-6.

[4]Wang H, Liu N K, Zhang Y P, et al. Treadmill training induced lumbar motoneuron dendritic plasticity and behavior recovery in adult rats after a thoracic contusive spinal cord injury[J]. Exp Neurol, 2015, 271:368-378.

[5]Liu N K, Xu X M. Neuroprotection and its molecular mechanism following spinal cord injury[J]. Neural Regen Res, 2012,7:2051-2062.

[6]Bunge R P, Puckett W R, Becerra J L, et al. Observations on the pathology of human spinal cord injury: A review and classification of 22 new cases with details from a case of chronic cord compression with extensive focal demyelination[J]. Adv Neurol, 1993,59:75-89.

[7]励建安,许光旭.实用脊髓损伤康复学[M].北京:人民军医出版社,2012.

[8]Sherwood A M, Graves D E, Priebe MM. Altered motor control and spasticity after spinal cord injury: Subjective and objective assessment[J]. J Rehabil Res Dev, 2000, 37: 41-52.

[9]Lim H K, Sherwood A M. Reliability of surface electromyographic measurements for subjects with spinal cord injury during voluntary motor tasks[J]. J Rehabil Res Dev,2005, 42(4):413-422.

[10]Ovechkin A V, Vitaz T W, DGL T D. Quality of residual neuromuscular control and functional deficits in patients with spinal cord injury[J]. Front Neurology, 2013,4: 174-181.

[11]Lee D C, Lim H K, McKay W B, et al. Toward an objective interpretation of surface EMG patterns: A voluntary response index (VRI)[J]. J Electromyogr Kinesi-

ol，2004，14：379-388.

[12]Harburn K L，Spaulding S J. Muscles activety in the spinal cord-injuried during wheelchair ambulateon[J]. Am J Occup Ther，1986，40：629-636.

[13]Mulroy S J，Farrukhi S，Newsam C J，et al. Effects of spinal cord injury level on the activety of shoulder muscles during wheelchair propulsion：An electromyographic study[J]. Arch Phys Med Rehabil，2004，85：925-934.

[14]Newsam C J，Lee A D，Mulroy S J，et al. Shoulder EMG during depression raise in men with spinal cord injury：The influence of lesion level[J]. Spinal Cord Med. 2003，26：59-64.

[15]Koshland G F，Galloway J C，Farley B. Novel muscle patterns for reaching after cervical spinal cord injury：A case for motor redundancy[J]. Exp Brain Res，2005，164：133-147.

[16]Gagnon D，Nadeau S，Gravel D，et al. Movement patterns and muscular demands during posterior transfers toward an elevated surface in individuals with spinal cord injury[J]. Spinal cord，2005，43：74-84.

[17]Pepin A，Norman K E，Barheau H. Treadmill walking in incomplete spinal-cord-injured subjects：Adaptation to changes in speed[J]. Spinal Cord，2003，41：257-270.

[18]Masse L C，Lamontagne M，O'Riain M D. Biomechanical analysis of wheelchair propulsion for various seating postions[J]. Rehabil Res Dev，1992，29：12-28.

[19]Gutierrez D D，Mulroy S J，Newsam C J，et al. Effects of fore-aft seat position on shoulder demands during wheelchair propulsion：An electromyographyc analysis[J]. Spinal Cord Med，2005，28：222-229.

[20]Mitchell M D，Yarossi M B，Pierce D N，et al. Reliability of surface EMG as an assessment tool for trunk activity and potential to determine neurorecovery in SCI[J]. Spinal cord，2015，53：368-374.

[21]McMahon P J，Jobe F W，Pink M M，et al. Comparative electromyogramphic analysis of shoulder muscles during planar motions：Anterior gleohumeral instability versus normal[J]. Shoulder Elbow Surg，1999，5：118-123.

[22]Grover J，Gellman H，Waters R L. The effect of a flexion contracture of the elbow on the ability to transfer in patients who have quadriplegia at the sixth cervical level[J]. Bone Joint Sur，1996，78：1397-1400.

[23]Bjerkefors A，Squair J W，Malik R，et al. Diagnostic accuracy of common clinical tests for assessing abdominal muscle function after motor-complete spinal cord injury above T6[J]. Spinal cord，2015，53：114-119.

[24]Aslan，Chopra M K，McKay W B，et al. Evaluation of respiratory muscle activation using respiratory motor control assessment (RMCA) in individuals with chronic spinal cord injury[J]. Vis Exp，2013，77：1-14.

［25］Zoghi M，Galea M，Morgan D．A brain motor control assessment（BMCA）proto-col for upper limb function［J］．PLoS ONE，2013，8（11）：1-8.

第三节　面肌痉挛

一、概　述

（一）面肌痉挛的定义

面肌痉挛（Hemifacial spasm，HFS）是指由于面神经过度兴奋而引起的一侧或双侧面部肌肉反复发作的不自主抽搐。抽搐呈阵发性且不规则，程度不等，并可因过度疲倦、精神紧张、情绪激动等而加重。通常情况下，痉挛仅限于一侧，双侧累及者较罕见，故又称为偏侧面肌痉挛。

（二）面肌痉挛的临床表现

面肌痉挛主要累及眶周、鼻周及口周，呈电击样抽搐发作，有间歇期，不能自控。可因外界物理性刺激、情绪激动等诱发，有时可与三叉神经痛同时发作。病程初期多为一侧眼轮匝肌出现阵发性不自主的抽搐，逐渐缓慢扩展至一侧面部的其他面肌，严重者可累及颈部及肩部肌群。抽搐的程度轻重不等，为阵发性、快速、不规律的抽搐。初起抽搐较轻，持续仅数秒，以后逐渐长至数分钟或10多分钟，且间歇时间逐渐缩短，抽搐逐渐频繁加重。严重者可呈强直性，致同侧眼睑紧闭、口角歪斜，影响其视物、进食、言语等。发作间期则一切正常，睡眠中则很少发作。病程晚期可使面肌肌力显著减弱，患侧面肌无力、萎缩，舌前2/3味觉可能丧失，甚至出现永久性面瘫。神经系统检查无其他阳性体征。双侧面肌痉挛者则较为少见。若出现双侧面肌痉挛，则往往是两侧先后起病，多为一侧抽搐停止后，另一侧再发作，且抽搐一侧轻，另一侧轻重，双侧同时发病、同时抽搐者甚少见。

参照 CohenAlbert 标准，将痉挛严重程度进行如下分级[1]：

0级：无痉挛。

Ⅰ级：外部刺激引起瞬目增多或面肌轻度颤动。

Ⅱ级（轻度）：眼睑、面肌自发轻微颤动，无功能障碍。

Ⅲ级（中度）：痉挛明显，有轻微功能障碍。

Ⅳ级（重度）：严重痉挛和功能障碍，影响患者生活，如患者因不能持续睁眼而无法看书，独自行走困难。

（三）面肌痉挛的流行病学

面肌痉挛是临床的一种常见病，其发病率为（9.8～11）/10万，且亚洲地区发病率明显偏高[2]。女性发病率高于男性，其中美国流行病学调研显示男女发病比例近1.0：

2.0,发病年龄为 40～79 岁[3],国内的相关研究则显示男女发病比例为 1.0∶1.8,且发病年龄为(46.6±11.5)岁[4]。

(四)面肌痉挛的病因

1.血管因素

面肌痉挛常由于是面神经在出脑桥区(Root exit zone,REZ)受血管压迫所致[5],其中以小脑前下动脉(Anterior inferior cerebellar artery,AICA)及小脑后下动脉(Posterior inferior cerebellar artery,PICA)为主,而小脑上动脉(Superior inferior cerebellar artery,SCA)较少见。这主要是由于 SCA 发自基底动脉与大脑后动脉交界处,走行较为恒定,而 PICA 和 AICA 则相对变异较大,因而易形成血管袢或异位压迫到面神经;另外,其他变异的大动脉如椎动脉、基底动脉及迷走上动脉等亦可能对面神经形成压迫导致 HFS。

2.占位病变

桥脑小脑角(Cerebellopontine angle,CPA)的占位性病变如肉芽肿、肿瘤和囊肿等也是 HFS 形成的一个因素,其可能原因基于以下三点:①占位病变使正常血管移位;②占位病变对面神经的直接压迫;③占位病变本身异常血管的影响,如动静脉畸形、脑膜瘤、动脉瘤等。另外一些占位性病变,例如小脑血肿、局部的蛛网膜增厚及一些先天性疾病(如 Arnold-Chiari 畸形等)也可偶发生 HFS。

3.其他因素

有研究发现,约 12%的 Bell's 面瘫患者随后都出现了 HFS[6],其可能原因是炎症导致面神经受血管压迫以及局部缺血和脱髓鞘[7]。Friedman 报道了连续 3 代 5 例家族性 HFS[8],提示家族性面肌痉挛有常染色体显性遗传的特点,发病原因可能与遗传因素有关。

(五)面肌痉挛的发病机制

1.正常面肌活动的生理机制

面肌为扁薄的皮肌,位置浅表,多起自颅骨的不同部位,止于面部皮肤,主要分布于面部孔裂周围,如眼裂、口裂和鼻孔周围。面肌可分为环形肌和辐射肌两种,有闭合或开大上述孔裂的作用,同时,其牵动面部皮肤可显示喜怒哀乐等各种表情,故又称为表情肌。它主要包括以下几类:

(1)颅顶肌(Epicranius):阔而薄,左右各有一块枕额肌,它由两个肌腹和中间的帽状腱膜构成。前方的肌腹位于额部皮下,称额腹(Frontal belly),后方的肌腹位于枕部皮下,称枕腹(Occipital belly),它们与颅部的皮肤和皮下组织共同组成头皮,而与深部的骨膜则隔以疏松的结缔组织。枕腹起自枕骨,额腹止于眉部皮肤。枕腹可向后牵拉帽状腱膜,额腹收缩时可以提眉并使额部皮肤出现皱纹。

(2)眼轮匝肌(Orbicularis oculi):位于眼裂周围,呈扁圆形,分为眶部、睑部、泪囊部。

睑部纤维可眨眼,与眶部纤维共同收缩时可以使眼裂闭合。泪囊部纤维可扩大泪囊,使泪囊内产生负压,以利于泪液的引流。

(3)口周围肌:位于口裂周围,包括辐射状肌和环形肌。辐射状肌分别位于口唇的上、下方,能上提上唇,降下唇或拉口角向上、向下或向外。环绕口裂的环形肌称口轮匝肌(Orbicularis oris),收缩时闭口,并使上、下唇与牙紧贴。

(4)鼻肌:为几块扁薄小肌,不发达,分布于鼻孔周围,有开大或缩小鼻孔的作用。

面肌由面神经(Facial nerve)所支配。面神经是以运动神经为主的混合神经,含有4种纤维成分:特殊内脏运动纤维、一般内脏运动纤维、一般躯体感觉纤维及特殊内脏感觉纤维。其中特殊内脏运动纤维起于脑桥被盖部的面神经核,主要支配面肌的运动。面神经由两个根组成:一个是较大的运动根,自脑桥小脑角区,脑桥延髓沟外侧部出脑;另一个是较小的混合根,称中间神经,自运动根的外侧出脑,两根进入内耳门合成一条神经干,穿内耳道底进入与中耳鼓室相邻的面神经管,先水平走行,继而垂直下行,后经茎乳孔出颅,向前穿过腮腺浅、深叶之间,分布于面部表情肌。

面神经出茎乳孔后即发出3小支,支配枕肌、耳周围肌、二腹肌后腹和茎突舌骨肌。面神经主干前行进入腮腺实质,在腺内分支。分支组成腮腺内丛分支发至腮腺前缘,分布于面部诸表情肌:①颞支:从腮腺上缘发出,常为2～3支,支配额肌和眼轮匝肌。②颧支:从腮腺前缘上方发出,常为3～4支,支配眼轮匝肌及颧肌。③颊支:从腮腺前缘腮腺管的上、下方发出,3～4支,支配颊肌、口轮匝肌及其他口周围肌。④下颌缘支:从腮腺前缘的下方发出,沿下颌骨下缘前行,分布于下唇诸肌。⑤颈支:从腮腺前缘下方近下颌角处发出,支配颈阔肌。

2. 面肌痉挛的发病机制

关于 HFS 的发病机制,主要有以下两种学说:

(1)"周围学说"或"短路假说":因为面神经出脑干段无髓鞘,由少突胶质细胞缠绕,所以,当该部位长期受血管压迫而损伤时,造成轴突暴露,神经纤维之间互相接触,出现"跨突触传递",导致异位冲动形成,即所谓的"短路",进而产生 HFS[9]。

(2)"中枢学说"或"点燃假说":HFS 患者的肌电图中可以检出特有的异常肌反应(Abnormal muscle respone,AMR),即用电刺激面神经纤维的一个分支时,可在另一个分支上记录到的延迟反应,延迟的时间可能是冲动经面神经核团所消耗的,于是有了"中枢学说"的产生。REZ 区的面神经因受血管压迫而产生逆行冲动传导,使面神经运动核兴奋性增高,同时中枢核团的兴奋冲动因为面神经纤维脱髓鞘变性而不能正常传播而不断累积,当兴奋累加到一定程度时,就会形成爆发式下传冲动,激活静止突触,引起面肌不自主抽动[10]。

近几年,有学者提出了"交感假说"的发病机制:因为面神经与周围的血管接触、摩擦,使得两者的接触面破损。一方面,外膜破损的面神经周围血管的管壁交感神经末梢向平滑肌释放的神经递质(去甲肾上腺素)溢出,弥散至面神经的轴膜;另一方面,受压处的面神经发生脱髓鞘变性,其轴膜异常离子通道和异位受体蛋白聚集。当去甲肾上腺素与受损面神经纤维膜上形成的异位受体蛋白结合时,G 蛋白偶联 Na^+ 通道开放,产生异常动作电位,最终引起面部肌群抽搐而产生 HFS[11]。

二、表面肌电的研究现状

sEMG 又称动态肌电图(Dynamic electromyography,DEMG),是从皮肤表面通过电极引导、放大、显示和记录下神经肌肉系统在进行随意性或非随意性活动时的生物电信号。由于其具有无创性,操作简单的优点,患者易于接受。目前,sEMG 作为一种非侵入性的实时测量电生理诊断方法,可以在一定程度上快速、客观、敏感地反映神经肌肉的活动水平和功能状态,分析某种运动时各个肌肉运动的时序和对于运动贡献的大小,了解运动训练中各个肌肉的启动和持续时间是否正常,各肌肉的运动是否协调,各肌肉的兴奋程度是否足够,而且能克服主观心理评定中存在的问题,定量分析工作负荷和肌肉功能状态,所以,其已被广泛应用于疾病的诊断、假肢的控制、功能性神经电刺激和生物反馈研究以及其他康复医学领域[12-14]。

(一)表面肌电的分析方法研究

1. 频域分析

频域分析方法是对 sEMG 信号进行快速傅立叶转换,获得 sEMG 信号的频谱或功率谱,以反映 sEMG 信号在不同频率分量的变化,较好地在频率维度上反映 sEMG 的变化。目前,在频域分析方面常用以下两种指标进行分析,即中位频率(MF)及平均功率频率(MPF);MF 是骨骼肌收缩过程中肌纤维放电频率的中间值,MF 与骨骼肌中快肌纤维和慢肌纤维的组成比例有关,快肌纤维兴奋为高频放电,慢肌纤维兴奋为低频放电;MPF 是过功率谱曲线中心的频率,是反映信号频率特征的生物物理指标。MPF 和 MF 是临床上用于评价肌肉活动时疲劳度的常用指标。sEMG 的 FFT 频谱曲线并非呈典型的正态分布,因而从统计学角度而言,使用 MF 刻画 sEMG 的频谱特征的变化要优于 MPF,但在具体实践中人们发现,在反映肌肉的活动状态和功能状态上,MPF 更具敏感性。频域指标时间序列曲线的斜率不受皮下脂肪厚度和肢体围度的影响,且与负荷持续时间明显相关,所以,能较为客观地反映出肌肉的疲劳变化特征。

2. 时域分析

时域分析是将肌电信号看作时间的函数,用来刻画时间序列信号的振幅特征,主要包括积分肌电值(iEMG)、平均肌电值(AEMG)、均方根值(RMS)等。iEMG:是指单位时间内肌肉中参与活动的运动单位放电总量,在图形上表现为曲线下面积的总和,其值的大小在一定程度上反映了参加工作的运动单位的数量多少和每个运动单位的放电大小。iEMG 可实时地反映肌肉的活动状态,在检测肌肉疲劳时有重要作用。RMS 是指一定时间内瞬时肌电图振幅平方平均后的平方根,代表放电有效值,其大小决定于肌电幅值的变化和肌肉负荷性因素及肌肉本身生理生化间的联系,一般认为与运动单位募集和兴奋节律的同步化有关。其意义与 iEMG 一样,可实时反映肌肉的活动状态,而且它直接与 EMG 信号的电功率相关,具有更加直接的物理意义。AEMG:是指一定时间内瞬时肌电图振幅的平均值,是 sEMG 电位振幅变化的特征性指标,其意义与 RMS 基本相同,也与运动单位募集和兴奋节律的同步化有关。

3. 幅频联合分析(Joint analysis of EMG spectrum and application, JASA)

JASA 分析同时考虑 EMG 振幅和频谱变化,是一种新的疲劳测定方法,该方法能更好地反映肌肉疲劳的真实情况。幅频联合分析同时对 sEMG 信号的振幅和频谱变化加以综合考虑,可有效辨别因肌力增加或肌肉处于疲劳状态而产生的肌电信号变化的类似现象。

4. 小波分析法(Wavelet analysis)

小波分析法是 FFT 的新发展,它是一种把时域和频域结合起来的分析方法,具有可变的时域和频域分析窗口,为信号的实时处理提供了一条可靠的途径。通过适当的小波变换,可以在不同尺度下观察不同功能状态下肌电信号的频率变化和时间特性,它既能在整体上提供信号的全部信息,又能提供在任一局部时段信号变化剧烈程度的信息。有研究认为,小波分析对运动员中非稳定肌电信号的分析较为适合。利用小波变换的时、频定位特性,可以实现信号的时变谱分析,可以在任意细节上分析信号,而对噪声不敏感。因此,小波变换是表面肌电信号分析的有力工具。

(二)正常面肌表面肌电的研究

sEMG 是一种对不同学科的肌肉功能的研究均有价值的非侵入性工具,例如语言学、牙科学、心理学等,在上述这些领域中,其对面部肌肉的活动研究具有显著意义。面部肌肉像是一个小三维装配,独立控制的肌肉跳动执行各种复杂而重要的面部功能,如语音、咀嚼、吞咽、和情感状态的调解。面部肌肉的一个特点是:它们不仅是在自主收缩,而且受情绪控制,且这些复杂的功能大多数同时涉及许多肌肉(主要包括口轮匝肌、颧肌等)。面部肌电图的检测中都需考虑到面部肌肉独特的解剖结构。首先,个体面部肌肉形态上的差异,以及面部肌肉上覆盖的软组织将严重限制标准化的电极位置;其次,适合面部肌电的电极必须要有一个非常稳固的皮肤附件,因为面部的皮肤与面部的肌肉联合在一起,肌肉的活动必定会带动皮肤的扭曲。更为重要的方面是要关注电极的外形尺寸,因为面部多个肌肉处于相对较小的区域,只有在电极不占用太多的空间的情况下才能同时观察肌肉的运动。此外,在相近(特别是同时活跃的)肌肉观察中需要抑制串扰。在双极电极中,串扰不仅取决于电极对和相邻肌肉之间的距离,也取决于电极间的距离(Inter-electrode distance, IED,定义为两个电极中心之间的距离)。IED 值越小,测量的范围越小,测量的选择性越高。当 IED 值小于 10mm 时,串扰可以被充分抑制。另外,大或厚的电极可以阻碍面部运动(如说话时大幅度的嘴唇动作)甚至可以影响研究对象在实验过程中的情绪和行为。

在复杂的面部肌肉组织的检查中,表面肌电信号的有效性在很大程度上取决于仪器及操作方法。为了提高空间分辨率及抑制噪声,常常采用双极性电极结构。但由于电极位置的不同,所采集的肌电信号有很大程度的差异,所以,除了保证传感器的特性外,电极的位置也起着至关重要的作用。然而,建立准确的电极定位是一个具有挑战性的任务。它需要考虑多方面的因素,例如:①尽可能减小电极下面的皮肤、脂肪组织的干预;②一个双极电极需与肌纤维方向平行一致;③避免将双极电极放置在电机端板区域;④电极表面与皮肤接触良好,例如,没有皮肤褶皱或弯曲;⑤减少来自相邻肌肉的噪声。其中前三个因素最影响表面肌电信号的振幅大小。为此,Lapatki 等[15]研究开发了一种方法,系统地利用肌肉表面的运动单位参数和二维幅度信息及高密度的表面肌电信号来确定最佳的双极表面肌电电极位置。他们认为最佳的电极位置是在检测到最大表面肌电信号的肌肉处。但在这些地方下面的面部肌肉组织中,往往是几个小肌肉相互交错重叠组成的一个相对较小的区域。他们对口轮匝肌的表面肌电图进行了研究,选择其肌肉最佳的电极位置:如降口角肌的运动单位通常分布在有明显数量和尺寸优势的两个横向位置区域,因此,他们分别将电极位置放在上部和下部的肌肉部分来记录横向运动单位,结果发现,肌电电极的最优位置在降口角肌的上半部分;降下唇肌的最佳电极位置则是其内侧缘与颏唇褶皱处;解剖学研究表明,颏肌是由相对于皮肤表面倾斜的倾斜纤维构成的,增加肌肉纤维的深度会导致双极表面肌电信号的衰减,其最佳的记录位置是垂直于口唇软组织中心的中线的稍外侧面处。对于双极性肌电在脸上适当的极间距离,则可以根据其他因素予以决定,如信号的幅度、空间滤波特性,以及实际的操作问题等。此外,他们建议使用的双极电极是两个薄的、直径为 4mm 的 Ag/AgCl 盘,它可以实现 8mm 的电极间距,但这么小的电极尺寸仍在临床应用研究中,因为这需要借助一种特殊的皮肤附件技术,它允许电极固定牢固,安全且不需要亚克力外壳。

以往的表面肌电电极很难结合外部尺寸小和安全的皮肤附件。Lapatki 等[16]开发了一种新的皮肤附着技术,以产生牢固的不需要亚克力外壳的固定电极。这种电极尺寸直径仅为 4mm 和厚度仅为 1.5mm。在双极电极中,这种电极使电极间距离达到 8mm,提高了测量的选择性。他们通过这项新技术,对一组身体健康的 11 个专业喇叭号手进行测试(男性 9 例,女性 2 例),要求被测试者演奏乐器完成一系列特定肌肉的面部姿势,从七个不同的口周肌肉(即口轮匝肌上部、口轮匝肌下部、下唇方肌、颏肌、降口角肌、颧肌与提上唇肌肌群)同时记录肌电信号。虽然皮肤附着在乐器上演奏时受到高应力,但超过 98% 的电极取得了一个安全的机械和电极连接,而且通过皮肤电极阻抗的测量显示,电极对的绝对值和失衡是足够低的。对于双极记录技术,他们的电极记录信号也显示出较高的基线稳定性。

Schumann 等[17]则通过多通道表面肌电图仪对 30 名健康男性面部肌肉激活模式进行了研究:他们让这些受试者做闭眼、扬眉、皱眉、微笑、皱鼻、鼓腮、微笑、吹口哨、闭嘴、撇嘴等动作,同时用 48 个表面电极(左右各 24 个),记录双侧额部、颧弓处、眼轮匝肌处、提上唇肌、提上唇鼻翼肌、口轮匝肌、降口角肌、降下唇肌、颏肌等这些部位的表面肌电信号,并进行功率谱分析(快速傅立叶变换),以检测其不同肌肉运动时的平均肌电振幅。其结果提示:在明显不同的面部肌肉激活模式中,不同肌肉表现出来的表面肌电的活性是不同的,但在做同一组动作时,其左右对称部位的面部肌肉的平均肌电振幅是相同的。48 多通道表面电极虽然耗时,却是记录面部肌肉多模式激活运动的必要工具,可以测试和确定面神经麻痹的电极检测位置。在做面部运动时,多数面部肌肉的上下级、内外侧所测得的平均肌电幅度有显著差异,只有在眼轮匝肌上、下电极之间的差异不明显,这可能与它被认为是一块圆形括约肌,一起做整体运动有关。

（三）面肌痉挛表面肌电的研究

目前，sEMG 还主要应用于四肢和躯干等一些大肌群的研究，对于其应用于面部小肌群的研究尚少。而对于面肌痉挛的诊断及评估方法等方面的临床研究，既往的报道主要还是以传统的神经电生理诊断及针刺肌电图为主。

国内相关文献[18]曾探讨了面肌痉挛患者的眼轮匝肌表面肌电特征：通过采集及记录面肌痉挛患者在放松状态下及做最大自主收缩闭眼动作时健侧、患侧眼轮匝肌表面肌电值，观察不同状态下相应的 MF、MPF 及 AEMG。正常情况下，面部肌群同一肌肉同一信号采集部位的左右侧对比发现，表面肌电值无差异[17]。该研究结果显示：①在放松状态下，面肌痉挛患者的患侧眼轮匝肌的表面肌电时域指标值 AEMG 较健侧值高，其差异具有显著性意义，而各频域指标（MPF 和 MF）无统计学差异，说明在放松状态下，患侧面肌由于痉挛有较多肌纤维募集，且与相关研究结论相符。当运动强度水平过度（<20% MVC）时，理论上 MPF 和 MF 将不会产生任何变化[19]。②在收缩状态下，患侧眼轮匝肌的各 sEMG 指标（包括时阈指标及频域指标）都较健侧值低，说明面肌痉挛患者在用最大力收缩患侧面部时所募集的肌纤维较健侧少，各肌纤维的同步化程度较健侧低，因此，其表现为时域指标 AEMG 较健侧低，频域指标 MF 和 MPF 也较健侧值低，说明患侧面部肌肉在做相同强度的动作时较健侧更容易产生疲劳，这与之前对运动性肌疲劳的研究结果是相符合的，即在疲劳的发生过程中，主要表现为 MF 和 MPF 值的降低[20]。上述结果反映 sEMG 能够有效地评价面肌痉挛患者的电生理特征，反映疾病的严重程度及病情的变化。通过对以上结果的分析，表明面肌痉挛（HFS）患者健、患侧 sEMG 存在明显的差异，这有利于对面肌痉挛进行诊断、评估及术中监测；而时域指标值 AEMG 的稳定性较频域指标值差，这可能与受试者主观用力程度、脂肪层厚度、年龄等相关因素有关。但由于该研究所用的 sEMG 电极片为单极电极片，直径为 2cm，故而可能存在信号选择性差，串扰大的不良影响。

在该实验中，他们还同时予以面肌痉挛患者 Cohen 量表评估，分析其与 sEMG 的相关性，结果发现两者之间无相关性。对此，他们分析该结果可能的原因为：①Cohen 量表主观性较强，分级标准不够精细，不能很灵敏地反映出面肌痉挛的病情及变化；②sEMG 信号采集是由人工统计的，会存在一定的主观误差因素。

截至目前，除了上述报道外，国内外尚未见其他关于 sEMG 在面肌痉挛中应用的相关报道。

三、常用 sEMG 检测方法

（一）sEMG 的主要干扰及优化措施

1.电源的干扰：主要表现为 50Hz 的干扰，可以通过增大患者与仪器之间的距离来减少。

2.心电的干扰：心电是主要噪声来源之一，其信号比肌电信号强，且持续存在，可以通过减小两个电极之间的距离或者采用 100～200Hz 的带通滤波器来减少。

3. 电极移动时产生的局部电流：可以通过使用漂浮电极来减少这种干扰。

4. 皮肤电阻造成信噪比降低：信噪比是指记录的信号大小和噪声的大小之比，其该值越大，记录的信号越好，仪器性能越佳。由于皮肤表面有死细胞、分泌物等可使其电阻变大的因素，导致信噪比降低，故常用的方法是使用 75％酒精擦拭皮肤表面以除去油脂，从而降低电阻，待乙醇挥发后再粘贴记录电解，以提高信噪比。

5. 此外，皮下脂肪组织导致的低信噪比等都会对肌电信号的质量产生负面影响。

(二)测量方法[18]

1. 测量前的准备工作：受试者在进行检测前，测试人员应先记录患者的一般信息，如性别、年龄、身高、体重、面肌痉挛部位等，并用 Cohen 量表评定患者面肌痉挛的严重程度。检测时统一将室温控制在 25℃，湿度在 70％～80％。

2. 测试仪器的准备工作：采用芬兰 ME6000-T8（Mega，Finland）型表面肌电仪和数据分析软件（MegaWin 6000）。每次检测之前，先确认表面肌电仪处于待机状态，检查仪器是否处于正常运行状态，并确认好默认设置。表面肌电系统参数设置：带通 20～500Hz，输入阻抗＞5MΩ，共模抑制比（Common mode rejection ratio，CMRR）＞130dB，总增益为 412，灵敏度为 0.2μV，采样频率为 1000Hz，噪声水平＜1μV，A/D 转换为 12bit。

3. 安置表面电极：

(1)表面电极：采用一次性表面电极片 Ag-AgCl（由上海励图医疗器材有限公司生产），直径为 2cm。

(2)皮肤清洁：患者取端坐位。用 75％酒精清洁电极所接触的皮肤，以清除皮肤表面油脂，减少电阻，增加表面电极与皮肤之间的导电性，故测试前要对皮肤阻抗进行检测。

(3)放置电极：患者取端坐位。待酒精挥发后再粘贴表面记录电极，调整记录电极并使其平行于肌纤维的方向，置于眼轮匝肌内侧部分、口轮匝肌外侧部分，两电极间相距 20mm，接地电极置于两眼颞侧及两侧面部，予以牢固固定（见图 6-9）。

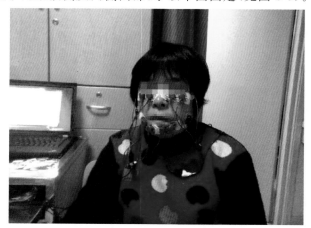

图 6-9　面肌痉挛患者表面肌电电极放置示意图

4.采集检测指标:指导患者做最大自主收缩闭眼动作,同时检测双侧眼轮匝肌、口轮匝肌在放松状态及最大自主收缩(Maximum voluntary contraction,MVC)状态下的表面肌电信号。检测指标为:①中位频率(MF);②平均功率频率(MPF);③平均肌电值(AMEG)(见图 6-10 和图 6-11)(文中图片均拍摄于测量采集过程中)。

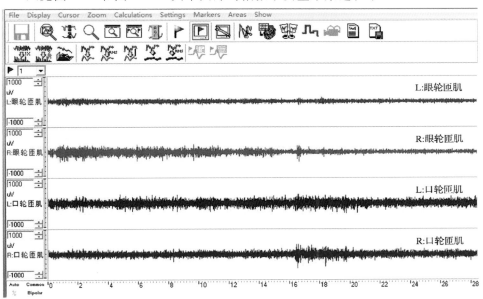

图 6-10　面肌痉挛患者表面肌电信号采集窗口

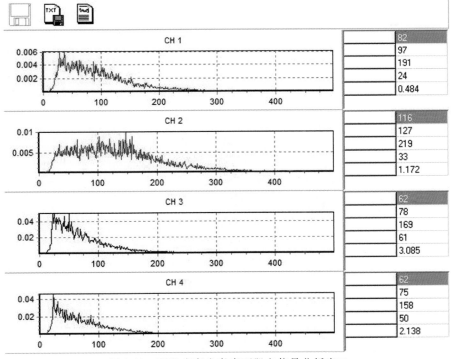

图 6-11　面肌痉挛患者表面肌电信号分析窗口

（三）参考值

面肌痉挛患者眼轮匝肌、口轮匝肌放松及收缩状态下表面肌电图指标值[18]见表 6-1。

表 6-1　面肌痉挛患者眼轮匝肌、口轮匝肌放松及收缩状态下表面肌电图指标值($\bar{x}\pm s$)

		MF(Hz)		MPF(Hz)		AEMG(mV)	
		放松	收缩	放松	收缩	放松	收缩
眼轮匝肌	患侧	69.10±17.34	95.52±16.94	93.53±17.05	113.80±16.12	6.53±4.55	38.60±28.98
	健侧	71.34±20.24	104.37±19.63	97.36±21.83	122.62±17.45	5.02±3.10	47.70±41.61
口轮匝肌	患侧	72.40±3.89	79.94±3.56	91.50±3.76	92.67±3.76	10.73±2.06	41.30±5.11
	健侧	67.43±2.68	77.33±3.62	89.97±3.45	91.79±4.28	8.47±1.49	27.03±2.98

由于目前针对面肌痉挛的 sEMG 检测在临床工作上尚未得到广泛的应用，上述检测方法是从相关文献摘录而来的。

附：

对于面神经的表面肌电检测，目前临床上的检查方法有面神经电图（Electroneurography，ENoG）。ENoG 是使用超大刺激兴奋面神经干而引起全部面肌收缩，用表面电极记录面部表情肌收缩时的复合动作电位（Compound action potential，CAP），比较健侧和患侧的 CAP，根据其差值的百分数估计神经受损程度，临床称之为面神经电图。其相关检测方法如下[21]。

1. 检查方法

（1）ENoG 的测试设备：是指带有直流电刺激器的表面肌电仪，通过软件选用体感诱发电位。

（2）电极放置：在 ENoG 检查中至关重要，记录电极位置移动 5mm，CAP 波形即可发生较大变化。

①刺激电极：用手持表面电极刺激器（恒压，电流强度可调），正负极间距 20mm。正极放置在耳屏前，负极放置在茎乳孔处移动，选择最敏感的刺激点进行刺激，可适当加压，以获得最大刺激效果。

②记录电极：用直径为 10mm 的表面电极进行记录，负极置于鼻翼旁，正极置于鼻唇沟上，正负极间距为 20mm，电极下涂导电膏，用胶带固定在皮肤上，不需加压。

（3）测量过程：患者取仰卧位。操作者立于患者头侧，手持刺激器，由零开始发放电脉冲，逐渐增强电流以达到超大刺激。一般情况下，直至患者感到疼痛时，再逐渐减小电流强度至患者不痛时的电流强度恰到好处。ENoG 测试的理想刺激强度应是出现最大振幅时的电流强度后，增加 10%。刺激电流时选择时程为 0.2ms 方波电脉冲，显示器记录参数为 $500\sim1000\mu$V/Div，带通滤波为 $1\sim10000$Hz，扫描记录时间为 20ms，平均叠加记录为 10 次。

（4）检查指标：显示器上会出现 ENoG 应有的双向波形，测量峰-峰振幅值，记录单位为"mV"。

在检查时,检查者需观察患者是否有咀嚼肌收缩引发的伪迹。若有咀嚼肌收缩(随每次电刺激出现下颌抽动或者颞部跳动)时,可将刺激电极稍加移动,咀嚼肌收缩多可停止。若仍不能停止,则需减小刺激电流强度,直到无咀嚼肌收缩为止。此时可观察 ENoG 是否仍为最大振幅,若仍为最大振幅即可以以此电流强度作为刺激强度进行测试,若振幅变得比最大振幅大或小,则应增强电流达到最大振幅为止。降低放大器增益倍数有助于消除伪迹。有时一些患者只能用最大刺激引出 ENoG 波形,但此时 ENoG 并不能真正反映神经的生理状态。

ENoG 应每隔 2~3 天复查 1 次,直至 21d 为止。连续测试可观察神经变性的趋势,有利于评估预后和决定治疗方案。

2. 测量结果判读

(1)正常值:正常 CAP 一般为双向曲线,潜伏值约为 3.2ms,峰-峰振幅在 1.28mV 和 12.8mV 之间,平均电位为 5.1mV,中位数为 4.5mV。正常人 ENoG 两侧振幅极少有完全相等的情况,两侧间差的正常值在 20% 左右。同一受试者在两次检查间的振幅也有差别,其值在 11% 左右。

(2)临床应用:ENoG 值是描述患侧面神经变性程度的指标,以百分数来表示。与健侧复合电位相比,患侧达到的百分数即代表患侧健存的神经纤维数量,健、患侧 ENoG 的百分数之差即为患侧神经变性的百分比。

ENoG 值的计算方法是:ENoG=1-(患侧振幅/健侧振幅)×100%。

临床上一般以 90% 作为判断预后的临界值,90% 以上表明其预后较差,小于 90% 表明其病情多可恢复。

3. 存在的不足

ENoG 刺激点在茎乳孔处的面神经总干,记录电极负极置于鼻翼旁鼻唇沟起点处,正极在鼻唇沟上距负极 2cm 处,但实际上电极并没有安置在某块固定的肌肉上,不符合肌腹-肌腱导程这一诱发肌电图要求的电极放置标准。ENoG 结果表示的只是记录电极周围的面神经分支,即运动终板和肌肉对刺激的反应,ENoG 的振幅(CAMP)只是鼻唇沟周围几块肌肉的纤维电位的总和。另外,ENoG 由于是在茎乳孔外刺激面神经远段来探寻面神经颞骨内神经损伤的程度,在发病早期会有假阴性,故在发病 1 周内意义不大,在发病 11~14d 后对其进行评定较有临床意义,且必须结合临床上其他资料加以分析,才能得到准确的结论。

参考文献

[1]MeLaughlin M R,Jannetta P J,Clyde B L,et al. Microvascular decompression of cranial nerves:Lessons learned after 4400 operations[J]. J Neurosurg,1999:90:1-8.

[2]Kong D S，Park K. Hemifacial spasm：A neurosurgical perspective[J]. J Korean Neurosurg Soc,2007,42(5):355-362.

[3]Auger R G，Whisnant J P. Hemifacial spasm in Rochester and Olmsted County，Minnesota，1960 to 1984[J]. Arch Neurol，1990,47:1233-1234.

[4]Wang L，Hu X Y，Dong H J,et.al. Clinical features and treatment status of hemifacial spasm in China[J]. Chin Med J，2014，127 (5):845.

[5]Zhong J，Li S T，Zhu J，et al. Is entire nerve root decompression necessary for hemifacial spasm[J]. Ins J Surg,2011,9(3):254-257.

[6]Yaltho T C，Jankovic J. The many faces of hemifacial spasm：Differential diagnosis of unilateral facial spasms[J]. Mov Disord,2011,26(9):1582-1592.

[7]Dawidowsky K，Branica S. Anatomical study of the facial nerve cannal in comparison to the site of the lesion in Bell's palsy[J]. Coll Antropol,2011,35(1):61-65.

[8]Friedman A，Jamrozik Z. Familial hemifacial spasm[J]. Mov Disord,1989,4(3):213-218.

[9]Nielsen V K. Electrophysiology of the facial nerve in hemifacial spasm：Ectopic/ephaptic excitation[J]. Muscle Nerve,1985,8(7):545-555.

[10]Kuroki A，Moller A R. Facial nerve demyelination and vascular compression are both needed to induce facial hyperactivity：A study in rats[J]. Acta Neurochir (Wien),1994,126:149-157.

[11]Zhou Q M，Zhong J. Sympathetic nerves of autonomic nervous system in pathophysiology of hemifacial spasm[J]. Neurol Res,2012,34(7):643-648.

[12]崔玉鹏,洪峰.表面肌电图在人体运动研究中的应用[J].中国康复,2011,26(1):59-60.

[13]Crary M A，Carnaby G M. Functional benefits of dysphagia therapy using adjunctive sEMG biofeedback[J]. Dysphagia，2004,19 (3):160-164.

[14]Castellini C，Smagt P V. Surface EMG in advanced hand prosthetics[J]. Biological Cybernetics,2009,100(1):35-47.

[15]Lapatki B G，Oostenveld R，Van-Dijk J P，et al. Optimal placement of bipolar surface EMG electrodes in the face based on single motor unit analysis[J]. Psychophysiology，2010,47:299-314.

[16] Lapatki B G，Stegeman D F,Jonas I E. A surface EMG electrode for the simultaneous observation of multiple facial muscles[J]. J Neurosci Meth,2003,123(2):117-128.

[17]Schumann N P，Bongers K，Guntinas-Lichius O，et al. Facial muscle activation patterns in healthy male humans：A multi-channel surface EMG study[J]. J Neurosci Meth，2010,187(1):120-128.

[18]廖贵阳,李建华.面肌痉挛患者表面肌电信号特征研究[J].中国康复医学杂志,2014,29(4):334-337.

[19]Petrofsky J S. Frequency and amplitude analysis of the EMG during exercises on the bicycle ergometer[J]. Eur J Appl Physiol Occup Physiol,1979,41(1):1-15.

[20]郭京伟,黄学英.不同恢复期脑卒中患者胫骨前肌和腓肠肌表面肌电信号的研究[J].中国康复医学杂志,2007,22(9):802.

[21]迟放鲁.面神经疾病[M].上海:上海科学技术出版社,2007.

第四节　周围性面瘫

一、概　述

(一)周围性面瘫定义

周围性面瘫(Idiopathic facial palsy)亦称为面神经炎(Facial neuritis)或贝尔麻痹(Bell's palsy),是因茎乳孔内面神经非特异性炎症所致的周围性面瘫。

(二)周围性面瘫的临床表现

面瘫患者的临床症状表现为:不同程度的皱眉无力,眼睑闭合不全,不能耸鼻,人中沟、口唇歪斜向健侧,患侧口角下降,口颊食物滞留,喝水后口角漏水、鼓腮漏气;部分患者可伴有面部麻木感,患眼溢泪,舌前2/3味觉减退,口干、眩晕、耳鸣,听力减退或过敏,后期患侧面部可出现疼痛、僵滞,甚至抽搐或口角反牵向患侧。

体格检查时可见患侧额纹消失,眼裂变大,闭目力弱甚至闭目露睛,鼻前庭活动减弱,鼻唇沟变浅,示齿时人中沟偏离中线歪向健侧,口角也向健侧歪斜,患侧鼓腮漏气,耳后出现疼痛或压痛,有时可触及肿大淋巴结。

(三)周围性面瘫的流行病学

流行病学调查显示,在我国,周围性面瘫的年发病率为(26～34)/10万,患病率为258/10万,周围性面瘫中最常见的类型为Bell's面瘫,发病多于数小时或1～3d达高峰[1],85%的患者在发病后3周内开始恢复,15%的患者在发病后3～5个月内开始恢复,67%的患者在3个月内能完全恢复正常[2]。Peitrsen[3]连续25年观察了2500例Bell's面瘫患者的自然恢复过程,观察发现:1年后71%的患者能完全恢复,29%的患者能部分恢复,17%的患者出现面肌痉挛,16%的患者面肌出现联带运动,2%的患者出现眼发湿或流泪。

(四)正常面肌的生理机制及面神经的解剖

1. 正常面肌解剖

详见第六章面肌痉挛。

2. 面神经分段

根据面神经的走形,出脑桥后可将面神经分为 6 段。

(1)小脑脑桥角段:面神经离开脑桥后,跨过小脑脑桥角,会同听神经抵达内耳门。此段虽然不长,但可被迫扩展到 5cm。容易发生面瘫。

(2)内耳道段:面神经由内耳门进入内耳道,偕同听神经到达内耳道底。

(3)迷路段:面神经由内耳道底的前上方进入面神经管,向外于前庭与耳蜗之间到达膝神经节,此段长约 2.25～3.00mm,为面神经分段中最短的一段。

(4)鼓室段(又称为水平段):自膝神经节起向后并微向下,经鼓室内壁的骨管,在前庭窗上方、外半规管下方,到达鼓室后壁锥隆起平面。此处骨管最薄,容易遭病变侵蚀或手术损伤。也可将此段分为鼓室段(自膝神经节到外半规管下方)与锥体段(自外半规管下方到锥隆起平面)。

(5)乳突段(又称为垂直段):自鼓室后壁锥隆起高度向下达茎乳孔。此段部位较深,在成人距乳突表面大多超过 2cm。

(6)颌骨外段:面神经出 S 乳孔后,在客突的外侧向外前行进入月思腺。主干在腮腺内分为上、下两支两者绕过腮腺脚部后又分为 5 支,各分支间的纤维分布于面部表情肌群。

面神经分支自上而下分为:①岩大神经:从膝状神经节前方分出,分布到泪腺和鼻腔腺体。②腱骨肌神经:从锥隆起后方分出,支配腱骨肌的运动。③鼓索神经:从垂直段分出,穿过鼓室并汇入三叉神经的舌神经,其副交感纤维到达下颌下神经节控制下腺及舌下腺的分泌,其感觉纤维到达舌前 2/3,司味觉。④终末支:分上下两支,上为颞面支,下为颈面支。颞面支分为颞支和颧支,颈面支分为颊支、下颌缘支及颈支。各支支配着面部不同表情肌,具体为:颞支支配额肌、皱眉肌、耳上肌、耳前肌、眼轮匝肌;颧支支配颧肌、上唇方肌;颊支支配颊肌、口轮匝肌;下颌缘支支配颏肌、下唇方肌、三角肌;颈支支配颈阔肌。

面神经是人体穿过骨管中最长的颅神经,是含有运动、交感和感觉纤维的混合性神经。由 3 个神经核组成:①运动核,支配面部表情肌。②涎上核,支配泪腺、颌下腺及舌下腺体分泌。③弧束核,传导面肌深部、外耳、鼓膜、鼓室内的感觉及舌前 2/3 味觉。3 组纤维混合后出桥脑下缘,经内耳门入内道,走行于面神经管内,出茎乳孔后进入腮腺交织成丛,而后分 5 支,分布于面部[4]。

(五)周围性面瘫的病因及病理

多数学者认为,面瘫是由于面神经水肿及骨管限制致面神经肿胀,使面神经受到骨管的反作用力,进而出现面神经变性,从而表现出其所支配的面肌的运动与感觉功能障碍。以下为面神经变性的一些主要观点。

1. 微循环障碍学说

这是面瘫成因的典型代表观点。该学院认为:自主神经功能紊乱,引起营养面神经血管痉挛和血栓的形成,继而引起局部的微循环障碍,最终使面神经发生缺血和水肿,肿胀的神经在面神经骨管内因受压而发生麻痹。Fowler 等[5]于尸检时的颞骨病理所见及面神经相关的手术所见都可支持该学说。有人用玻璃毛细管将 0.01% 肾上腺素注入神经束内造出了缺血性面瘫的动物模型,也证明血管痉挛可引起面神经微循环障碍,最终产生面神经传导阻滞,从而引起面肌麻痹。

2.病毒感染学说

1933 年,Aitken 等[6]采用水痘带状疱疹病毒制备的液体作为抗原来进行补体结合试验,结果显示,Hunt 综合征和 Bell's 面瘫的患者的抗体滴度均增高。之后,开始出现各种有病毒感染的面瘫的病例报告。Mulkens[7]在 1 例 Bell's 面瘫患者的面神经减压术中从面神经外膜分离出单纯疱疹病毒。Shanon[8]从 27 例 Bell's 面瘫患者中检查出 7 例存在病毒感染的患者,其中单纯疱疹病毒感染 5 例,带状疱疹病毒和巨细胞病毒感染各 1 例。

3.免疫学说

McGovern[9]通过将马血清注入已用马血清致敏的狗和非致敏的狗的面神经管内,发现致敏狗的神经血管处的周围肥大细胞消失,由此提出:面瘫的机制是一种伴随补体结合的抗原抗体反应。肥大细胞有脱颗粒作用,可释放组胺使毛细血管通透性增加,进而引起神经和周围组织水肿,导致面神经管内压力增加,并进一步激活肥大细胞继续脱颗粒,呈现恶性循环。Aviel[10]对 25 名 Bell's 面瘫患者进行临床和免疫学研究,发现在发病 24d 时,13 名患者外周血中 T 细胞明显减少,B 细胞明显增加,同时发现 15 名患者有多根脑神经受累的情况,因而认为 Bell's 面瘫像格林-巴利综合征一样,可能是一种病毒感染后引起的自体免疫性多发性神经炎。

4.神经源性学说

Misurya[11]认为鼓索神经通过中耳的部分实际上是暴露在大气中的,其表面仅覆盖有鼓膜鳞状上皮及薄纤维层,遇冷后容易发生营养血管的强力收缩,引起鼓索神经缺血性水肿,这种非炎性水肿逆行波及面神经主干,从而导致面瘫。有动物实验支持该学说,并认为鼓索神经是"扳机带",即面瘫是由鼓索神经的非炎性水肿逆行扩展至面神经主干而引发的,而不是原发于面神经。

5.遗传因素

遗传性面瘫至今仍未受到重视,家族性的面瘫很少有文献报道,但有学者指出家族性面瘫并不少见。Schwartz 等[12]对 30 例面瘫患者进行了 HLA-DR 分型,认为 HLA-DR 与面瘫之间的重要关系暗示了易患面瘫的基因基础,并认为如果采用大样本进行研究就可以明确 DR 位点抗原与面瘫的重要关系。

(六)病理变化

总结已报道的病理组织所见,发现了几个共同点,它们被认为是面瘫的病理组织学改变所致：①面神经在颞骨内的全部走行有淋巴细胞浸润表现，由此认为面瘫是由某种原因引起的炎症；②所有面瘫患者所存在的神经变性，包括神经纤维髓鞘受损、轴索变窄等，末梢部分比膝状神经节严重；③结缔组织增生，以岩部到垂直段全程最为明显；④从膝状神经节到末梢部表现出血管扩张和出血的情况。

（七）周围性面瘫诊断及鉴别诊断

1. 症状及体征

症状及体征详见前文临床表现。

2. 检查

包括定性检查和定位检查。定性检查常见包括：神经兴奋性试验、最大电刺激试验、神经电图、肌电图等。定位检查包括：泪腺分泌试验、镫骨肌反射、味觉试验及颌下腺流量试验等。

3. 鉴别诊断

中枢性面瘫病变在面神经核的核上通路，周围性面瘫病变在面神经及面神经。由于面神经核上部受双侧皮质核束支配，而核下部仅受对侧皮质核束支配。故一侧的面神经核上性瘫时仅出现病灶对侧睑裂以下的面肌瘫痪。表现为病灶对侧鼻唇沟变浅或消失、口角向病侧歪斜、不能鼓腮、示齿等。而一侧面神经核性或核下性瘫时出现病灶侧包括额肌在内的全部面肌瘫痪。表现为额纹消失、闭目不能、鼻唇沟消失、口角下垂、鼓腮漏气、示齿不全等。且中枢性面瘫通常伴有病灶对侧肢体的症状，轻者沉重无力，重者活动不利。除从症状鉴别外，还可通过头部 CT 或 MRI 检查进一步明确。

（1）单纯性面神经炎：为鼓索以下部位受损。临床表现为面肌运动障碍、额纹消失、眼裂扩大、鼻唇沟平坦、口角下垂，示齿时口角歪向健侧。

（2）Bell's 面瘫：为面神经管中鼓索和镫骨肌神经受损。临床表现为面肌运动障碍、额纹消失、眼裂扩大、鼻唇沟平坦、口角下垂，示齿时口角歪向健侧；舌前 2/3 味觉丧失、涎腺分泌功能障碍、听觉过敏。这是最常见的周围性面瘫类型。

（3）Hunt 氏面瘫：该病的病因为膝状神经节及岩浅大神经受损。其临床表现为面肌运动障碍、额纹消失、眼裂扩大、鼻唇沟平坦、口角下垂、示齿时口角歪向健侧；舌前 2/3 处的味觉丧失、涎腺分泌功能障碍、听力减退、泪腺分泌、丧失、乳突区痛。也可出现耳廓、外耳道痕渗。膝状神经节以上的病变还可累及泪腺、鼻腭黏膜腺体的分泌。这是损伤程度最重的周围性面瘫类型。

二、面肌评估方法

1. 量表法

（1）House-Brackmann 分级法：简称 H-B 分级法。Ⅰ级：两侧对称，各区面肌功能正常。Ⅱ级:轻度面肌功能不良,静态对称;稍用力能闭目,用力时可动口角,可略不对称;刚能觉察的联动,无挛缩及半面痉挛。Ⅲ级:中度面肌功能不良,肌张力差别明显但无畸形;可有抬眉不能,用力时眼睑能完全闭拢,用力时可动口角,但不对称;有明显联动、挛缩及半面痉挛。Ⅳ级:中重度面肌功能不良,肌张力明显减弱和(或)畸形不对称;不能抬眉,用力时眼睑不能完全闭拢,口部运动不对称,有严重的联动或痉挛。Ⅴ级:重度面肌功能不良,静态不对称,额无运动,闭目不全,用力时睑、口角略能动;常无联动、挛缩及半面痉挛。Ⅵ级:面全瘫,无张力,不对称,无联动、挛缩及痉挛。

(2)Portmann 0～20 评分法:比较患者两侧面部抬眉、闭眼、鼓腮、噘嘴、示齿和张大鼻孔 6 种运动。记录患侧减弱程度,每项满分 3 分,分别为运动正常 3 分、运动减弱 2 分、运动明显减弱 1 分、运动消失 0 分。另外,评估安静状态的面部情况,正常 2 分,轻度不对称 1 分,明显不对称 0 分。正常人为满分 20 分。

2. 电生理

主要包括面神经电图(ENoG)、F 波和瞬目反射(BR)及表面肌电图等。

3. 正常面肌表面肌电的研究

详见第六章面肌痉挛。

三、sEMG 在周围性面瘫中的应用

(一)sEMG 检测周围性面瘫的机制

sEMG 是从体表皮肤的表面,通过表面电极引导、放大、显示与记录下来的神经肌肉系统运动时发生的生物电信号。经基础试验研究表明,sEMG 信号源于大脑运动皮层控制之下的脊髓 α 运动神经元的生物电活动,形成于众多外周运动单位电位在空间上和时间上的总和,信号的振幅以及频率等线性、非线性信号特征变化与不同肌肉活动水平和肌肉功能状态下的运动单位活动同步化、肌纤维募集以及肌纤维兴奋传导速度下降等生理性因素有关,同时受表面电极粘贴位置、皮肤温度、脂肪厚度、肌肉长度以及肌肉收缩方式等测量性因素的影响。sEMG 检测兼具客观性、实时性、无创性、操作简便等优点,因而在临床医学的神经肌肉疾病诊断、康复医学领域的肌肉功能评价以及体育科学中的疲劳评定、运动技术合理性分析等均有重要的实用价值。将 sEMG 检测应用于周围性面瘫检测,其机制是由于肌电图信号的强弱与面部肌肉的收缩力量强度成正比,故可敏感地检测其变化,换言之,面部肌肉收缩力量越大,肌电信号就越强;反之,面部肌肉收缩力量越小,肌电信号就越弱。周围性面瘫患者的患侧肌肉力量明显减弱,这就与健侧肌肉形成鲜明的对比。因此,sEMG 可以用来检测周围性面瘫,评价该病的严重程度及恢复情况。另外,与各种主观的人工量表相比较,sEMG 检测就显得更加直观、客观、可信,兼具人工量表和电生理诊断两类方法的优点。

目前,应用 sEMG 评估周围性面瘫的文献较少,准确可靠的评价方法对判断周围性面瘫的严重程度、面神经功能状况、面瘫预后及治疗效果都非常重要。各种人工量表是

临床上应用最广泛的用于评价面神经功能的手段,主要包括 House-Brackmann 分级量表(H-B 量表)、Nottingham 量表、Burres-Fisch 量表、Sunnybrook 量表、面部残疾指数评价量表(Facial disability index,FDI)以及面神经麻痹程度分级评分表(由杨万章制订)等。人工量表的主要优点是方便可行,易于临床医生掌握、操作,也易于被患者所接受,但由于其存在主观的特点,故其有效性及准确性仍存在不足。

刘立安[13] 应用 sEMG 检测了 118 例周围性面瘫患者,探讨其对于该病的严重程度及预后的评价。对就诊的周围性面瘫急性期(7d 之内)患者,首先采取 sEMG 检测与 H-B 量表评价,并对患者进行针灸治疗,治疗结束后再行 H-B 量表评价,并将 sEMG 检测结果与 H-B 量表评价结果进行比较,观察两种评价方法的差异性,并对预测周围性面瘫患者的预后情况进行探讨。结果发现,sEMG 与 H-B 量表对面瘫程度的评价进行比较,未见显著性差异,说明 sEMG 是一种较为客观的评价方法;在评价预后方面,患侧与健侧的均方根(RMS)平均值比值越高,其预后越好;其中,比值在 15% 以下者预后较差,而比值在 45% 以上者预后较好。本研究说明 sEMG 可以作为评价周围性面瘫严重程度的一种方法,并且可对患者的预后进行较为客观的预测。孙湖[19] 在针刺治疗周围性面瘫的 sEMG 评价参数范围的初步研究中指出,sEMG 检测对应 H-B 分级量表各级的参考值范围分别是:Ⅰ级:0.74~1.00,Ⅱ级:0.58~0.76,Ⅲ级:0.42~0.60,Ⅳ级:0.28~0.4,Ⅴ级:0.16~0.30,Ⅵ级:0~0.16。由于其课题时间以及所收集到的病例数有限,所以只是制订了初步的参考值范围,个别地方还是不够精确,因此,下一步的工作是要在此基础上制订更为精确的参数范围。

(二)sEMG 评价的操作方法

sEMG 用于周围性面瘫检测的分析指标主要是时域分析中的均方根值(RMS)[19]。

在室温 25℃ 左右的条件下,协助患者取仰卧位,用 sEMG 检测分析仪对称性地检测患者双侧面部的口轮匝肌群、颊肌群以及额肌群的 RMS 值,先用 75% 酒精对检测部位进行脱脂,再粘贴表面电极并加以固定。参考电极粘贴于面部的腮部两侧。表面电极正负极的连接要与面肌纤维平行,两电极中心距离约为 20mm。检测前向患者演示所要检测的三个表情动作,即用最大的力气做示齿、吹口哨与抬眉毛等动作。然后嘱患者听从检测医师口令用最大力气做示齿、吹口哨以及抬眉三组动作(电脑声音提示:work 5s、rest 5s,重复 3 次,每组动作共计 30s)。电脑同时记录面部两侧肌肉在放松、示齿、吹口哨及抬眉时的 sEMG 信号。

sEMG 检测周围性面瘫的常见干扰因素及相应的处理办法如下。

1. 电阻影响

皮肤的电阻影响是利用 sEMG 检测周围性面瘫时首要解决的干扰因素。因此,如何减少皮肤电阻对肌电图信号的影响是我们临床上必须要考虑的。为了做到尽量降低皮肤电阻的目的,目前我们采取的方法是用 75% 酒精对电极粘贴部位的皮肤进行擦拭脱脂,让酒精挥发后再粘贴表面电极。

2. 噪声干扰

目前,我们利用 sEMG 做检测时经常会遇到噪声干扰,即肌电信号出现异常偏高,或者始终处于不稳定状态。受到的干扰因素主要来自患者自身所带的静电和心电信号。静电处理起来比较麻烦,尤其在冬季的时候,几乎所有受试患者都带静电,导致肌电信号值不稳定,数据变异率增加。对于这种情况,我们一般通过一些除静电的方法来解决。心电信号的干扰问题相对来说不是很突出,出现这种情况的原因主要是患者运动量增加导致的心跳加快,影响了肌电信号,只要让患者静息片刻即可。另外,可以通过缩小两个表面电极之间的距离来消除干扰。

3. 脂肪组织

脂肪组织的厚度会影响肌电信号的接收。这是 sEMG 相对于传统的针式肌电图的一个缺点。脂肪组织越厚,sEMG 信噪比越低,且脂肪厚度对等长收缩的影响大于等张收缩与等速收缩,但这个影响因素在躯干四肢部分表现得较为突出,而对面部的影响则相对小一些。

4. 表面电极

目前,我们利用 sEMG 检测面部肌肉,利用的表面电极是临床上常用的心电图电极片。通用的 sEMG 电极片都是适合躯干四肢关节的表面电极片,并不适合面部检测,厂家也还没有生产相关的面部电极贴片,因此,我们只能利用修剪过的心电电极片。心电电极片应用于面部,理论上与实际临床上都是可行的,只是用于面部显得过大,需要适当地进行修剪,但毕竟不是专用的表面电极,也会对检测结果产生一定的影响。

5. 电极位置移动

进行 sEMG 检测时,患者在做表情运动过程中,表面电极可能会因表情运动发生微小的位移,并在表面电极局部产生电位。故在粘贴表面电极时,应尽量按面部肌肉的走行情况安放,以减小表面电极的移动。

参考文献

[1]王维治. 神经病学[M]. 北京:人民卫生出版社,2006:276-279.

[2]全世明,高志强. 贝尔面瘫治疗指南[J]. 国际耳鼻咽喉头颈外科杂志,2006,30(4):274.

[3]Peitersen E. Bell's palsy:The spontaneous course of 2,500 per. ipheralfacial nerve palsies of different etiologies[J]. Acta Otolaryngol,2002(Suppl 549):S4-S30.

[4]许芹. 周围性面瘫致病相关性因素分析[D]. 北京:北京中医药大学,2013.

[5]Fowler E P. The pathologic findings in a case of facial paralysis[J]. Trans Am Acad

Ophtalmol Otolaryngol,1963,67:187-197.

[6]Ikeda M,Abiko Y,Kukimoto N,et al. Clinical factors that influence the prognosis of facial nerve paralysis and the magnitudes of influence[J]. Laryngoscope,2005,115 (5):855-860.

[7]Mulkens P S,Bleeker J D,Schroder F P. Acute facial paralysis:A birological study [J]. Clin Otolaryngol, 1980, 5(5): 303-310.

[8]Shanon E,Himelfarb M Z,Zikk D, et al. Measurement of auditory brain stem potentials in Bell's palsy[J]. Laryngoscope,1985,95(2):206-209.

[9]McGovern F H. The Tolusa-Hunt[J]. Va Med,1980,107(4):298-299.

[10]Aviel A,Ostfeld E,Burst A R, et al. Peripheral blood T and B lymphocyte subpopulation in Bell's palsy[J]. Ann Otol Rhinol Laryn gol,1983,92(2):187-191.

[11]Misurya V K. Neuroge concept of bell's palsy:Medical decompressio of facial nerve [J]. Larygol Otol,1975,89:1107-1111.

[12]Schwartz M S,Tiwari J,Rice D H. Bell's Palsy and HLA-DR:A possible association[J]. Arch Otolaryngol Head Neck Surg,1986,112(7):753-754.

[13]刘立安,孙湖,朱云红.表面肌电图检测在评价周围性面瘫预后中的应用[J].中国康复医学杂志,2012,27(10):946-948.

[14]孙湖.针刺治疗周围性面瘫的表面肌电图评价参数范围的初步研究[D].济南:山东中医药大学,2012.

第五节　吞咽障碍

一、概　述

(一)吞咽障碍定义

吞咽是人类赖以生存的最基本的生理活动之一,这一过程主要由三个部分组成:口腔、咽和食管,即食物在口腔经咀嚼形成食团后再经咽和食管入胃的过程。

吞咽功能障碍是指食团经口腔到胃的过程受阻。根据吞咽的生理机制,可将吞咽障碍分为口腔期吞咽障碍、咽期吞咽障碍和食管期吞咽障碍[1]。

(二)吞咽障碍的临床表现

一个正常的吞咽动作的完成,分为口腔准备期、口腔期、咽期和食管期四个阶段。

1.口腔准备期

口腔准备期是指食物摄入口腔至完成咀嚼这一过程,是为吞咽做准备的阶段。食物经由唇、齿、颌、舌、颊肌、硬腭、软腭等参与后被摄入口腔,经咀嚼形成食团。食物在口腔内进行加工处理时,口腔呈一封闭空间,前方口唇关闭,后方舌根与软腭相接(舌腭连接),以防止食物坠入咽部。

口腔准备期间,流质饮食无须咀嚼,关键在于口腔内组织对其的控制。半流质、软质食物只要依靠舌与腭的挤压运动即可形成食团;而固体食物则需要通过复杂的咀嚼过程,即通过下颌的垂直及水平运动,将食物进行切割、研磨,同时,舌对食物进行搅拌并与唾液相混合,将其加工成为容易吞咽的食团。

在这个阶段中,如果唇出现问题,患者会出现流口水、食物从口角漏出等症状;食团形成障碍、口内食物残留是颊肌的问题;提前误吸则是软腭的问题。

2. 口腔期

口腔期是指把咀嚼形成的食团送入咽部的短暂过程。食团由口腔开始向咽部移动的瞬间即为口腔期的开始,而食团越过咽峡的那一刻,即移行进入咽期。口腔期开始,舌尖向上方运动,舌与腭的接触面由前向后方延展,将食团推向口腔后方。随后,软腭开始抬高,舌后部下降,舌根前移,将食团推送入咽。此时,上升的软腭与向前方突出的咽后壁相接,封锁上咽与中咽的间隙,形成鼻咽腔闭锁。

此期吞咽障碍的主要表现为:①双唇不完全闭合,出现流涎、食物漏出;②面颊肌肉张力减低,开口闭唇困难,食物含在口中,不能下咽,咀嚼费力,食物堆积在面颊和硬腭;③食团形成障碍、食团推进障碍、吞咽启动不能、吞咽延迟、口内食物残留、会厌谷滞留是这个阶段常出现的吞咽障碍。

3. 咽期

咽期即食团通过反射运动,由咽部向食管移送的阶段。食团入咽后,通过舌根的推挤,食团在中咽处被舌、软腭和咽壁所包围。此时,喉部抬高,喉腔封闭,使会厌呈水平状。随着咽部的收缩使食团到达中咽后,软腭下垂封闭咽峡,舌骨及喉部最大限度地移向前上方,会厌下倾,食团经下咽进入食管。随后,咽部的收缩进至下咽,食团完全进入食管。此刻,中咽由于咽壁、舌根及软腭的紧贴完全封闭,咽喉也依然处于封闭状态。直至食团被送入颈段食管为止,各器官位置方始复原,呼吸道重新开通。正常情况下,吞咽反射在1s内完成。

咽期吞咽障碍包括不能或延迟启动吞咽反射中枢,即食物进入咽腔时没有引起吞咽过程中的4种神经肌肉运动;腭咽闭合能力下降,此时食物反流入鼻腔;单侧或双侧咽缩肌群收缩能力下降,导致食物连续通过整个咽腔时受阻;咽不能上提,使少量食物残留在气道顶部;咽腔内收功能下降或气道闭合不全,食物在吞咽过程中漏入气管,发生误吸[2],引起呛咳;环咽肌失迟缓,环咽肌群放松不够或放松时机不当,部分食物滞留在会厌谷和梨状窝。声音嘶哑,会厌返折差,喉上提动作、减慢、幅度降低,吞咽启动不能,用力吞咽,吞咽延迟是咽期吞咽障碍的主要表现;软腭与咽后壁封闭障碍,鼻反流,咽部感觉减退,咽肌收缩无力,食物滞留咽部——会厌谷、梨状窝、咽后壁重复吞咽,用力吞咽,吞咽延迟是咽期阶段常有的异常。

4.食管期

食管期是指通过食管蠕动运动,把食团由食管端向胃部移送的阶段。由于食团的重力及食管的蠕动、负压作用,食团沿食道下行入胃。食物进入食道以后,其活动已不能由人体随意控制,常由于食管平滑肌蠕动障碍、贲门失迟缓,引起胸痛、胸部堵塞感、延迟反流胃内容物、慢性烧心感及因食物反流误吸入气道所致咳嗽、肺部感染等症状。

(三)吞咽障碍的流行病学

吞咽障碍是脑卒中患者最常见的并发症之一,国外文献报道指出,脑卒中后吞咽障碍的发生率为30%～78%,国内报道其发生率为62.5%。吞咽障碍可导致患者脱水、营养不良及吸入性肺炎[3],甚至会导致窒息性死亡,使其住院时间延长[4,5],严重影响了患者的功能恢复[6],降低了患者的生存质量[7]。

(四)吞咽障碍的病因

引起吞咽障碍的因素主要包括以下几个方面:①口咽部疾病(口咽病毒性、细菌性感染)、口咽损伤(机械性、化学性)、咽白喉、咽结核、咽肿瘤、咽后壁脓肿等。②食管疾病食管炎(细菌性、真菌性、化学性)、食管良性肿瘤(平滑肌瘤、脂肪瘤、血管瘤等)、食管癌、食管异物、食管肌功能失调(贲门失迟缓症、弥漫性食管痉挛等)、甲状腺极度肿大等。其中食管癌是重要病因。③神经肌肉疾病延髓麻痹、重症肌无力、有机磷杀虫药中毒、多发性肌炎、皮肌炎、环咽失迟缓症等。④全身性疾病,如狂犬病、破伤风、肉毒中毒、缺铁性吞咽困难(Plummer-Vinson综合征)等。

(五)吞咽障碍的病理机制

1.正常吞咽的生理机制

吞咽是一种复杂的反射性动作,是一种经口咽部随意肌群的收缩、食管括约肌的松弛、肌食管肌节律性蠕动等一系列有顺序而协调的动作,将进食的流质或食团排进胃内的过程。正常吞咽反射弧包括5个成分:感受器、传入神经、神经中枢、传出神经、效应器。吞咽行为的感受器主要是口咽部黏膜,其主要来自食团对机体的刺激。传入神经主要包括迷走神经分支喉上神经,喉上神经支配区感受器接受的压力刺激可能是诱发吞咽的关键因素[8],其次还包括三叉神经、面神经和舌咽神经。神经中枢主要包括皮质及皮质下吞咽中枢和脑干吞咽中枢,皮质吞咽中枢的作用是启动吞咽和控制口咽阶段,通过调节延髓吞咽中枢的阈下兴奋,与皮质下中枢共同调节延髓吞咽中枢的吞咽模式[9]。脑干的延髓吞咽中枢与吞咽活动密切相关,其也叫作吞咽中枢模式发生器(Central pattern generator,CPG),主要有2个区域:①背侧区(Dorsal swallow group)的孤束核(Nucleus tractus solitarius,NTS)及其周围网状结构;②腹外侧区(Ventral swallow group,VSG)的疑核(Nucleus ambiguous,NA)及其周围网状结构,双侧呈交叉性密切联系,以确保吞咽过程协调,并控制和调节吞咽反射[10]。

2. 吞咽障碍的发生机制

吞咽障碍是怎么发生的呢？支配吞咽的神经包括 4 个部分：①由感觉运动区尾侧和运动前区外侧、岛叶、颞极皮质、额下回前部、岛盖额部构成的高级中枢（皮质吞咽中枢）；②由孤束核及其周围的网状结构所构成的背侧区域和由疑核及其周围的网状结构所构成的腹侧区域组成的低位中枢（延髓中枢模式发生器）；③由迷走神经背核、三叉神经运动核、疑核、舌下神经核组成的吞咽颅神经核团；④小脑。这 4 个方面相互作用、相互配合，共同帮助人体完成吞咽动作。如果有一个地方出现了问题，如受到损伤或发生病变，就会导致吞咽障碍。

吞咽这个动作的完成不仅仅需要牙齿、舌头、咽喉的参与，唇、颊、腭也会"加入"其中。虽然这些结构在吞咽时所发挥的作用可大可小，但是少了任何一部分的参与，这个动作就很难顺利完成。

唇是由口轮匝肌以及覆盖在其上的黏膜皮肤所构成的。唇的作用是在咀嚼和吞咽时，封闭口腔前部，使口腔内的食物不会漏出，并可紧贴牙弓将食物从口腔前庭挤入真口腔内，在摄入液体时，还可缩拢进行啜吸。

颊构成口腔的两个侧壁，由黏膜、颊肌和皮肤所构成。颊肌是口周围肌中最重要的辐射状肌，收缩时牵拉口角向外，并使颊与牙弓紧贴以助咀嚼和吸吮。咀嚼时，配合舌的活动将食物放于上下磨牙之间，利于咀嚼。

舌的肌群包括舌内肌和舌外肌。舌内肌是舌本身的肌肉，构成舌的主体。舌内肌收缩时，分别可使舌缩短、变窄或变薄，从而改变舌的形态。舌外肌起自舌周围各骨，止于舌内，包括颏舌肌、舌骨舌肌、茎突舌肌和腭舌肌 4 对。其中颏舌肌是最重要的一对，双侧收缩时使舌伸向前下方，单侧收缩使舌尖偏向对侧。舌在咀嚼时能够搅拌食物，使之与唾液充分混合，并将食物送至磨牙之间，利于牙齿对食物的切割和碾磨，当食物形成糊状的食团后，舌将其向口腔后部推送直至进入咽部，随后舌根继续将食团向下推进至下咽部。

软腭为腭部 6 对肌肉表面覆以黏膜所形成的组织，其后部斜向后下方被称为腭帆。其后缘的咽腭弓和舌腭弓以及腭垂（即悬雍垂）构成腭帆的游离缘，与双侧的腭舌弓和舌根共同构成咽峡。在咀嚼时，软腭可随时与舌根之间紧密接触，形成舌腭连接，防止食物提前漏入咽部。当准备吞咽时，软腭上抬，并增厚隆起，与咽后壁接触，封闭鼻咽与口咽之间的通道，防止食物从鼻腔里反流出来。如果软腭无力，则可能出现舌腭连接功能减弱，食物提前漏入咽部，尤其是液体食物，造成提前误吸。软腭不能封闭鼻咽时，表现为鼻反流或鼻穿透，并可出现鼻音。

咽腔以腭帆游离缘和会厌上缘平面为界，咽腔可分为鼻咽、口咽和喉咽 3 个部分。咽肌构成了咽的后壁和侧壁，包括咽缩肌和咽提肌两组。咽缩肌包括咽上、中、下缩肌3 个部分，自上而下呈次叠瓦状排列。吞咽时，咽缩肌向咽腔中部收缩，自上而下封闭咽腔，将食团推向食管。咽提肌收缩时，在垂直方向上上提咽壁和喉结构，并使舌根后压，这样就促使会厌向后返折，盖住喉口，而食团则从会厌上面经过，进入食管。

喉或者喉结构实际上是由一组软骨及肌群所组成的器官，即以软骨为支架，借关节、韧带和喉肌连接而成。软骨主要包括甲状软骨、环状软骨、会厌软骨、杓状软骨,还有小角软骨和楔状软骨。

当食团还在口腔内或刚刚进入咽部时,喉结构就已经发生了构象变化,为吞咽做好准备。首先是杓状软骨尖端向前弯曲,抵在会厌的根部,然后会厌向后下返折,盖在杓状软骨上面,与此同时,在喉结构的提升过程中,真假声带依次关闭。随后喉结构上提至舌根下,受到舌根的保护。

二、表面肌电的研究现状

sEMG 是从皮肤表面通过电极引导、放大、显示和记录下来的神经肌肉系统活动时的生物电信号。表面肌电图的信号检测是一种电生理检测方法,其信号的检测分析在临床诊断中具有重要的意义。

在众多的 sEMG 研究现状中,由于采集肌电图信号的仪器设备受到自身的误差、电极安放的位置及间距、采集的时间、肌肉收缩方式、运动强度、疲劳状况、运动性质、肌纤维的种类、受试者自身的年龄、性别等因素的影响,都会直接影响肌电信号的可信度。表面肌电技术作为一种非侵入性、无放射性、患者无明显不适感的技术,亦具有简单、快速、价廉且容易被临床医生掌握的检测优点,使其在临床口已得到了广泛的应用[11],可用于临床医学领域中的神经肌肉疾病诊断、体育科学中的肌肉疲劳判定、运动技术合理性分析、康复医学领域的肌肉功能评价等方面。本章节主要针对 sEMG 技术在康复医学领域中的吞咽功能评估做一阐述。

(一)针对表面肌电信号信度的研究

在表面肌电信号信度的研究当中,国内外有大量的报道,许多结果和结论并不完全一致,大部分研究认为,虽然 sEMG 的影响因素很多,但是该项技术仍可以很好地应用于临床各项研究当中。1996 年,Vincent 对 sEMG 的信度和效度进行了相关研究,研究表明,sEMG 所检测到的信度和效度普遍较高[12]。Michael 等基于健康人的吞咽过程,探讨了 sEMG 信号的有效性和可靠性,研究证实 sEMG 不仅能够准确识别吞咽过程,而且有经验的人比没有经验的人用 sEMG 技术来评估吞咽过程,其结果更具准确性[13]。Malone 等对 sEMG 参数持续时间在脊髓型颈椎病患者步态分析中的信度进行了研究,认为无论是静态收缩还是动态收缩,sEMG 的基本参数较为稳定、可靠[14]。但也有国外报道认为,sEMG 参数的信度欠佳[15],如有文献报道[16]认为表面肌电测试起始的参数信度良好,只是疲劳评定参数的信度不令人满意。国内李青青等[17]对 sEMG 信度的研究认为,只要所涉及的生理状态相同,无论肌肉是静态收缩还是动态收缩,sEMG 参数的变异性都和分析的时阈和频阈有关,若分析时宽延长,则变异性越小,采样越多则变异性越小,可信度越高,这符合统计学的一般规律,而且,频阈指标的变异小于时阈指标的变异。肖灵君等[18]研究了 sEMG 在吞咽功能评估中的信度,分析 sEMG 在吞咽评估中的一致性和可重复性,结果表明,吞咽 5mL 糊状食物 2 次,sEMG 信号的吞咽时限、平均波幅及峰值在 2 次吞咽过程中所测试的内信度良好,表示两次吞咽动作的时限、平均振幅及峰值是稳定的,变异性不大,2 次吞咽动作稳定性良好。此外,该研究认为,吞咽次数太少可能会引起误差,次数太多会使受试者容易疲劳从而造成数据的准确性不足。因此,研究认为 sEMG 用于吞咽功能评估具有良好的信度,可为临床应用提供客观依据。

(二)针对 sEMG 在正常吞咽和吞咽障碍评估中的研究

吞咽是人类不可缺少的生理活动之一,主要包括 3 个阶段:口腔期、咽期和食管期。由于吞咽活动所涉及的并不是某块特定肌肉,不能获得特定肌肉肌电活动的数据以及对运动单位动作电位的定量分析。因此,针状电极并不适合用来分析吞咽相关肌群的肌电信号,而 sEMG 并不着重于诊断某块肌肉的功能,记录的是电极下广泛范围表浅肌群肌电活动的总和,因此,可用来检测吞咽过程中局部肌肉活动的时间和幅度。sEMG 检查借助计算机表面肌电系统,对咽期的有关吞咽肌肉进行肌电活动的分析,检测吞咽过程中相关肌肉活动的持续时间和幅度以及肌肉的时序性,对吞咽过程进行定量及定性分析。

sEMG 作为一种安全、简单、无创的有关神经肌肉功能状况的评定手段,可应用于吞咽、吞咽障碍以及对吞咽康复训练疗效的评定;不但可以定性评估吞咽功能,而且可以定量评估吞咽过程中相关肌群的肌电活动。sEMG 相对于其他评估而言,其优点在于能够量化口咽期吞咽过程,这是其他检查方法不能实现的。

近 20 年来,国外已有学者运用 sEMG 作为吞咽障碍筛查及诊断的首要方法,但国内应用较少,其主要应用于吞咽及吞咽障碍的评估。早在 1993 年,Adrience 等首次报道用肌电图研究口咽期的吞咽功能[19],因其操作具有较大的风险,需要专门的技术人员而受到限制。1944 年,Weddel 等开始使用 sEMG 用于咽喉部的肌电图检查。由于咽喉部参与吞咽活动的肌肉较细较多,很难用传统的电针刺方法对肌肉准确定位,现多用电极贴于参与吞咽活动的肌群表面,检测吞咽时相关肌群活动的生物电信号,即 sEMG 检查。1996 年,Vincent 等研究使用 sEMG 技术成功检测到正常成人吞咽时咽喉部肌群的肌电活动,且研究结果表明:干吞咽(吞咽唾液)和湿吞咽(吞咽 5mL 水)的 sEMG 信号的平均振幅和吞咽时间差异很大。Vaiman 等研究[20]认为,在专家评估之前,对怀疑存在吞咽障碍的患者进行一个简单的筛查和早期诊断具有非常重大的临床意义,而 sEMG 就可以实现这一目的。Ding 等将 sEMG 与电声门图的结果进行比较,发现 sEMG 可以区分正常吞咽和 Mendelsohn 手法吞咽[21],并且观察到所记录的肌肉活动存在时序性,即依次启动下口轮匝肌、上口轮匝肌、咀嚼肌、颏下肌群、舌骨下肌群。Michael 等[22,23]早期使用 sEMG 对 440 名健康成年人进行研究,其中有 100 名为 4～12 岁儿童,检测其在吞咽各个时期的 sEMG 特点,建立了一个吞咽正常值的数据库。研究发现,受试者肌电信号的波形、平均振幅和吞咽持续时间在性别上无显著差异,而与年龄相关,≥70 岁的老年患者呈年龄相关的吞咽肌电信号特征,表明吞咽肌肉在老年受试者吞咽过程中缺乏协同收缩能力;存在吞咽障碍的儿童在吞咽和饮水时的肌肉活动时间明显低于成人;儿童和成人的平均振幅(MA)无显著性差异。国内,我们在这一方面也作了相关的研究[24,25]:应用 sEMG 技术评估正常成人咽期吞咽功能并建立了时间标准数据库。结果表明,咽期吞咽相关肌群的表面肌电活动的持续时间与年龄和吞咽模式有关,在后期工作中,该课题组继续应用 sEMG 技术评估正常成人咽期吞咽相关肌群肌电活动的平均振幅值,结果表明,平均振幅值与年龄无关,与吞咽模式有关。Michael 等近年来研究[26]将 sEMG 用于评估吞咽障碍患者,制订了 sEMG 评估的标准化程序、测试的标准化模式以及设备的标准化,并使用 sEMG 技术建立了针对正常成人吞咽过程中相关肌群肌电活动的持续时间、平均振幅、吞咽模式的标准数据库[27-29]。

(三)针对 sEMG 在吞咽障碍评估中的研究

sEMG 对脑卒中后吞咽障碍患者,尤其是咽期吞咽障碍者能够进行早期评估和筛查,以为其制订个体化的吞咽障碍治疗方案,且对人体不会造成伤害,短时间能反复检查,能及时了解病情变化及修订治疗方案,且能在床边进行,对疾病早期不宜搬动的患者尤为适合。

sEMG 除可以对吞咽功能进行评估之外,对吞咽的康复训练也具有一定的指导作用。sEMG 可以对所检测肌群的活动状态进行量化,指导患者进行最有利的肌肉训练。吞咽动作的训练是吞咽障碍患者在康复训练过程中最重要的环节,如何进行最为有效的训练是临床医师关注的重点。近年来,有相关学者研究健康成人不同吞咽动作下相关肌群的 sEMG 信号,以寻找高效的吞咽训练方法。Sakuma 等[30]研究了 10 种不同姿势下吞咽的舒适度,记录不同姿势下吞咽相关肌群的 sEMG 信号的时间和振幅,研究表明,吞咽的时间和振幅与被检者的舒适度呈负相关,即吞咽的时间短且振幅低说明吞咽越轻松,因此,可以认为 sEMG 可以作为一种客观评估吞咽舒适度的方法。sEMG 已经成功应用于临床指导吞咽障碍患者进行吞咽训练。Yoshida 等[31]通过比较舌背抬高、上抵硬腭和喉部上抬两种训练方法时颏下肌的表面肌电活动发现,对于咽期吞咽障碍达到相同的治疗效果,伸舌锻炼比喉部上抬更省力,更容易完成。Wheeler 等[32]通过 sEMG 记录 Mendelsohn 吞咽、用力吞咽、呼气肌力量训练和正常吞咽时颏下肌群的 sEMG 信号,发现不同吞咽模式下的 sEMG 时程和平均振幅都有显著差异,此研究为不同的吞咽障碍康复方案的制订提供了依据。

sEMG 作为一种快速、无创、经济、无放射性的检查,已经在吞咽障碍的诊断及鉴别诊断方面取得了一定的研究成果。但是目前还缺乏一个国际公认的关于吞咽各个时期 sEMG 值的标准数据库,使得 sEMG 对于吞咽功能的评估及吞咽障碍的诊断还仅局限于个别医师和研究人员的经验上,缺乏有效的说服力,也限制了这项技术的进一步推广。今后仍需进一步扩大样本量,建立吞咽各个时期 sEMG 值的标准数据库,为临床吞咽障碍的临床评估和诊断提供客观参考数据。

三、常用 sEMG 检测方法

(一)表面电极

sEMG 是一种研究肌肉活动的有效手段。最早是由 Piper 于 1912 年提出的,他用表面电极引导出了随意收缩时的肌电活动电位。

　　表面电极是用直径在 1cm 以内的 Ag-AgCl 电极作为引导电极,把电极固定在被测定肌肉的皮肤上,一般放在肌腹处或放在肌肉运动点处。安放电极之前,先用酒精对该处皮肤进行擦拭,使皮肤阻抗控制在一定范围内,再把导电膏涂在电极上,将电极沿肌纤维行走方向平行放置,间隔 2～3cm,做双极导出。在两个电极中间插入一个参考电极,也称作无关电极,以利于降低噪声,提高对共模信号的抑制能力。为了消除来自电源线的噪声,采用差动放大的方法[33]。表面电极具有安全、无创、操作相对简单,且容易被受试者所接受的优点,适用于测量运动时的肌电变化。但是由于其位于体表且接触面积大,很容易受到皮肤等外界条件的干扰,不能确切反应个别肌纤维的活动,只能反应较大区域肌电活动的总和,故导出的综合电位波形复杂,不便于分析;而且皮肤电阻较大,最后得到的肌电信号亦比较微弱[33]。因此,原始表面肌电信号需应用 MegaWin 6000 分析软件进行信号处理,将原始 sEMG 信号经 RMS 转换后,以得到经整流和滤波后的 sEMG 信号(见图 6-12 和图 6-13)。

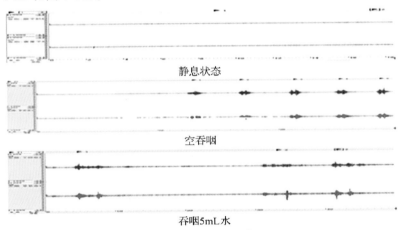

静息状态

空吞咽

吞咽5mL水

图 6-12　原始表面肌电信号图

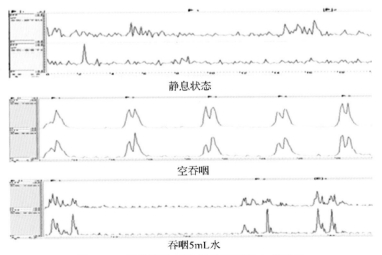

静息状态

空吞咽

吞咽5mL水

图 6-13　经整流和滤波后的表面肌电信号图

(二)测量方法

1. 测量前的准备工作

受试者在进行实验前,测试人员须进行一些基本量的测试。测试参数包括:体重、身高、性别等。

2. 测试仪器的准备工作

每次测试前,应先检查表面肌电仪是否处于待机状态,检查仪器是否处于正常运行状态,并确认好默认设置。表面肌电系统参数设置:采样频率为1000Hz,共模抑制比为110dB,输入阻抗为10GΩ,增益为1000,噪声<1μV,信号AID转换为12bit。

3. 安置表面电极

皮肤清洁:协助患者取端坐位,用75%酒精清洁电极所接触的皮肤,以清除皮肤表面油脂,减少电阻,增加表面电极与皮肤之间的导电性;测试前要对皮肤阻抗进行检测。

放置电极:电极选用一次性Ag-AgCl表面吞咽电极,等到皮肤完全干燥后,将电极充填好导电膏,然后固定在已经处理好的皮肤上;每个记录部位的两电极应相距2cm,参考电极放在记录电极旁2cm处,电极置于肌腹。具体电极位置如下(见图6-14):①将一块电极贴于下颌中线的右侧,记录颏下肌群的肌电活动;②将另一电极贴于甲状软骨的左侧,记录舌骨下肌群的肌电活动。测试前向受试者解释测试程序和注意事项,使其充分理解并合作。测试两组肌肉:①颏下肌群:包括二腹肌前腹、下颌舌骨肌和颏舌骨肌。②舌骨下肌群:喉部肌群和甲状舌骨肌,这些肌肉都是表浅肌肉,一般认为其参与吞咽的咽期活动。

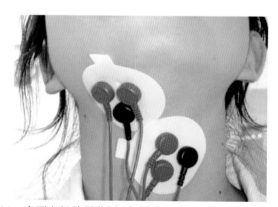

图6-14 表面电极放置位置(右侧,颏下肌群;左侧,舌骨下肌群)

4. 推荐的吞咽模式

实验模式:①主动单次吞咽唾液("干"吞咽);②主动单次吞咽5mL水("湿"吞咽),在测试过程中,患者取坐位,嘱受试者尽量保持头部位置不动。

5.观察指标

应用 MegaWin 6000 软件进行表面肌电信号采集,获取 sEMG 信号时域指标,即:平均振幅值(AEMG)和平均时间(t)。

6.检测目的

运用 sEMG 对脑卒中后吞咽障碍患者咽期吞咽障碍相关肌群的肌电活动进行观察分析,为早期评估和诊断吞咽障碍提供客观依据,并根据患者的具体情况,积极制订早期安全及有效的康复治疗方案,对减少住院时间、减轻患者的经济及社会的负担、提高患者的生存质量、降低患者死亡率等方面都有显著的影响。

7.表面肌电测试注意事项

由于表面肌电信号较为微弱,微小的干扰因素都可以对测试信号的准确性造成影响,因此,在测试时对可能引起肌电信号改变的微小因素都应尽量予以避免。

影响因素主要包括以下几项:①电极安置的位置:不同的测试对象贴电极的部位一定要有统一的规定;同一人进行几次重复测试时均要将电极贴在同一点上。②检测记录设备中的电子元件的固有噪声,如采用高性能的电子元件、合理的电路设计和构成技术可降低噪声。③环境噪声,任何电磁装置都能产生噪声,但主要是来自电源的电磁辐射。在测试过程中,关闭所有电子设备,以减少电磁场的影响。④运动伪迹:一个是皮肤和电极检测表面的接触面,另一个是连接电极和放大器之间的电缆运动,通过改善电子电路的设计可降低运动伪迹的影响;另外,测试过程保持电缆线的固定也可降低运动伪迹。⑤电极要固定好:在测试过程中电极位置稍有移动,表面肌电图形就会发生改变,导致测出的图形不准确,所以,电极必须固定稳妥。

参考文献

[1]Martino R,Foley N,Bhogal S,et al. Dysphagia after stroke:Incidence,diagnosis,and pulmonary complications[J]. Stroke,2005,36:2756-2763.

[2]Martino R. Screening and clinical assessment of oropharyngeal dysphagia[J]. Nestle Nutr Inst Workshop Ser,2012,72:53-56.

[3]Geeganage C,Beavan J,Ellender S,et al. Interventions for dysphagia and nutritional support in acute and subacute stroke[J]. Cochrane DB Syst Rev,2012,10:1-134.

[4]Hind N P,Wiles C M. Assessment of swallowing and referral to speech and language therapist in acute stroke[J]. QJM,1998,91:829-835.

[5]Nilsson H,Ekberg O,Olsson R,et al. Dysphagia in stroke:A prospective study of quantitative aspects of swallowing in dysphagic patients[J]. Dysphagia,1998,13:32-38.

[6]Paciaroni M，Mazzotta G，Corea F，et al. Dysphagia following Stroke[J]. Eur Neurol，2004，51：162-167.

[7]Smith H A，Lee S H. The combination of bedside swallowing assessment and oxygen saturation monitoring of swallowing in acute stroke：A safe and humane screening tool[J]. Age Ageingm，2000，29(6)：495-499.

[8]O'Neill P A. Swallowing and prevention of complications[J]. Br Med Bull，2000，56：457-465.

[9]卫小梅，窦祖林，兰月，等.吞咽障碍干预的中枢神经通路调控机制[J].中华物理医学与康复杂志，2013，35(12)：934-937.

[10]Humbert I A，Joel S. Tactile，gustatory，and visual biofeedback stimuli-modulate neuralsubstrates of deglutition[J]. Neuro Image，2012，59：1485-1490.

[11]Drexler A，Mur E J，Gunther V C. Efficacy of an EMG-biofeedback therapy in fibromyalgia patients：A comparative study of patients with and without abnormality in (MMPI) psychological scales[J]. Clin Exp Rheumatol，2002，20(5)：677-82.

[12]Gupta V，Reddy N P，Canilang E P. Surface EMG measurement at the throat during dry and wet swallowing[J]. Dysphagia，1996，11：173-179.

[13]Crary M A，Carnaby G D，Groher M E. Identification of swallowing events from sEMG signals obtained from healthy adults[J]. Dysphagia，2007，22：94-99.

[14]Malone A，Meldrum D，Gleeson J，et al. Reliability of surface electromyography timing parameters in gait in cervical spondylotic myelopathy[J]. J Electromyogr Kinesiol，2011，21(6)：1004-1010.

[15]Christian L，Andre P，Jaime L，et al. Biomechanical assessment of gloves：A study of the sensitivity and reliability of electromyographic parameters used to measure the activation and fatigue of different forearm muscles[J]. Int J Ergonom，2004，34：101-116.

[16]John P，Jennifer G，Stuart M. Reliability of spectral EMG parameters of healthy back extensors during submaximal isometric fatiguing contractions and recovery[J]. J Electromyogr Kinesiol，1998，8：403-410.

[17]李青青，吴宗耀，罗利平.表面肌电图的信度研究[J].中华物理医学与康复杂志，2006，21(3)：224-227.

[18]肖灵君，薛晶晶，燕铁斌，等.表面肌电图在吞咽功能评估中的信度研究[J].中国康复医学杂志，2014，29(12)：1155-1158.

[19]Adrience L. Electromyography and the study of oropharyngeal swallowing[J]. Dysphagia，1993，8：351-355.

[20]Vaiman M，Eviatar E. Surface electromyography as a screening method for evaluation of dysphagia and odynophagia[J]. Head Face Med，2009，5(9)：1-11.

[21]Ding R，Larson C R，Logenmann J A，et al. Surface elecctromyographic and electroglottographic studies innormal subjects under two conditions：Normal and during

the mendelsohn maneuver[J]. Dysphag,2002,17:1-12.

[22]Vaiman M,Eviatar E,Segal S. Surface electromyographic studies of swallowing in normal subjects:A review of 440 adults. Report 1. Quantitative data:Timing measures[J]. Otolaryngol Head Neck Surg,2004,131(4):548-555.

[23]Vaiman M,Segal S,Eviatar E. Surface electromyographic studies of swallowing in normal children,age 4-12 years[J]. Int J Pediat Otorhinolaryngol,2004,68(1):65-73.

[24]刘玲玲,帅浪,冯珍.中国正常成人咽期吞咽的表面肌电图研究:建立肌电活动持续时间的标准数据库[J].中国康复医学杂志,2013,28(3):220-223.

[25]刘玲玲,帅浪,冯珍.正常成人咽期吞咽相关肌群的表面肌电图研究[J].中华物理医学与康复杂志,2013,35(12):963-966.

[26]Vaiman M. Standardization of surface electromyography utilized to evaluate patients with dysphagia[J]. Head Face Med,2007,3:1-7.

[27]Vaiman M,Eviatar E,Segal S. Surface electromyographic studies of swallowing in normal subjects:A review of 420 adults. Report 2:Quantitative data-Amplitude measures[J]. Otorhynolaryngol Head Neck Surg,2004,131(4):548-555.

[28]Vaiman M,Eviatar E,Segal S. Surface electromyographic studies of swallowing in normal subjects:A review of 440 adults[J]. Otorhynolaryngol Head Neck Surg,2004,131(4):548-555.

[29]Vaiman M,Eviatar E,Segal S. Evaluation of normal deglutition with the help of rectified surface electromyography records[J]. Dysphagia,2004,19:125-132.

[30]Sakuma T,Kida L. Relationship between ease of swallowing and deglutition-related muscle activity in various postures[J]. J Oral Rehabil,2010,37(8):583-589.

[31]Yoshida M,Groher M E,Crary M A,et al. Comparison of surface electromyographic(sEMG) activity of submentalmuscles between the head lift and tongue press exercises as a therapeutic exercise for pharyngeal dysphagia[J]. Gerodontol,2007,24(2):111-116.

[32]Wheeler-Hegland K M,Rosenbek J C,Sapienza C M. Submental sEMG and hyoid movement during Mendelsohn maneuver,effortful swallow,and expiratory muscle strength training[J]. J Speech Lang Hear Res,2008,51(5):1072-1087.

[33]曲峰.运动员表面肌电信号与分析[M].北京:北京体育大学出版社,2008:31-37.

第六节　痉挛性斜颈

一、概　述

(一)定　义

痉挛性斜颈(Cervical dystonia)是临床上最常见的颈部肌张力障碍,以颈部肌肉不自主收缩导致头颈部运动和姿势异常为特征。临床表现为起病缓慢,头部不随意地向一侧旋转,颈部则向另一侧屈曲,可因情绪激动而加重。在疾病早期,患者多主诉有间断的颈部"推、拉"感或头部不自主扭转,且症状逐渐加重;晚期则表现为头颈部持续性不自主运动或有明显姿势异常。临床表现及病程因个体不同而有较大差异,多数患者起病后症状呈进行性加重,以病程前5年加重最为明显,之后保持相对稳定。部分患者发病后5年内可自行痊愈,通常为年轻时发病,且病情较轻。

(二)流行病学

痉挛性斜颈是临床上最常见的颈部肌张力障碍形式,其患病率在不同研究中略有差异。女性多于男性,男女比例为1∶1.2;男性平均发病年龄为39.2岁,女性平均发病年龄为42.9岁,以散发病例居多。美国罗切斯特市人群的发病率为8.9/10万,欧洲人群为5.7/10万,英国北方地区则为6.1/10万。

(三)发病机制

特发性痉挛性斜颈的病因尚未明确,目前认为与遗传、环境等多种因素及其相互作用有关。继发性斜颈往往有明确的病因,包括创伤、感染、代谢异常、中毒、某些药物反应等。对其致病原因,有中枢性及外周性两种推测。通常认为本病系椎体外系疾病。较多的研究认为,纹状体功能障碍是本病的原因。最近也注意到遗传因素和本病有关,某一类型的肌张力障碍在一个家庭中有多人发病。有时患者可能同时伴有睑痉挛、面肌痉挛和书写痉挛等其他形式的肌张力障碍,甚至发现此病也可能和基因异常有关。根据著名的Jenneta理论,至少在水平型痉挛性斜颈中,后颅窝行走的副神经受异常走行血管的压迫,副神经的长期受压使局部产生脱髓鞘样病变,使离心神经纤维之间发生短路。压迫血管大多为小脑后下动脉、椎动脉及其分支等。此类患者可有下列特点:当患者头部处于休息状态时,由于健侧副神经的活动减弱,而病侧副神经进行反复的短路活动,使双侧副神经的活动失衡加重,导致颈部异常活动,从而加重病情。已有临床实践证明了这一理论。

(四)临床表现

临床分为轻、中、重三度。轻型者的肌肉痉挛的范围较小,仅有单侧发作,无肌痛;中型者为双侧发作,有轻度肌痛;重型者不仅双侧颈肌受到连累,并有向邻近肌群,如肩部、颜面、胸肌及背部长肌群蔓延的趋势,且有严重肌痛。

根据倾斜方向的不同,可将其分为:①旋转型:头绕身体纵轴向一侧做痉挛性或阵挛性旋转。根据头与纵轴有无倾斜,可以分为三种亚型:水平旋转、后仰旋转和前屈旋转。旋转型是本病最常见的一种类型,其中以后仰旋转型略为多见,水平旋转型次之,前屈旋转型较为少见。此外,根据肌肉收缩的情况,又可将其分为痉挛和阵挛两型。前者患者头部持久强直地旋向一侧;后者则呈频频来回旋动状态。②后仰型:患者头部呈痉挛性或阵挛性后仰,面部朝天。③前屈型:患者头部向胸前做痉挛性或阵挛性前屈。④侧挛型:患者头部偏离纵轴向左或右侧转,重症患者的耳、颞部可与肩膀逼近或贴紧,并常伴同侧肩膀上抬现象。

多数痉挛性斜颈患者的肌肉收缩频率大于 10 次/s,表现为头强直在一个方向,称为痉挛性;少数患者肌肉收缩频率少于 10 次/s,表现为头向一个方向抽动,称为阵挛性。多种因素可加重或缓解斜颈的症状,通常精神压力、疲劳、紧张、应激可加重症状,而放松、睡眠、"感觉诡计(Sensory trick)"可使症状减轻。存在"感觉诡计"是斜颈的临床特征之一,即用手或物品碰触头面部、颈部等相应部位可使斜颈减轻的现象。有患者甚至发现仅通过想象"感觉诡计"而无具体动作也可缓解症状。常见作用部位包括下颌、颊部、额头、枕部等,可位于颈部偏斜方向的同侧或对侧。"感觉诡计"在病程早期作用较明显,但随着病情进展,其作用逐渐减退。长期的头部异常运动,可以表现为:受累肌肉不同程度地增粗、变厚,对侧各拮抗肌肉处于弛张、废用状态,以至有不同程度的肌萎缩。轻型患者可无肌痛,重症患者常有严重肌痛。少数患者还伴有震颤,偶有患者出现发音或吞咽障碍。

(五)诊断及鉴别诊断

颈部肌肉有痉挛,特别是协同肌有同步痉挛现象。通过患者重复斜颈的动作,可以初步判断受累的肌肉范围及斜颈所属类型。本病的诊断比较容易,但明确其受累肌肉却比较困难。应依据它的特定临床表现而做出相应判断,如为颈肌痉挛或阵挛,使患者头偏向一侧,则神经系统检查(包括锥体系、锥体外系和小脑功能、感觉等)结果均在正常范围内。由于肌肉长期处于痉挛状态,导致受累肌肉常异常坚实和肥大。头颅 CT 及脑电图多无异常发现。根据症状即可做出痉挛性斜颈诊断。再结合触诊和肌电图、局部阻滞和颈部肌肉的表现等,对患者进行综合分析后,可做出临床诊断分型和受累肌肉列表。

(六)鉴别诊断

1. 癔症性斜颈有致病的精神因素,且发作突然,头部及颈部活动变化多端,无一定规律,经暗示后症状可随情绪稳定而有所缓解。

2. 继发性神经性斜颈的病因有颈椎肿瘤、损伤、骨关节炎、颈椎结核等。颈椎间盘突出、枕大神经炎等因素,会使颈部神经及肌肉受到刺激,从而导致强直性斜颈的出现。一侧半规管受到刺激引起的迷路性斜颈、先天性眼肌平衡障碍引起的眼性斜颈、先天性颈椎畸形引起的骨性斜颈、先天性胸锁乳突肌挛缩及小脑第四脑室肿瘤早期所引起的斜颈等，均无阵挛作为鉴别依据，需进一步检查其发病原因。

（七）治　疗

痉挛性斜颈的治疗包括以下几个方面：

1. 可能的病因治疗

对于症状性或继发性的肌张力障碍者，应针对其病因开展治疗。

2. 支持治疗

支持治疗包括心理治疗、生物反馈治疗，以及佩戴颈托，日常生活技能训练。这些干预措施可能有助于某些患者症状的缓解，并能鼓励患者放松情绪，避免紧张等负面情绪的波动，从而加强人体主动抑制能力等。此外，还可配合针灸、按摩等措施，以松解肌肉痉挛程度。

3. 口服药物治疗

口服药物治疗包括多巴胺类药、多巴胺受体促效剂、多巴胺受体阻滞剂、短时多巴胺排除剂、抗胆碱能制剂等。一般而言，口服药物改善症状的作用程度有限或持续时间较为短暂，疗效欠佳。

4. 肉毒毒素注射

A 型肉毒毒素用于治疗痉挛性斜颈具有起效快、作用时间长、有效率高、局部不良反应轻微、重复治疗效果良好等优点，是目前治疗痉挛性斜颈的首选方法。A 型肉毒毒素不良反应（吞咽困难等）的发生率更低，作用持续时间更久。通过肌电图引导下选择靶肌肉注射有助于提高痉挛性斜颈的疗效。重复注射间期应不短于 3 个月，以免增加抗体形成的风险。

5. 外科治疗

（1）双侧颈神经根切断术：该术式须切断颈 1、颈 2、颈 3 和部分颈 4 的前根。该术式在 20 世纪 70 年代以前一直被作为痉挛性斜颈的主要手术方式，被广泛应用于临床。另外，切断颈 4 和颈 5 后支的主要分支对颈后肌群的去神经具有很重要的作用，保留拮抗肌的功能对术后恢复正常运动也是很有用的，因此，该术式已很少应用于临床。

（2）副神经微血管减压术：该术式由 Freckman 于 1981 年首先报道，Freckman 等认为痉挛性斜颈患者的症状与副神经根血管压迫有关，其发病机制可能与面肌痉挛、三叉神经痛相同，血管的异常冲动可能通过副神经根的交通支传递给颈部脊神经根，使颈肌产生异常兴奋。仅有少数作者报道该术式可以缓解痉挛性斜颈。

（3）选择性周围神经切断术：通过切除那些产生头部异常运动肌肉的支配神经以达到治疗目的，该手术术前应通过密切的临床检查，结合肌电图描记，局部阻滞，颈段 CT 薄层扫描以及肉毒素治疗史，可以大致确定参与异常运动的肌肉，术中对受累肌肉及其支配的脊神经的辨认是手术成功的关键。

（4）三联手术：三联手术的组成包括一侧脊神经后支（1～6）切除术，头、颈夹肌（或肩胛提肌）切断术和对侧副神经切除术，适用于旋转型和侧挛型痉挛性斜颈，由国内陈信康教授所倡导，并广泛应用于临床。手术步骤中的颈1～6后支切除术及副神经切除术，与上述选择性周围神经切除术相似，不同之处在于增加了头、颈夹肌（或肩胛提肌）切除术。

（5）选择性颈后伸肌切除术：该术式主要用于治疗头双侧后仰型痉挛性斜颈，它是痉挛性斜颈中起步较晚、最困难的一型。对已经切断的肌肉仍有神经支配，在维护颈椎关节稳定和颈部外形方面也起着重要作用。

（6）立体定向手术治疗：它是利用脑深部核团的定向毁损来治疗痉挛性斜颈，对挛性斜颈的治疗效果不够理想，目前尚无肯定的结论。靶点可选在苍白球、丘脑腹外侧核、Forel-H、丘脑中央中核等处，一般的经验是 Forel-H 和丘脑腹外侧核的 Voa、Vop 效果较好。如果痉挛性斜颈的临床体征超过颈肌范围，则选择立体定向手术进行治疗的效果较好。

二、表面肌电的研究现状

sEMG 是从皮肤表面通过电极引导、放大、显示和记录下来的神经肌肉系统活动时的生物电信号。表面肌电图的信号检测是一种电生理检测方法，其信号的检测分析在临床诊断中具有重要的意义。

在众多有关 sEMG 的研究现状中，由于受到采集肌电图信号的仪器设备自身的误差、电极安放的位置及间距、采集的时间、肌肉收缩方式、运动强度、疲劳状况、运动性质、肌纤维的种类、受试者自身的年龄、性别等因素的影响，都会直接影响肌电信号的可信度。表面肌电技术作为一种非侵入性、无放射性、患者无明显不适感的技术，具有简单、快速、价廉且容易被临床医生所掌握的检测优点，已被广泛应用在临床医学领域的神经肌肉疾病诊断、人机功效学领域肌肉工作的功效学分析、运动医学中的肌肉疲劳判定、运动技术合理性分析、无氧阈值的预测、康复医学领域的肌肉功能评价等方面。本章节主要针对表面肌电图技术在康复医学领域中对痉挛性斜颈的评估做一阐述。

1. 针对表面肌电信号信度的研究

在表面肌电信号信度的研究当中，国内外均有大量的报道，许多结果和结论并不完全一致，大部分研究认为，虽然 sEMG 的影响因素很多，但是该项技术仍可以很好地应用于临床各项研究当中。1996 年，Vincent[1]对表面肌电图的信度和效度进行了相关研究，研究表明，表面肌电图检测的信度和效度普遍较高。Malone 等[2]对表面肌电图参数的持续时间在脊髓型颈椎病患者步态分析中的信度进行了研究，认为无论肌肉是静态收缩还是动态收缩，表面肌电图的基本参数稳定、可靠。但也有国外报道认为，表面肌电图参数的信度欠佳[3]，如有文献报告[4]认为，表面肌电测试起始的参数信度良好，只是对处于疲劳状态下的肌肉评定参数的信度不令人满意。国内李青青等[5]对表面肌电图信度的研究认为，只要所涉及的生理状态相同，无论肌肉是静态收缩还是动态收缩，表面肌电图参数的变异性和分析的时阈和频阈有关,分析时宽延长,则变异性更小,采样越多则变异性越小,可信度越高,这符合统计学的一般规律;而且频阈指标的变异小于时阈指标的变异。肖灵君等[6]研究了表面肌电图在吞咽功能评估中的信度,分析 sEMG 在吞咽的评估中的一致性和可重复性,结果表明,吞咽 5 mL 糊状食物两次,sEMG 信号的吞咽时限、平均波幅及峰值在两次吞咽过程中测试的内信度良好,表示两次吞咽动作的时限、平均振幅及峰值是稳定的,变异性不大,且两次吞咽动作稳定性良好。燕铁斌等[7]比较了用表面肌电图评定健康老人和同年龄脑卒中患者下肢最大等长收缩的重复测试信度,认为出表面肌电图具有良好的重复测试信度,但要注意肌电图电极应放置在相同的部位。从以上研究可知,sEMG 在各项临床研究中的信度是可以的,虽然目前尚无关于 sEMG 在痉挛性斜颈评估中的信度的文章。

2. 针对 sEMG 在评价健康人颈肌活动中的应用

痉挛性斜颈主要累及颈部肌肉,其中最常见的受累肌肉为胸锁乳突肌、斜方肌、头夹肌、肩胛提肌。而这些肌肉在维持健康人颈部活动中起着重要作用,采用表面肌电技术对健康人颈部肌肉活动进行研究,国内外的学者已有一定的尝试。陈谦等[8]采用表面肌电信号分析技术研究健康男性在不同负荷水平颈部两侧头夹肌、胸锁乳突肌和斜方肌上部肌肉等长收缩对相关肌肉平均肌电值(AEMG)的影响,结果发现,在 20%~100% MVC 范围内,颈部相关肌肉的 AEMG 随负荷水平增加而增加,而在相同负荷下,颈后伸时的 AEMG 明显大于其他动作,提示颈后伸力量大于其他动作力量。张芳等[9]将电极置于受试者第 4 颈椎水平后正中线左右旁开 1cm 处并侧卧,分别采取颈部中立位、前屈位和后伸位,以记录颈竖脊肌的时域指标——iEMG。比较发现,颈后伸位时的 iEMG 较低,差异有统计学意义,这提示患者取侧卧位睡眠时,颈后伸更有利于缓解肌肉疲劳。黄宇琦等[10]记录了 8 名健康受试者的胸锁乳突肌在头平视、头前屈、头后伸、耸肩运动、左右转头和头强力前屈时的频域指标——中位频率(MF)和平均功率频率(MPF),发现在长时间的前屈转头时胸锁乳突肌的 MF 和 MPF 值明显高于其他状态,而耸肩动作时最低。这提示在日常工作劳动和生活中应该避免过长时间低头和转头,平时要注意正确的头颈部姿势,且对养成良好的体位姿势具有重要的作用。Larochelle 等[11]对比了健康女性在正坐位和仰卧位下头夹肌和胸锁乳突肌的 MF,发现胸锁乳突肌的 MF 在不同体位下无明显差异,而头夹肌在仰卧位下 MF 更高,说明其更容易疲劳。

健康人颈部活动的 sEMG 变化不仅可以指导健康人日常工作劳动和生活中的姿势调整,以预防颈部疾患,而且也可以指导痉挛性斜颈患者,使其采取相应体位减轻肌肉疲劳,同时可为感觉诡计治疗痉挛性斜颈提供动作参考。

3. 针对 sEMG 在痉挛性斜颈评估中的研究

痉挛性斜颈表现为颈部肌肉阵发性或持续性的不自主地出现痉挛性抽搐,以成人肌张力障碍局限性发作最为常见。患者通常表现为疼痛、颈部姿势的改变、头部常有不规则震颤,多于公众场合或紧张、繁忙时加重,使患者的工作无法正常进行。目前,对痉挛性斜颈治疗过程中的疗效评定大多数采用量表评定的方法,比较常用的量表有:TW-

STRS 量表、Tsui 量表、CDIP-58 等，虽然此类量表的信度尚可，但由于量表是半定量的，且主观性较大，在敏感性和再现性方面存在较大的缺陷，且耗时长。而目前各种神经电生理诊断方法虽然具有客观性强的特点，但是操作复杂，较多检查均是有创的，多给患者带来疼痛不适，且患者不易接受，在临床上未能被广泛应用。而 sEMG 技术因其具有非损伤性、实时性、局部性、特异性、客观性强、操作简单及具有多种信号处理方法等优点，已逐步应用于痉挛性斜颈的评估。国外相关的研究主要有：Bernhard 等[12]与 Nolan 等[13]研究了颈部肌肉，认为半棘肌、夹肌、胸锁乳突肌和斜方肌这 4 块肌肉是可以用 sEMG 进行检测的。Arturo Leis 等[14]应用 sEMG 记录痉挛性斜颈患者多块颈部和躯干肌肉的变化，来观察"感觉诡计"对痉挛性斜颈的调整作用。Boyd 等[15]应用 sEMG 观察痉挛性斜颈患者通过眼睛"感觉诡计"短暂地提高其肌肉运动范围和减少肌肉震颤的效果。Marin 等[16]通过研究 28 名痉挛性斜颈患者双侧斜方肌、胸锁乳突肌、头夹肌在肉毒毒素治疗前后表面肌电的活动，得出痉挛性斜颈患者头部旋转是由于中枢运动系统异常导致非特异性颈部肌肉激活所致。Quartarone 等[17]用 sEMG 记录痉挛性斜颈患者经眼眶下三叉神经分支刺激后胸锁乳突肌出现的短暂延迟反应。Wang 等[18]研究发现，sEMG 可以用于预测痉挛性斜颈患者苍白球刺激治疗的预后和选择合适患者进行苍白球刺激治疗。de Vries 等[19]通过 sEMG 观察了 8 名痉挛性斜颈患者健侧手在做手腕屈曲、伸展运动时的肌电变化，得出痉挛性斜颈患者尽管在做手腕动作时并不感到困难或有不适感，但与健康人相比，显示了更低的平均肌电振幅，伸肌的平均收缩时间也比健康人长，表明痉挛性斜颈患者健侧在亚临床水平也存在异常的肌肉活动。Funabe 等[20]用 sEMG 观察 1 例急性缺血性脑卒中患者出现短暂的、罕见的垂头症时的颈部肌肉的变化。国内，我们在这一方面也做了相关的研究。梅洁[21]用 sEMG 评价针刺疗法治疗痉挛性斜颈的效果，治疗后患者颈部异常姿势得到了明显改善，针刺期间胸锁乳突肌和斜方肌的 sEMG 振幅明显低于治疗前，表明针刺是治疗痉挛性斜颈的有效疗法，sEMG 可以有效评价针刺疗法治疗痉挛性斜颈的效果；陈淑红等[22]也证明了 sEMG 可以作为一种有效评价针刺治疗痉挛性斜颈患者疗效的方法。郁正红等[23]研究 30 例旋转型痉挛性斜颈患者，在 A 型肉毒毒素注射前后，痉挛严重侧的颈伸肌、胸锁乳突肌在最大等长收缩条件下的平均功率频率（MPF）、平均肌电值（AEMG）的变化，并与 Tsui 评分量表进行对比，得出 sEMG 指标的变化和临床表现与 Tsui 评分量表具有一致性，从而得出 sEMG 可以作为一种即刻、量化、精确和客观评价 A 型肉毒毒素治疗旋转型痉挛性斜颈疗效的方法，具有较好的临床应用价值。

　　sEMG 作为一种快速、无创、经济、无放射性的检查手段，已经在痉挛性斜颈的评估方面有一定的研究成果。但是，目前还缺乏一个国际公认的关于痉挛性斜颈疲劳程度、痉挛程度等的 sEMG 值的标准数据库，使得 sEMG 对于痉挛性斜颈的应用还仅局限于个别医师和研究人员的经验，缺乏有效的说服力，也限制了这项技术的推广。今后仍需进一步扩大样本量，确定颈部电极位置放置的标准化、肌电指标选择的特异性，以及建立肌电指标的标准值等方面的标准数据库，为临床痉挛性斜颈的评估提供客观参考数据。

三、常用 sEMG 检测方法

1. 目的

评估颈部肌肉痉挛情况。

2. 体位

(1)胸锁乳突肌:受试者仰卧于操作床上,双手放于身体两侧,头部置于枕头上,测试开始时,受试者在肩不离开床面的前提下,头抬离枕头,颈前屈,直到受试者不能保持其正确位置时,测试结束。

(2)颈伸肌:受试者取坐位,头部以绑带固定,并连于 1.5kg 阻力的弹簧秤。

3. 电极位置

(1)胸锁乳突肌:以乳突与其胸骨头连线的中点为中心,在连线上平行肌纤维方向旁 1cm 放置两个电极。

(2)颈伸肌:以 C_4 棘突与肩峰连线的中点为中心,在连线上平行肌纤维方向旁 1cm 放置两个电极。

(3)参考电极位置:第 1 胸椎棘突。

4. 方法

测试开始时,嘱受试者身体保持不动,痉挛严重侧的头部在抗阻下沿矢状轴向后外侧旋转至 45°并予以维持,直到受试者不能保持其正确位置时,测试结束。分别用表面肌电采集 3 次 MPF、AEMG。选择 3 次中表面肌电值最大的一次数据值作为患者最大等长收缩的肌电值。

5. 评估指标

MPF、AEMG。

参考文献

[1]Gupta V, Reddy N P, Canilang E P. Surface EMG measurement at the throat during dry and wet swallowing[J]. Dysphagia,1996,11:173-179.

[2]Malone A, Meldrum D, Gleeson J, et al. Reliability of surface electromyography timing parameters in gait in cervical spondylotic myelopathy[J]. J Electromyogr Kinesiol,2011, 21(6):1004-1010.

[3]Christian L, Andre P,Jaime L, et al. Biomechanical assessment of gloves: A study of

the sensitivity and reliability of electromyographic parameters used to measure the activation and fatigue of different forearm muscles[J]. Int J Ergonom,2004,34:101-116.

[4]John P,Jennifer G,Stuart M. Reliability of spectral EMG parameters of healthy back extensors during submaximal isometric fatiguing contractions and recovery[J]. J Electromyogr Kinesiol,1998,8:403-410.

[5]李青青,吴宗耀,罗利平.表面肌电图的信度研究[J].中华物理医学与康复杂志,2006,21(3):224-227.

[6]肖灵君,薛晶晶,燕铁斌,等.表面肌电图在吞咽功能评估中的信度研究[J].中国康复医学杂志,2014,29(12):1155-1158.

[7]燕铁斌,Hui-Chan C Y.表面肌电图评定下肢肌肉最大等长收缩的信度研究[A].中国康复医学会第九届全国脑血管病康复学术会议论文汇编[C].2005:163-164.

[8]陈谦,杨红春,王健.不同负荷水平颈部肌肉等长收缩的平均肌电变化特征[J].浙江体育科学,2010,32(5):91-95.

[9]张芳,刘怀霞,卢君艳,等.颈部不同姿势侧卧位时颈肌表面肌电信号分析及其意义[J].中华物理医学与康复杂志,2010,32(5):363-365.

[10]黄宇琦,阚和平,林智棋,等.胸锁乳突肌表面肌电图的研究[J].中国康复医学杂志,2009,24(6):523-525.

[11]Larochelle J L,Laliberte M,Bilodeau M,et al. Influence of test position on neck muscle fatigue in healthy controls[J]. J Electromyogr Kinesiol,2009,19(4):223-228.

[12]Bernhard T P,Wilke H J,Wenger K H,et al. Multiple muscle force simulation in axial rotation of the cervical spine[J]. Clin Biomech,1999,14:32-40.

[13]Nolan J P. Biomechanical evaluation of the extensor musculature of the cervical spine[J]. Spine,1988,13:9-11.

[14]Leis,Dimitrijevic M R,Delapasse J S, et al. Modification of cervicaldystoniaby selective sensory stimulation[J]. J Neurol Sci,1992,110:79-89.

[15]Boyd J T, Fries M, Nagle K J,et al. A novel presentation of an ocular geste antagoniste in cervical dystonia:A case report[J]. Tremor and Other Hyperkinet Movements,2013,11:1-4.

[16]Marin C,Marti M J,Tolosa E,et al. Muscle activity changes in spasmodic torticollis after botulinum toxin treatment[J]. Eur J Neurol, 1995,1:243-241.

[17]Quartarone A,Girlanda P,Di-Lazzaro V, et al. Short latency trigemino-sternocleidomastoid response in muscles in patients with spasmodic torticollis and blepharospasm[J]. Clin Neurophysiol,2000,111(9):1672-1677.

[18]Wang S Y,Liu X G. Use of surface electromyography to assess and select patients with idiopathic dystonia for bilateral pallidal stimulation[J]. J Neurosurg, 2006,105:21-25.

[19]De Vries P M,Leenders K L,van der Hoeven J H,et al.Abnormal surface EMG

during clinically normal wrist movement in cervical dystonia[J]. Eur J Neurol, 2007, 14: 1244-1250.

[20]Funabe S, Tanaka R, Hayashi A, et al. Reversible dropped head syndrome after hemispheric striatal infarction[J]. J Stroke Cerebrovasc, 2014, 23(4):785-787.

[21]梅洁.针刺疗法治疗痉挛性斜颈 1 例的肌电图分析[J].国外医学中医中药分册, 1997,19(2):62.

[22]陈淑红,唐有为.针刺远端单一经穴对痉挛性斜颈疗效的电生理研究:外关穴留针的表面肌电图的评价[J].国外医学中医中药分册,1999,21(4):50-51.

[23]郁正红,李建华.A 型肉毒毒素用于治疗旋转型痉挛性斜颈的表面肌电分析[J]. 2014,29(4):343-347.

第七节　帕金森病

一、概　述

(一)定　义

帕金森病(Parkinson's Disease,PD)又称震颤麻痹综合征,是一种多发于中老年人群的中枢神经系统椎体外系退行性疾病,以静止性震颤、肌僵直、运动减少和运动失能为主要临床症状[1]。1817 年,英国的 James Parkinson 医生首先将这类疾病报道在医学杂志上,后人便称这类以静止性震颤、肌强直、运动迟缓为主要特征的疾病为帕金森病。

(二)临床表现

PD 起病隐袭,进展缓慢。首发症状通常是一侧肢体出现震颤或活动笨拙,进而累及对侧肢体。临床上主要的运动系统症状表现为静止性震颤、运动迟缓、肌强直和姿势步态障碍。

1.震　颤

震颤(Tremor)是一种节律性的、不自主的、振荡性的身体运动[2]。PD 患者的震颤通常分为静止性震颤、动作性震颤和姿势性震颤。

(1)静止性震颤

静止性震颤(Resting tremor,RT)是 PD 患者发病早期的典型症状之一,通常发生在患者躯体处于放松状态下,当肢体执行随意运动时消失。与正常的生理震颤相比,静止性震颤频率较低(4～6Hz)。临床一般将静止性震颤作为帕金森病早期诊断的重要标准之一。随着患者病程的发展,静止性震颤也会出现在动作性震颤和姿势性震颤中。

（2）动作性震颤

近年来，越来越多的学者关注 PD 患者在肌肉收缩时运动单位以 $10\,Hz$ 固定频率同步化放电的现象。动作性震颤（Action tremor，AT）一半发生在执行一项运动任务时，如拿取杯子。一般认为动作性震颤可能存在不同于静止性震颤的机制，Hallett 等[3]记录了有或无震颤的 PD 患者在连续和快速行肘部屈曲运动时的肌电图，发现在移动上肢前有突然出现的震颤。这种肌肉节律性活动，包括随意运动和维持姿势的被动等速运动，都支持以下假说：PD 患者的动作性震颤可能来源于脊髓阶段和运动皮层之间的内部反馈回路的振荡信号。

（3）姿势性震颤

非随意性的姿势性震颤（Postural tremor，PT）是健康人和神经病变患者在抵抗重力的姿势维持过程中的典型特征。PD 患者的姿势性震颤通常发生在需要维持姿势平衡的情况下，如手臂伸展运动。由于黑质的退行性改变，PD 患者的姿势性震颤主要表现为以 $4\sim7\,Hz$ 为主导频率，幅值和规则性异常增加。

2. 运动迟缓/运动失能

运动迟缓，又称运动失能（Bradykinesia/Akinesia），是 PD 患者失能症状确诊的标志之一。在患病早期，最显著的表现为行走、说话、在椅子上坐下或站起有困难。患者在行走中上臂摆动减少，缺少面部表情，继而所有的运动都会受到影响。在复合运动或新的作业中，多数患者还会出现运动启动和停止障碍。自发性运动不足、一般相关运动丧失、面具脸和运动执行过程中出现的"冻结"现象均是该病运动功能失调的一部分。运动迟缓症状通常会给患者的生活带来很大不便，但早期对药物的响应性好。

3. 肌僵直

肌僵直（Rigidity）是指肌紧张非随意性增加且影响到其他肌群的现象。肌僵直现象一般会存在于整个动作的执行过程中，常被形容为"铅管样"滑动。

4. 姿势不稳

运动系统症状通常还伴随着姿势异常（轴向症状），以躯干卷曲、慌张步态和姿势不稳，进而引发频繁跌倒为主要特征。姿势控制异常是中晚期 PD 患者的主要运动系统症状。患者运动功能障碍表现在多个方面，如步态异常、姿势不稳以及跌倒等，严重制约着患者的日常生活能力。Willams 报道 PD 患者跌倒的发生率为 73%，其中有 16.9% 发生骨折，髋关节骨折占 46.9%[4]。

（三）流行病学

PD 一般被看作是神经系统加速老化的过程，因为 PD 的多数症状在老年人群中同样会出现，不同的是其病变程度较低。在正常的老化过程中，60 岁老年人的多巴胺细胞损失达到 $20\%\sim30\%$，而 PD 患者的损失程度达到 $70\%\sim80\%$。因此，随着年龄的增长，其发病率逐渐增高：在整体人群中其发病率为 0.1%，在 65 岁以上人群中达 1%，在大于

90 岁人群中则高达 6.1%[5]。

PD 患者的临床症状随着病程的延长逐渐恶化。引入多巴胺(左旋多巴)之前,25% 的 PD 患者在发病 5 年内出现严重致残或死亡,在接下来的 5 年内,有 65% 患者发生这种状况,存活 15 年的患者发生率为 89%。PD 患者的死亡率是对照组(年龄、性别、种族匹配组)的 3 倍。引入左旋多巴之后,死亡率下降了将近 50%。PD 至今仍没有有效的治疗措施。作为继 Alzheimer 病之后第二大最常见的神经病变疾病,随着世界老龄化时代的到来,预计 PD 会给社会和经济带来越来越沉重的负担。

(四)病　因

PD 的病因仍然未知。目前观点认为,核心基因突变只占所有病因中的小部分,在大多数情况下,非基因因素可能通过与易患基因的相互作用扮演着更为重要的角色。人们已经做了大量的流行病学研究来确定此非基因危险因子,但是多数实验样本较小且受到方法的局限。大样本、设计精密的前瞻性群组实验在最近才跨上一个新的台阶,在这些研究中,有足够的病例,用以探索可能的危险因子及它们与患者之间的相互作用。现有研究表明,PD 与遗传、环境因素、感染、衰老、氧化应激、过多的自由基形成及神经生长因子缺乏等有关,是多种机制协同作用的结果。

(五)病理机制

PD 是由端脑皮层下中枢(基底神经节)功能失调引起的运动紊乱疾病。目前,关于 PD 运动功能损伤的机理尚不明确。普遍认为,基底神经节是一组与自动调节和学习行为(如写字、行走、饮食和语言)有关的神经核团[6]。它对运动的控制主要是通过与大脑皮质附属运动区之间的纤维联系完成的。第一个功能是在不消耗注意的条件下,产生内部线索或触发信号来执行连续性运动;第二个功能是和大脑皮质主运动区发生联系,即传送子任务的详细信息以保证运动能够精确执行。基底神经节被认为在运动计划的准备和维持中发挥着重要作用。当机体内部产生运动指令时,基底神经节中部和附属运动区通路出现过度活动,PD 患者的此通路活动减退[7],其典型表现为慌张步态和步态冻结症状。PD 的三个主要运动系统症状为震颤、肌僵直和运动迟缓,此外,还会出现典型的姿势障碍和平衡失调。

PD 震颤源于主动肌和拮抗肌的非随意、节律性收缩方式变异,这种变异在静止时尤其显著,在主动运动时症状减轻或消失。主要的 3~8Hz 震颤通常最先出现于远端肢体部分,如手指、双手或双腿,但也会波及头、唇和舌部。对于 PD 震颤的来源通路,一直以来有两种观点:一条为依赖于多巴胺的基底神经节通路,另一条为小脑-丘脑-大脑皮层通路,而近年来应用较广的是 Helmich 等[8] 提出的整合了两条通路的"调节-转换模型('Oimmer-switch' model)"。

PD 的肌强直是由肌肉紧张度增加导致骨骼肌和关节僵硬所引起的。其临床表现为末端肢体在主动运动时受到节律性捻轮样阻力,肌僵直可影响全身所有的骨骼肌结构。经诊断,以韦氏量表评定 2~4 级的患者有 83.4% 的患者存在肌僵直症状[9]。

二、表面肌电的研究现状

sEMG 信号是神经肌肉系统在进行随意性和非随意性活动时的生物电变化,经表面电极引导、放大、显示和记录所获得的一组电压时间序列信号[10]。在控制良好的条件下,sEMG 信号活动的变化在很大程度上能够定量反映肌肉活动的局部疲劳程度、肌力水平、肌肉激活模式、运动单位兴奋传导速度、多肌群协调性等肌肉活动和中枢控制特征的变化规律,被证明是分析运动失调和运动障碍的有效工具。通常,临床医生感兴趣的是选定若干周期中特定肌肉活动的存在或缺失信息。几个收缩周期平均后得到 sEMG 的平滑整流波形,可用来检测特定肌肉爆发式电位活动中的时间和幅值模式是否存在异常。目前,人们对于 PD 治疗不同阶段出现的肌肉活动形式知之甚少,诸如 sEMG 起始点、肌肉活动持续时间等参数的评估及这些参数在连续几个周期之间的变异等指标可以为患者的康复治疗提供更多的建议。在评估 PD 治疗效果时,同时对肌电信号特征进行质化和量化是十分有用的,这有助于医师在治疗疾病过程中进行调整以达到优化治疗方案的目的。

(一)表面肌电对 PD 不同症状的鉴别

大约 70％的 PD 患者在发病早期出现震颤症状。静止性震颤(RT)是 PD 各种震颤中最显著的特征,但实际上各种动作性震颤和姿势性震颤也会同时出现,只不过 RT 的振幅往往大于姿势性震颤和动作性震颤。与一般健康人正常的 8～12Hz 生理性震颤相比,PD 患者静止性和姿势性震颤频率分别下降为 3～6Hz 和 4～12Hz。震颤波动时肌电频率和幅值之间为负相关,即频率下降时幅值增加。震颤的节律性可通过近似熵来评估运动神经元之间相互抑制的缺乏,这些运动神经元在没有足够的冲动传入的时候就开始放电,即第一个 α_2 运动单位(快收缩耐疲劳型)开始振荡式放电时,另外的 α_2 运动单位也开始振荡式地和这个运动神经元同步放电;运动神经元同步振荡放电之间的抑制受损,使得这些运动神经元出现同步放电现象,随着 α_2 运动单位又一次振荡式放电,几个 α_2 运动单位会出现同步振荡式放电,而几个 α_2 运动单位式出现振荡式放电,但不是以同步的方式进行的。随后几个 α_1 运动单位(快速易疲劳型运动单位)开始放电且和 α_2 运动单位的放电同步时,有节律的肌肉收缩和震颤就会出现,当 α_1 运动单位停止放电时,肌肉收缩和震颤也停止了。Sturman[11] 对 PD 患者在未接受治疗、高频脑深部刺激手术(Deep brain stimulate,DBS)、服药、服药联合 DBS 四种情况下的肌肉震颤进行了研究,结果发现,DBS 和服药均降低了患者的肌电幅值、规则性和震颤等 EMG 相关系数,提高了静止和姿势震颤的频率。与健康对照组相比,PD 患者的近似熵较大,呈现出更多的规则性特征。此外,PD 患者震颤与 EMG 之间相关系数的平方总和增大。Schalow 等[12] 的研究表明,PD 患者呈现出节律震颤的肌肉活动是由两种类型的抑制受损所引起的。第一,静息状态下 sEMG 信号活动增强是 PD 患者的一个共同特征。研究表明,静息时肌肉强直是 PD 患者 sEMG 信号表现出过度活动的一个重要因素。关于 PD 存在的肌僵直起因和性质尚无明确的结论,已提出的假说有:与肌肉活动相关的牵张反射潜伏期延长,肌肉固有结构发生变化，肌肉随意放松困难等。第二，sEMG记录显示，主动肌和拮抗肌在PD患者的RT中被交替激活。

关于RT的机制，目前尚无统一定论。一般认为，其与传入反馈或牵张反射过度活动无关。假设之一认为，PD患者的静止性震颤是由于丘脑腹外侧核接受了来自苍白球异常的抑制性输入所致的[13]。早在1904年，Holmes就认识到PD的RT具有相对固定的频率，并推测其震颤频率具有特定的病理生理性起源[14]。与频率不同的是，震颤的幅值和信号形式具有较大的变异性。Vaillancourt等[15]指出，PD患者RT时域上的规则性增加，功率分布改变。他们的研究结果显示，患者组的近似熵低于健康组，且患者症状轻侧的近似熵低于重侧。RT可通过对丘脑或皮质脊髓通路的外科手术予以消除。

PD患者运动迟缓的原因不明，比较流行的观点认为，大脑皮质中心未被经由基底神经节的兴奋通路充分激活[17]。因此，运动元池无法提供足够的动力，导致运动小且微弱。该观点认为，运动皮层和脊髓细胞功能正常。Hallet和Khoshbi描述了PD患者运动迟缓肌肉活动的肌电形式。患者肌肉活动的时域形态与健康组相似，且同样以主动肌-拮抗肌-主动肌顺序采用三相放电形式。所以，PD患者似乎选择了正确的肌群和活动方式来执行简单运动。与其所不同的是，进行较大幅度运动时，患者主动肌的肌电活动幅值增加不够。Hallet和Khoshbin将其解释为PD患者在快速运动中无法充分"能量化"适当的主动肌，使其以足够大的速度产生肌力[17]。Wiesendanger在1978年也提出了该观点，他观测到PD患者的表面肌电信号同步化降低且时域分布更加分散。对肌肉活动降低的显著代偿则表现为完成运动的周期数增加[18]。

神经系统病患的肌无力一般是一种非特异性症状，相关的量化评定研究很少。近年来客观证据显示，与年龄配对控制组相比，PD患者肌力下降，且肌无力是双侧的，并且随着运动速度的增加和病程的发展而恶化。肌无力可能是PD的早期症状，也可能是双侧病变的标志。其病因并不明确，关于肌无力是否源于中枢或外周损伤，是该病固有还是附属症状也存在争论。Koller和Kase[19]的研究证明，与年龄配对组的被试者相比，早期PD患者的等速肌力下降，这种下降同时存在于症状轻侧和重侧。Koller和Kase也报道了PD患者的等长肌力没有下降。他们认为这可能是因为等长测量对于检测肌肉功率不够敏感所致的。多数结果指出，PD患者在运动的力量控制和时间策略上都有损伤，而不只是肌力产生方面。

若干因素可能导致患者维持等长肌力的缺陷，如视空间信息的处理失误、本体感受和感觉信息的整合损伤、需要力量的计算不准以及力量输出系统的干扰[20]。尽管有一部分研究认为PD患者的本体感受可能有损伤，但这无法解释研究中服药与停药状态下力量的差异，因为目前没有证据显示抗PD类药物能够改变外周神经肌肉功能。

(二)表面肌电对PD治疗效果的评估

晚期PD患者通过接受下丘脑高频脑深部刺激手术(DBS)可以显著提高其生活质量。在手术中放置电极和术后优化选择频率参数时，症状主要通过临床上常用的统一帕金森量表(Unified Parkinson's disease rating scale，UPDRS)计算分数并予以评估。该量表工具的实行主要是由临床医师根据患者的症状及表现进行打分的。尽管目前已可以对PD患者的某些症状(如震颤和运动迟缓)进行客观量化分析，但是对肌僵直的客观量化仍存在很多问题。

Levin 等对接受双侧下丘脑刺激手术(STN-DBS)的患者肘部屈曲-伸展运动中的肌电特点进行了研究,结果表明,DBS 显著改善了患者的整体表现,尤其是肌僵直情况。肘关节主动运动过程中记录的 sEMG 信号提示肌肉伸展活动中激活水平的提高,统计结果说明患者与健康被试者伸展期的肌电信号存在显著性差异,而放松期或中位位置时肌电信号无显著性差异。此外,他们还发现 DBS"开""关"状态下肱二头肌的僵直信号与临床评定分数有相关性,肱三头肌则没有[21]。因此,不同肌肉激活能力对肌肉僵直的贡献率不同,或者说 DBS 治疗对 PD 患者不同肌群肌僵直的改善效果存在差异。

多数研究表明,PD 患者在服药末期肌肉活动的主要特征是:①拮抗肌共激活程度较高;②骨骼肌退化性变化及快肌纤维和慢肌纤维控制策略改变;③存在动作性震颤;④肌力水平下降。临床上对肌力的检测存在一定困难,这是因为患者在运动迟缓症状下无法正常发力。关于 PD 患者上臂快速运动时肌电信号特征的研究发现,患者主动肌活动的肌电信号幅值下降,暴发电位数量增加,同时主动肌与拮抗肌的共激活现象增加。此外,在肌肉等长 PD 患者的肌力测量方面多是采用肌肉等速或等长运动形式,两者均有缺陷。大部分等速肌力研究表明,与健康被试者相比,PD 患者肌力的下降显著不同。不过,实验中等速肌力随着运动速度的增加而出现下降,说明运动迟缓可能影响测量结果的有效性。由于不涉及运动,等长肌力测量被认为能够准确描述被试者的最大肌力情况。关于服药前后 PD 患者等长肌力的研究结果表明,患者服药后肌力增加。但对于 PD 与健康被试者肌力的比较结果存在一定的争议,一些人认为,患者肌力没有变化,另外一些研究者则声称患者组存在肌无力现象。Allen 等[22]比较了 40 位服药 PD 患者和健康被试者的下肢伸肌和屈肌肌力,结果发现,患者组最大肌力和肌肉功率均低于对照组,但只有在低负荷和中度负荷条件下,峰功率发展速度才出现下降,而最大负荷时两组峰功率发展速度无差异。

(三)表面肌电辅助 PD 患者康复方案的制订

PD 是一项进行性神经系统退化障碍,已证明由基底神经节黑质致密部多巴胺神经元丢失进而干扰基底神经节通路所致。因此,患者呈现震颤、肌僵直、进行性运动迟缓和姿势不稳等临床症状。目前,主要的治疗措施是服用抗 PD 类药物(如左旋多巴)。不幸的是,左旋多巴会随着时间的推移而丧失药效,并会导致运动障碍的出现和发展。随后,患者和主治医生可能考虑神经外科手术选择(即 DBS)。由于这些治疗带有明显的风险和局限性,近年来,一些研究者建议采取运动锻炼的方式来配合完成治疗康复。已证明体育锻炼能够降低 PD 患者的病死率,尽管效果不是很显著,但却能够降低 PD 的风险性。更即时的效应包括运动表现、意识和机能的提高。尤其对于 PD,这些结果可能是由于锻炼通过增加血清钙水平刺激多巴胺合成所致。

三、PD 的运动障碍评定

PD 的诊断方法非常多,实验室检查手段包括正电子发射计算机体层扫描(Positron emission computed tomography,PET)、单光子发射计算机体层扫描(Single photon emission computed tomography，SPECT）和磁共振成像（Magnetic resonance imaging，MRI）。电生理评定方法有视觉诱发电位（Visual evoked potential，VEP）、脑干听觉诱发电位（Brainstem auditory evoked potential，BAEP）、运动诱发电位（Motor evoked potential，MEP）等。从运动障碍功能评定角度来讲，目前 PD 的临床评定方法主要包括以下几种。

（一）肌力及肌肉硬度评定

一般的徒手主观评定肌力对于确定 PD 患者肌力减退敏感性较差，这是因为 PD 患者肌张力较高且存在动作迟缓现象。若给予充分时间，患者仍可能达到检查者认为的"正常"水平。PD 患者肌力减退的评定需要用灵敏性高的动态测试装置，常用方法有等速测试、等长测试、等惯性测试（一种抗预选择阻力通过整个运动范围的运动测试方法）以及抗 1N·m 阻力的关节活动范围等[23]。PD 患者的肌僵直症状多由肌紧张所引起，所以，检测患者的肌肉硬度具有一定的临床价值。徐军等报道应用肌肉硬度计定量测定肌肉硬度，可以鉴别静态和动态肌张力的增高情况，对 PD 的诊断有特定意义。

（二）平衡协调能力评定

PD 患者由于基底神经核多巴胺神经元分泌细胞出现退化、死亡，从而导致下行通路的某些投射中断，进而引起平衡能力和姿势控制功能障碍，并伴有进行性运动失能问题。这些症状会进一步发展，还会造成患者的跌倒及死亡。因此，对 PD 患者进行平衡能力的功能评定，有助于其康复治疗和跌倒预防，从而提高患者整体生活质量。建议根据基底神经核对运动控制过程中的作用以及不同患者的特点，有针对性地选择平衡功能评定手段。常用的方法有 Berg 平衡量表、"启步-走"计时测试（Up-go time test）、稳定极限测试（Limits of stability testing，LOS）及姿势图形测试等。

（三）运动功能整体评定

韦氏量表（Webster scale）是 Webster 于 1968 年首次提出，而后经过多次改良的经典 PD 评定方法。它以 10 项积分进行评级，即：①运动迟缓；②肌张力状态；③姿势；④行走时上肢有无摆动；⑤步态；⑥震颤；⑦面部表情；⑧皮脂溢出；⑨说话情况；⑩自我照料情况。修改后的量表添加了平衡和坐位起立项目。依据所测试项目由轻到重的障碍程度分别设为 0～3 分，最后以分值总和来评估患者病情的严重程度。临床上推荐使用 UP-DRS 量表进行运动评分。此外，UPDRS 量表也是国内外广泛使用的 PD 综合评定量表之一。尤其是量表第三部分（UODRS Ⅲ）对运动功能提供了半定量的评定，操作简单方便。UPDRS Ⅲ运动检查共有 14 项，每项设定为 0～4 分，0 分为正常，4 分则为最严重。其中静止性震颤和强直程度分头颈、上下肢左右两侧五项分别进行评定，对动作性震颤、手指敲击、手部活动、轮替动作及下肢灵活性分左右侧分别进行评定，言语、面部表情、起立、姿势、步态、姿势稳定性及身体运动迟缓为单项评定，总分共计 108 分[24]。这种详细的检测及评分标准就可以避免 Webster 评分中无法鉴定单侧或双侧症状不足的缺陷。

（四）步行能力评定

PD 的慌张步态和冻结步态是该疾病的典型特征之一，主要表现为患者行走中步长缩短,步行节奏降低,步速的改变和不同步态周期的紊乱,行走时上臂摆动减少甚至缺乏,步幅短小,有阵发性加速,不能随意停止或转向,呈前冲步态或慌张步态。步态评价是神经病学、风湿病学、矫形病学和康复医学在日常临床实践中的重要方法[25]。核心技术主要包括目测步态分析和步态分析系统两方面。目测步态分析是指不用任何仪器来观察患者步态的方法,传统上使用步态分期系统来进行描述。鉴于临床应用的复杂背景,多数医生将目测步态分析作为首选方法。目测步态分析的明显不足是难以同时对多环节和人体的多节段进行观测。通常情况下,目测步态分析适合于描述多数病理步态特征,这种方法足以观测步行中的总体异常。然而,由于器质性病变导致的步态复杂性增加,客观量化分析方法显得十分重要。步态分析系统是现今进行步态分析的主要手段。一般来讲,测量过程中应同时记录多个参数,包括运动学、力学、运动和功率、动态肌电图、机械和代谢效率等数据。步态分析系统所获得的数据较为精确,对不同步态的描述较为详细。

(五)表面肌电测量

众所周知,sEMG 信号具有非线性和非稳态性特点,对 sEMG 信号信息的提取多是基于分离单个运动单位的贡献率和分析整体信号特征,这些信息与疾病的潜在生理机制间接相关。另外,主要的挑战是确定影响信号整体特征的因素,以及从临床和生理学角度来理解整体信号特征所反映的信息。近年来,sEMG 模型的建立和发展极大地推进了医务人员对传统 EMG 参数(如幅值、频率等参量)的理解。除了常用的信号描述变量,工程信号处理领域先进成果的应用使得可以从 sEMG 信号中提取出一系列创新描述参数。在 sEMG 信号处理技术中,非线性方法近年来引起了广泛关注。Fottorini 等人[26]对 5例 PD 患者在 50%MVC 下做等长肌肉收缩的肌电信号进行了研究,分析指标包括平均功率频率(MNF)和线段百分比(%DET)。

四、小　结

运动障碍是 PD 的早期症状,但在老年人群中很容易被忽视。随着患者脑内多巴胺神经元的进行性丢失,基底神经节内神经递质平衡遭到破坏。当神经元丢失超过 80%时,PD 症状变得更加显著,患者开始出现运动、认知、自动控制等方面困难,两侧脚步变得不对称,步幅减小,步速降低(运动功能减退);活动困难,难以启步或不能止步(运动不能);运动过程序列呈现进行性减少。其他运动系统特征还包括静止性震颤、肌僵直,病程后期则出现姿势不稳、跌倒。PD 患者晚期的姿势异常是非常复杂的,与存活率严密相关且无有效治疗措施[27]。临床上对于 PD 运动功能的诊断和治疗尚无确定方案,一般是采用药物或神经外科手术,但近年来关于不同治疗方案的效果尚存在较大争议,焦点在于不同治疗手段可改善的病理症状不同,有些甚至会诱发并发症,治疗方案的效果无法进行客观量化评估。因此,优化治疗方案仍存在很大困难。表面肌电技术作为一项非损伤性定量测量技术越来越受到相关学者的注意。sEMG 信号除具有一般生物电信号的典型特征外,同时具有混沌信号的基本特征,其信号活动的关联维数、相空间重构、Kol-mogorov 指数、复杂度和递归图分析等非线性特征还能够在整体上反映神经肌肉活动的基本特征。因此，结合线性和非线性分析技术，sEMG 信号可为 PD 的临床诊断提供更精确的信息，在未来 PD 的临床诊断中也必将发挥重要的作用。

参考文献

[1]田丹丹，王健.帕金森病的表面肌电研究[J].中国康复医学杂志，2008，23(1)：84-86.

[2]Abdo W F，van de Warreburg B P，Burn D J，et al. The clinical approach to movement disorders[J]. Nat Rev Neurol，2010，6 (1)：29-37.

[3]Hallett M，Shahani B T，Young R R. EMG analysis of stereotyped voluntary movements at the elbow in patients with Parkinson's disease[J]. J Neurol Neurosurg Psychiatry，1977，40：1129-1135.

[4]Williams D R，Watt H C，Lees A J. Predictors of falls and fractures in bradykinetic rigid syndromes：A retrospective study[J]. J Neurol Neurosurg Psychiatry，2006，77：468-473.

[5]de Lau Lonneke M L，Monique M B，Breteler G. Epidemiology of Parkinson's disease[J]. Lancet Neurol，2006，5：525-535.

[6]Rothwell K B. The motor functions of the basal ganglia[J]. J Integr Neurosci，2011，10(3)：303-315.

[7]Helmich R C，Janssen M J，Oyen W J，et al. Pallidal dysfunction drives a cerebello-thalamic circuit into Parkinson tremor[J]. Am Neurol，2011，69：269-281.

[8]Nieuwboer A P，Rochester L P，Jones D P. Cueing gait and gait-related mobility in patients with parkinson's disease：Developing a therapeutic method based on the international classification of functioning，disability，and health[J]. Topics Geriatric Rehabili，2008，24(2)：151-165.

[9]Mak M K，Wong E C，Hui-Chan C W. Quantitative measurement of trunk rigidity in parkinsonian patien[J]. J Neurol，2007，(25)4：202-209.

[10]王健. sEMG 信号分析及其应用研究进展[J].体育科学，2007，20(4)：56-61.

[11]Sturman M M，Vaillancourt D E，Metman L V. Effects of subthalamic nucleus stimulation and medication on resting and postural tremor in Parkinson's disease[J]. Brain，2004，127：2131-2143.

[12]Schalow G. Phase and frequency coordination between neuron firing as an integrative mechanism of human CNS self-organization[J]. Electromyogr Clin Neurophys，2005，45(6)：369-383.

[13]Marchand W R，Lee J N，Suchy Y，et al. Functional architecture of the cor ticobasal ganglia circuitry during motor task execution：Correlations of strength of functional connectivity with neuropsychological task performance among female subjects[J]. Human Brain Mapping，2013，34：1194-1207.

[14]Holmes G. On certain tremors in organic cerebral lesions[J]. Brain，1904，27：

360-375.

[15]Vaillancourt D E，Newell K M. The dynamics of resting and postural tremor in Parkinson's disease[J]. Clin Neur，2000，111：2046-2056.

[16]Sandy S，Bryce V. Advances in non-dopaminergic treatments for Parkinson's disease[J]. Frontiers Neurosci，2014，113(3)：1-28.

[17]Shiner J，Seymour B，Symmonds M，et al. The effect of motivation on movement：A study of bradykinesia in parkinson's disease[J]. PLoS ONE，2012，7(10)：1-7.

[18]Wiesendanger M. Electromyographic assessment of central motor disorders[J]. Muscle Nerve，1978，1：407-412.

[19]Koller W，Kase S. Muscle strength testing in Parkinson's disease[J]. Eur Neurol，1986，25：130-133.

[20]Kunesch E，Schnitzler A，Tyercha C，et al. Altered force release control in Parkinson's disease[J]. Behav Brain Res，1995，67：43-49.

[21]Levin J，Krafczyk S，Valkovic P，et al. Objective measurement of muscle rigidity in parkinsonian patients treated with subthalamic stimulation[J]. Movement Disord Soc，2009，24(1)：57-63.

[23]Allen N E，Canning C G，Sherrington C. Bradykinesia，muscle weakness and reduced muscle power in Parkinson's diseas[J]. Movement Disord Soc，2009，24(9)：1344-1351.

[24]徐军.帕金森病的肌力和平衡功能评定[J].国外医学·物理医学与康复学分册，2000,20(1)：24-27.

[25]高强,何成奇.帕金森病患者运动功能评定与运动疗法的进展[J].中国康复医学杂志,2008,23(5)：473-476.

[26]张福金.临床步态分析[J].国外医学·物理医学与康复学分册,1999,19(3)：121-122.

[27]Fattorini L，Felici F，Filligoi G C，et al. Influence of high motor unit synchronization levels on non-linear and spectral variables of the surface EMG[J]. J Neurosci Meth，2005，143：133-139.

[28]Schoneburg，Mancini M，Horak F，et al. Framework for understanding balance dysfunction in Parkinson's disease[J]. Movement Disord Soc，2013，28(11)：1474-1483.

第七章

骨与关节损伤

第一节　慢性腰痛

一、概　述

(一)定义及临床表现

腰痛(Low back pain,LBP),又称下背痛,是指一组以下背、腰骶、臀部疼痛和不适为主要症状的疼痛综合征。腰痛不是一种疾病,也不是一种病理诊断,而是一种临床综合征。

腰痛在分类上也有几种不同的方法,美国和英国于1993—1994年间相继颁布的腰痛临床指南,将腰痛分为三大类,这种分类在国际上也是得到充分肯定的。

其一,坐骨神经痛/根性疼痛综合征,主要由于坐骨神经的病变而引起。

其二,特异性下腰痛,主要由肿瘤、结核、感染和骨折这四种身体上的疾病造成。

其三,非特异性下腰痛,没有特异性病理变化,引起疼痛的原因不明。

而根据腰痛的持续时间可以分为:急性腰痛(Acute low back pain),疼痛症状持续时间不超过7d;亚急性腰痛(Subacute low back pain),疼痛持续时间在1~7周;慢性腰痛(Chronic low back pain,CLBP),疼痛持续时间超过3个月。

(二)流行病学

据流行病学调查研究表明,CLBP是仅次于上呼吸道感染的常见疾病,其终身流行率可高达 60%～90%,年流行率为 15%～45%,易发人群年龄介于 35～55 岁,而慢性非特异性腰痛占临床腰痛就诊患者的 85%～90%。易患该病的职业人群包括汽车司机、伏案工作人群、手术医生、护士和职业运动员等。患者中约 40% 的人有意减少娱乐活动,20% 的人日常生活明显受限,5% 的患者日常生活活动严重受限。CLBP 也是西方国家人群致残的一个主要原因。据报道,其在美国的患病率为 10.2%,在澳大利亚的患病率为 10%,在欧洲的患病率为 5.9%～23%。统计表明,我国腰痛患者人数已超过 2 亿,且多年以来一直呈上升趋势。CLBP 已经成为引起功能障碍、致残误工、增加社会经济负担和影响人类生活质量的重要原因。

(三)病因及病理机制

导致腰痛的因素较多,包括个人、职业和心理等因素。越来越多的基础和临床医学研究发现,虽然 CLBP 的致病原因很多,病理机制也异常复杂,但是由各种原因导致的 CLBP 均在很大程度上与维持腰椎稳定的腰部多裂肌(Lumbar multifidus,LMF)功能状态有着互为因果的关系。LMF 运动控制障碍、肌肉萎缩或者肌肉收缩力量和耐力下降均可引起腰部脊柱稳定性下降,造成椎间小关节活动紊乱、骨关节炎、局部肌肉痉挛、周围韧带以及椎间盘损伤,从而引起疼痛;后者可以进一步保护性地抑制腰部肌肉活动强度和控制躯干活动范围,从而引起更大程度的肌肉萎缩和功能退化,形成"萎缩-疼痛-活动限制"的恶性循环[1]。以上因果关系理论的提出与传统的腰肌劳损观点在解释 CLBP 病理机制方面形成了明显的不同。

以上机制涉及一个重要的概念,即腰椎稳定性(Lumbar spine stability)。腰椎稳定性特指在生理和病理条件下,脊柱各结构能够维持其与椎体之间的正常位置关系,不会引起脊髓或者脊神经根压迫和损害的一种腰椎的结构和功能状态,它是反映腰椎整体性的概念。根据 Panjabi 等[2] 提出的脊柱稳定性"三亚系模型"(three subsystem model,TSM),腰椎稳定性的维系依赖于被动亚系统(Passive subsystem)、主动亚系统(Active subsystem)和神经控制亚系统(Neural control subsystem)的协同活动。腰椎被动亚系统主要由腰椎椎体、关节突和关节囊、腰椎韧带等成分组成,主要参与弹性区间稳定性的维持;主动亚系统主要由有关的肌肉和肌腱组成,它们与神经控制亚系统协同活动,共同维系脊柱的稳定性;神经控制亚系统则可根据来自主动亚系统和被动亚系统的反馈信息,通过下意识控制的方式调节腰椎稳定肌的活动,实现腰椎稳定性控制。通常情况下,三个亚系分别构成维持脊柱稳定性的三个独立性因素,某一因素的"欠缺"可以由其他因素的改变加以代偿,而各个亚系之间的功能无法实现代偿的时候,往往会造成脊柱稳定性的破坏,引起躯干活动过程中腰椎小关节紊乱和骨关节炎、局部肌肉痉挛、周围韧带以及椎间盘损伤,造成腰痛。

而在以上影响腰椎稳定性的三个亚系统中,主动亚系统起到腰椎稳定性维系的 80% 以上的作用。主动亚系统主要由腰椎稳定肌(Lumbar stabilizer)组成。腰椎稳定肌是指分布于腰椎局部和躯干整体部位的具有维持腰椎稳定性和实现腰椎保护的肌群。根据维稳功能的不同,主动系统肌群通常被分为位于躯干背部表层的和收缩力矩较大的整体稳定肌以及位于腰部深层的局部稳定肌两类,其中以腰椎多裂肌(Lumbar multifidus,

LM)和腹横肌(Transversus abdominis,TA)的作用最为突出[3,4]。

所以在正常生理条件下,由腰椎稳定肌群及其中枢运动控制系统形成的主动保护机制与由腰椎椎体、椎间关节、韧带和关节囊形成的被动保护机制共同形成了腰椎稳定性的上述两大保护机制,用以维系身体在各种内外力干扰条件下的腰椎稳定性和保护腰椎生理功能。而 CLBP 患者因稳定肌运动控制障碍、肌肉功能水平下降等原因,常常表现出不同程度的失稳现象,肌肉功能水平下降则被认为是造成后续脊柱损伤和下背部疼痛的初始原因。

二、研究现状

从上述的 CLBP 发病机制可以看出,腰部肌肉功能评价无论对于 CLBP 的诊断,还是疗效评价都具有十分重要的应用价值。早期临床和康复医学对腰部肌肉功能的评价一般采用等长、等张和等速耐力试验,这些试验通常要求患者腰背肌进行相应的运动负荷并以最大持续时间或者活动次数作为评价指标。虽然上述方法在有些情况下能够对腰痛患者和正常人加以区分,但是由于试验的结果易受患者主观努力程度和不适耐受性的影响,从而使得检测结果具有很大的不确定性和主观性。表面肌电(sEMG)信号分析技术是近二十年来日渐完善的一项腰部肌肉功能评价方法,由于该方法在评价肌肉功能状态方面具有良好的特异性、可靠性、灵敏性和局部性,同时检测过程具有无创性、实时性和多靶点测量的优点,因而引起临床和康复医学研究者的关注,其近年来在康复医学中的研究现状如下。

(一)在腰部肌肉神经肌肉功能评价中的应用

1.肌肉收缩功能评价

肌肉收缩功能的评估包括局部肌肉力量和局部肌肉耐力的评估。

(1)局部肌肉力量评价

局部肌肉力量反映局部肌肉收缩能力。由于肌肉在不同负荷及收缩形式下肌力的变化与肌电信号的振幅呈现良好的线性关系,因而通过肌电图的参数可以间接地评定肌肉力量状况。负荷大小的确定目前多采用的是最大随意收缩(Maximal voluntary contraction,MVC)的百分比,这就需要首先对受试者进行 MVC 的测量。然而 MVC 的测量很容易受到主观因素的影响,比如目前疼痛的程度、对疼痛的感觉和惧怕等,从而影响肌肉产生最大的收缩力量,造成在实际测量中低估肌肉的最大随意收缩。此外,患者在腰背肌做最大随意收缩时,可能会引起患者腰部的二次伤害,故近年来已较少被采用。

(2)局部肌肉耐力评价

在不需要最大随意收缩的情况下,耐力测试的肌电信号可以有效实现定量测试肌肉疲劳度。近年来腰肌耐力的评估越来越受到各界的关注,越来越多的研究表明慢性腰痛的发生与腰背肌的耐力下降有着密切的关系,尤其是多裂肌等维持脊柱稳定性的小肌群。因此可以认为背伸肌耐力的评定结果可作为慢性腰痛发生、发展及康复疗效评估的一个重要指标。这可以通过测量某个姿势的保持时间或完成某个动作的能力来进行评价。评价的方式较多，可分为静态和动态负荷耐力试验两大类，其中以静态的腰背肌等长收缩实验最为普遍。

静态负荷耐力试验最常用的测试方式是 Biering-Sørensen test(BST)，该试验最初是由 Biering-Sørensen 等于 1984 年建立的用于定量测评背伸肌耐力的专门方法，之后也有不少研究者在此基础上提出了改良方案。试验时要求受试者俯卧在特制的斜坡支架上，双臂置于体侧或者抱于后脑，依靠背部伸肌的作用尽可能长时间地使躯干与地面保持平行，记录负荷维持时间作为背伸肌耐力水平的评价指标。这也成了应用 sEMG 信号分析技术评价腰部肌肉功能的常用简易运动负荷方式，并取得良好的区分效果。大量的 BST 研究表明，相比正常人，CLBP 患者持续时间较短，椎旁肌所测量的 MF 初始值和 MFs 绝对值高、MPF 和 RMS 低，均提示 CLBP 患者腰部肌肉耐力下降。这些肌电指标的异常，可能与腰部肌肉中 I 型纤维的缺失有关。腰部肌肉是一组以慢肌为主的骨骼肌，I 型纤维占优势，如果腰肌中 I 型纤维所占据的肌肉面积越小，则腰肌在收缩过程中抗疲劳的能力就会相应降低。此外，也有研究表明，在腰背肌静态耐力试验中，主观的疲劳感和肌电图的频谱下降斜率有很好的相关性。

动态负荷耐力实验常见的有等惯性力背伸耐力试验(Isoinertial back extension endurance testing, IBEET)，该试验是利用一种特制的腰部肌肉测试和训练系统实施动态运动负荷进行 sEMG 评价的新方法。测试时要求受试者坐在测试椅上，调节膝关节和腰部定位装置，使身体处于固定位置，进行躯干的屈伸运动(频率 30 次/min，持续 2min)，并同步记录背伸肌做功和 sEMG 来进行肌肉功能评价。王健等[5]研究发现，腰痛患者和正常人在完成中等强度等惯性力动态腰部肌肉屈伸运动过程中，sEMG 信号的 %DET 时间序列单调递增，而 MPF 和 C(n)时间序列单调递减，其均值明显低于正常人，但腰痛患者 C(n)递减速度明显快于正常人，均值明显高于正常人。

2.肌肉舒张功能评价

屈曲松弛现象(Flexion-relaxation phenomenon, FRP)是在躯干完全屈曲过程中观察到的腰脊旁肌电活动静止的一种正常现象。正常人腰椎开始向前屈曲时，脊旁肌收缩增加，随着腰椎前屈角度的增大，后部筋膜韧带紧张，肌肉活动减小，当达到腰部全范围屈曲时，脊柱的稳定由后方肌腱韧带、椎间盘以及关节突关节来维持，腰脊旁肌肉活动下降到最小值，再伸直到恢复直立位时肌肉活动增加。在 sEMG 上表现为前屈肌电振幅轻度增加，完全前屈无明显信号活动和躯干伸起信号振幅明显增加的变化规律。而腰痛患者，由于上述组织病变产生的疼痛、避痛反应以及功能障碍等因素，常表现为腰椎前屈受限，此时为了维持姿势的稳定，腰部肌肉持续收缩，在 sEMG 上显示肌电振幅异常升高，而躯干伸起过程中信号活动逐渐减弱(见图 7-1)，从而形成屈曲松弛现象的缺失。因此，可以通过观察腰椎屈伸运动时 sEMG 振幅的变化，即屈曲松弛现象来反映腰痛患者腰肌舒张功能。研究表明，出现屈放松现象的原因被认为是被动系统牵张感受器引起的肌肉收缩抑制，而屈放松现象消失则是牵张感受功能下降的反映，即"保护性运动"(Guarding movement），该方法的敏感性为 93%，特异性为 75%。而 sEMG 在评价 FRP 时，可单独测量肌电振幅值，也可以计算患者在每个动作之间的屈曲松弛比（Flexion-relaxation ratio，FRR），所以在具体计算 FRR 时，取值方法有多种。

早期，Sihvonen 等[6]采用 sEMG 和针电极肌电图比较了正常受试者和腰痛患者在躯干屈伸运动过程中变化的差异，发现 74% 的腰痛患者在表面肌电图和针电极肌电图均出现了屈曲松弛现象。Neblett 等[7]应用 FRR 研究 54 名慢性腰背痛患者组和 12 名正常人之间的差异，发现只有 30% 患者有屈曲松弛现象，而正常人均有屈曲松弛现象，两者间 FRR 值差异显著。而为明确最佳屈曲松弛现象指标，Neblett 等[8]还通过 7 种肌电检测屈曲松弛的指标和 3 种腰椎前屈活动度评估，对 215 名慢性腰痛患者和 30 例无症状对照组进行比较研究，并绘制受试者工作曲线（ROC），7 种指标分别是：屈曲前站立位平均肌电值/最大随意屈曲时平均肌电值（STAND/MVF）、屈曲时最大肌电值/最大随意屈曲时平均肌电值（FLEX/MVF）、恢复直立位时最大肌电值/最大随意屈曲时平均肌电值（EXT/MVF）、屈曲时最大肌电值/恢复直立位时最大肌电值（FLEX/EXT）、最大随意屈曲时 RMS 平均绝对值（MVF sEMG）、屈曲前站立位 RMS 平均绝对值（Standing sEMG）、屈曲后站立位 RMS 平均绝对值（Standing recovery sEMG），结果发现所有屈曲松弛指标可以将 79%~82% 的患者，和 83%~100% 的正常对照组进行正确分类。胡鸢等[9]发现，竖脊肌屈曲松弛比值在不同类型的慢性腰痛患者中有差异，这也许能解释在既往研究中发现的小部分腰痛患者仍存在 FRP 的现象。该实验对腰部前屈痛患者、腰部后伸痛患者及健康人进行研究，发现腰部前屈痛患者的屈曲松弛比值明显小于后伸痛患者和无痛健康人群，而腰部后伸痛患者和健康人相比，屈曲松弛比值无明显差异，后伸痛患者出现 FRP 的原因可能是患者不存在前屈疼痛，因而没有恐惧性逃避所引发的"肌卫"现象，从而容易实现屈曲放松。

3. 神经肌肉运动控制功能评价

神经肌肉运动控制功能及表面肌电在其中的应用已在第三章详细介绍。肌肉募集顺序及强度可作为反映神经肌肉运动控制情况的客观指标，sEMG 能够记录相关肌群在动态活动时的生物电信号，从而反映神经肌肉的激活情况，如肌肉激活时间、激活强度以及相关肌群间活动的协调性等。

在 Panjabi[2]的"脊柱稳定性模型"中，神经控制系统为了避免脊柱受到损伤，同时又不影响其正常活动，必须在正确的时间适度的激活合适的肌肉。其中随意运动控制（Voluntary control）、反馈控制（Feed-back control）和前馈控制（Feed-forward control）是腰椎稳定肌群的基本中枢运动控制模式。而前馈控制和反馈控制是中枢神经系统（CNS）依据视觉、听觉、位觉和肌肉本体感觉输入在各种突发身体姿势变化条件下实现腰椎稳定肌运动控制、维系腰椎稳定性和腰椎功能保护的下意识神经控制机制。突发姿势干扰是影响身体重心稳定和引发身体晃动的突发性内部和外部力学条件变化，包括来自动作执行者自发的随意运动（如快速举臂、抬腿、迈步等）的内部姿势干扰，和来自周围环境（如突发加减载负荷、脚底支撑面忽然移动）的外部姿势干扰这两种基本类型，这是造成现实生活中摔倒、失衡等动作行为发生的主要力学原因。

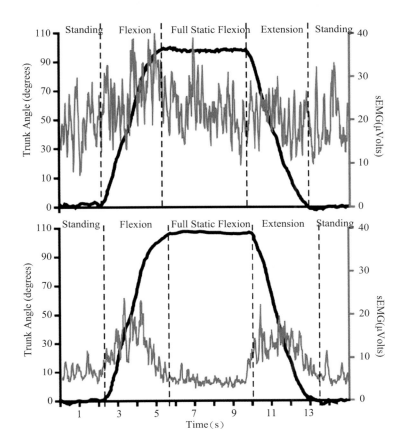

图 7-1　腰痛患者(上)与正常人(下)FRP 的原始肌电图谱(灰色)与躯干前屈角度(黑色)

（图片引自：McGorry RW，Lin J-H. Flexion relaxation and its relation to pain and function over the duration of a back pain episode[J]. PLoS ONE，2012，7(6)：39207.）

　　早期研究曾采用四肢活动诱发腰椎稳定肌预激活的方法检测前馈控制效应。目前,研究前馈控制的实验范式还包括睁眼(有预期)/闭眼(无预期)条件下的上肢加、减载荷实验和有无心理预期条件下的力台滑动/倾斜实验。突发负荷被认为是导致腰痛的一个危险因素。因此,在脊柱稳定性的神经肌肉机制研究中,它常被作为研究的对象。在突发负荷下,躯干肌肉的激活模式会直接影响脊柱承受的压力,躯干稳定性及腰痛的发生。而目前检测和研究人体腰椎稳定肌前馈控制现象的主要研究方法,也是利用躯干突发载荷变化情况下腰椎稳定肌活动的"预期效应"来实现的。

　　在躯干突发载荷变化情况下,健康人群存在明显的"预期效应",即事先知晓即将发生的载荷变化,可以明显加快腰部多裂肌等腰椎稳定肌的快速反应时间和减小腰椎稳定肌快速反应强度[10],使腰椎核心稳定肌先于躯干整体稳定肌和运动肌群收缩,表现出明显的"由内而外"的躯干肌肉募集顺序和中枢运动控制策略。而腰痛患者在突发负荷条件下会表现出与健康人群不同的肌肉应答策略,表现为腰部多裂肌、腹横肌等腰椎核心稳定肌的激活时间明显延迟,腰椎呈现过度运动反应,从而不能及时和有效地紧固腰椎,防止腰椎损伤。如 Radebold 等[10] 则在比较了腰痛患者组和健康对照组在不同方向去负荷作用下肌肉应答类型的差异,发现腰痛患者的肌肉反应时间较健康对照组均明显延长,其原因可能是脊柱周围的软组织损伤造成本体感受器不可逆的破坏,从而影响伤害感受器和本体感受器的应答,使之无法对突发负荷做出快速的反射反应。

在应对内部姿势干扰条件下,健康人与腰痛患者也表现出不一样的运动控制情况。Hodges 等[11]研究发现,健康受试者在完成前、侧和后快举手臂试验时,腹横肌预激活不受动作方向的影响,它的这种"非方向特异性收缩"有别于其他稳定肌的"方向特异性收缩",是维系腰椎稳定性的重要机制。腹横肌事先收缩的意义在于保护脊柱免受肢体运动产生的反作用力对脊柱稳定性的破坏作用。Hodges 等[12-14]在对 CLBP 患者与健康人进行对比研究时发现,当让受试者完成上肢屈伸、外展和后伸动作时,CLBP 患者的腹横肌开始收缩的时间比健康对照组受试者延迟 50~450ms,表明 CLBP 患者的腹横肌期前收缩能力明显受到影响,进而说明患者部分或者完全丧失中枢预激活能力,从而使得身体受到干扰时无法维系腰椎稳定性,造成脊柱损伤。刘邦忠等[15]对比 CLBP 患者与正常者在上肢快速前屈、外展、后伸时脊柱肌的反应,发现在正常对照组椎旁肌群中多裂肌反应最快、最先起作用,而 CLBP 患者在上肢三个方向的快速运动中多裂肌的收缩与最长肌、腰髂肋肌的收缩几乎同时出现,但与正常人相比,多裂肌的收缩明显延迟,表明 CLBP 患者的多裂肌对上肢快速运动引起的脊柱突然失衡反应较慢,进而说明 CLBP 患者出现了多裂肌的协调控制功能障碍和预激活延迟,这可能与 CLBP 患者的多裂肌中快肌纤维、慢肌纤维的构成比发生改变,甚至萎缩有关。Thomas[16]和 Silfies 等[17]研究也发现 CLBP 患者在内部干扰(快速举臂运动或目标触碰运动)下,多裂肌和竖脊肌均表现出激活延迟,说明 CLBP 改变患者的前馈活动模式。

也有研究[18]发现 CLBP 患者在俯卧位髋后伸(PHE)运动下,检测到双侧多裂肌和对侧竖脊肌相比正常人激活有明显延迟,这表明患者通过一个改变的、可能不恰当的躯干肌肉募集模式来稳定他们的腰椎骨盆区域。Massé-Alarie 等[19]研究了 CLBP 患者和健康人在站立位快速进行肩关节屈曲运动时对侧和同侧腹横肌、腹内斜肌的肌电活动,结果显示,CLBP 患者与健康受试者相比,其同侧腹横肌、腹内斜肌的激活延迟,未检测到双侧的联合激活。

而在应对预期[20]和无预期[10,21]姿势干扰下,CLBP 患者相比正常对照组,均显示出躯干肌激活的延迟和肌电振幅的下降。

(二)sEMG 在临床康复中的应用

sEMG 在 CLBP 临床康复中多用于康复疗效评估。CLBP 的康复治疗方法较多,主要有物理治疗、药物治疗、手术治疗及心理行为治疗等。运动疗法作为物理治疗的一种方法,受到更多的青睐,并且是慢性非特异性腰痛欧洲管理指导方针的首推方法。运动疗法与传统的物理疗法、药物治疗、心理疗法及手术治疗等治疗手段相比,具有损伤性小、有效性强、特异性高等特点,并能从根本上预防和治疗腰痛。但在研究 CLBP 的康复时,研究者们已经注意到脊柱稳定性治疗比低度干预和单纯运动治疗更有效,同时有减轻疼痛、残疾、药物摄入的作用,并降低了再发的概率。

　　王健等[5,22]通过 sEMG,观察主动康复治疗对 CLBP 患者腰部肌肉功能的影响,发现主动康复治疗对改善腰部肌肉功能具有明显的作用。Marshall 等[23]研究了腰痛患者 12 周体操球训练前后的神经肌肉功能改变,结果显示竖脊肌疲劳度和屈曲-放松反应都有显著改善。王康玲等[24]研究显示腰椎间盘突出症患者采用桥式动作时,竖脊肌、多裂肌腱侧 AEMG 值均大于痛侧,痛侧 MF、MPF 值均大于健侧,认为桥式运动作为腰肌训练体操平缓、有效。而针对 CLBP 的多裂肌康复,许多研究者进行了有益的探索尝试。Danneels 等[25]在研究不同锻炼方式下 CLBP 患者多裂肌的肌电活动时发现,与健康组比较,在进行协同性锻炼时,CLBP 组多裂肌的肌电活动显著低,这种情况同样发生在力量锻炼组;而在稳定性锻炼时,两组间则不存在差异。说明在协同锻炼中,多裂肌的功能紊乱及力量锻炼过程中多裂肌的活动改变,而稳定性训练更有效。

　　除了运动疗法等主动康复训练,针灸、推拿等传统治疗也能在一定程度上缓解腰痛患者的疼痛。如杨冬岚等人[26]研究针刺与艾灸对腰椎间盘突出症患者功能及 sEMG 影响的差异,发现两组治疗均能降低不同体位下测量的 RMS 值,提高其 MF 值,但针刺组变化的幅度较艾灸组要大,说明针刺和艾灸治疗均能改善腰椎间盘突出症患者的肌肉功能,缓解肌肉疲劳,增加肌肉耐疲劳能力,增强腰椎的稳定性,但针刺治疗效果更优。周楠等人[27]通过 sEMG,观察推拿手法对腰椎间盘突出症(腰突症)患者腰背伸肌群生物力学特性的影响,探讨手法治疗腰突症的干预机制问题,发现手法治疗腰突症干预机制之一可能是推拿改善腰突症患者腰背伸肌群收缩力量、做功效率,改善腰部屈、伸肌的协调性,提高腰背伸肌群的放电频率,缓解腰部肌群的疲劳程度,改善腰突症患者腰背伸肌群失衡状态。

三、检测方法

实验前准备工作,详见第四章表面肌电信号采集技术。

(一)肌肉收缩功能评价方法

肌肉收缩功能评价主要是评估腰部肌肉耐力。

1.操作方法

Biering-Sørensen 腰背肌等长收缩测试,受试者俯卧于一高 1m 的床上,上半身探出床外,髂前上棘位于床边缘,双下肢并拢且髂棘上缘以下的身体部分用绑带固定于床上,双手置于头后,两臂外展与地面平行,或双手于胸前交叉抓住对侧肩部并紧贴胸前,躯干悬空并与地面平行,患者维持此姿势 90s～120s 或不能耐受(躯干向下偏离与地面夹角大于 5°～10°)时停止测试(如图 7-2)。同步采集腰竖脊肌、多裂肌肌电信号。实验重复 3 次,取其平均值。

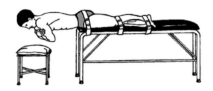

图 7-2　Biering-Sørensen 试验

（图片引自：Demoulin C，Vanderthommen M，Duysens C，et al. Spinalmuscle evaluation using the Sørensen test：A critical appraisal of the literature[J]. Joint Bone Spine，2006，73：43-50.）

2. 电极贴法

（1）第 3 腰椎与第四腰椎棘突旁开约 3cm 竖脊肌肌腹最饱满处；

（2）第 5 腰椎与第 1 骶椎棘突旁开约 2cm 多裂肌肌腹最饱满处；

（3）参考电极位于测量电极外侧。

3. 评估指标

（1）中位频率（Hz）；

（2）持续时间（s）。

（二）肌肉舒张功能评价方法

肌肉舒张功能评价通过屈曲松弛现象来评估。

1. 操作方法

测试前设置节拍器为 60 拍/min（每拍 1s），受试者先按节拍器设置的开始声音信号，摆动节奏熟悉测试动作。受试者直立，两眼平视前方，两腿分开与肩同宽，两臂置于身旁，躯干肌放松，听到声音信号开始，首先取站立位保持躯干直立 3s，再向前向下弯腰 3s；达到最大屈曲角度维持 3s；再回到躯干直立位 3s，维持直立位 3s（如图 7-3）。同步采集腰竖脊肌、多裂肌肌电信号。实验重复 3 次，取其平均值。

图 7-3　屈曲松弛现象示例

（图片引自：McGorry R W，Lin J H. Flexion relaxation and its relation to pain and function over the duration of a back pain episode[J]. PLoS ONE，2012，7（6）：39207.）

2. 电极贴法

（1）第 3 腰椎与第 4 腰椎棘突旁开约 3cm 竖脊肌肌腹最饱满处。

（2）第5腰椎与第1骶椎棘突旁开约2cm多裂肌肌腹最饱满处。

（3）参考电极位于测量电极外侧。

3. 评估指标

（1）STAND屈曲前站立位平均肌电值。

（2）FLEX屈曲时最大肌电值。

（3）MVF最大随意屈曲时平均肌电值。

（4）EXT恢复直立位时最大肌电值。

（5）STAND/MVF、FLEX/MVF、EXT/MVF、FLEX/EXT的比值。

（三）神经肌肉运动控制功能评价方法

1. 突发外部姿势干扰实验——落球试验

（1）操作方法：令受试者双臂弯曲成直角，双手握持圆形托盘，托盘重量小于200g。试验开始时，主试手持重量2kg的重锤（或沙袋）置于托盘上方15cm高处（如图7-4）。托盘表面安置有感知重锤击打的压力传感器，其感知信号与肌电信号并行输入肌电图机。分别在受试者处于睁眼和闭眼两种不同实验条件下完成重锤释放。睁眼情况下要求受试者注意观察主试释放重锤的全部过程。闭眼情况下，受试者无法预知主试释放重锤的时间。同步采集试验过程中托盘震动传感器和腰竖脊肌、多裂肌肌电信号。以托盘振动传感器产生起始信号作为外部姿势干扰的起始点计算肌肉预激活时间。睁眼和闭眼重复重锤试验进行3次，取其平均值作为检测结果。

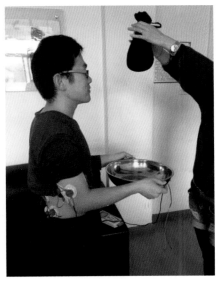

图7-4　落球试验

（2）电极贴法：①第3腰椎与第4腰椎棘突旁开约3cm竖脊肌肌腹最饱满处；②第5腰椎与第1骶椎棘突旁开约2cm多裂肌肌腹最饱满处；③参考电极位于测量电极外侧。

(3)评估指标:竖脊肌、多裂肌激活时间(ms)及 iEMG(μV)。

2. 突发内部姿势干扰实验——快速举臂实验

(1)操作方法:受试者放松,取站立姿势,双脚平行分开与肩同宽,听到主试开始口令后,受试者以肩关节为轴,快速完成矢状面直臂平举运动。同时尽量避免躯干旋转及耸肩动作。同步采集肱二头肌、三角肌、腰部竖脊肌、多裂肌的肌电信号。以三角肌激活时间产生起始信号作为内部姿势干扰的起始点来计算肌肉预激活时间。重复3次,取其平均值。

(2)电极贴法:①第 3 腰椎与第 4 腰椎棘突旁开约 3cm 竖脊肌肌腹最饱满处;②第 5 腰椎与第 1 骶椎棘突旁开约 2cm 多裂肌肌腹最饱满处;③肱二头肌肌腹最饱满处;④三角肌前侧;⑤参考电极位于测量电极外侧。

(3)评估指标:竖脊肌、多裂肌激活时间(ms)及 iEMG(μV)。

参考文献

[1]Panjabi M M. Clinical spinal in stability and low back pain[J]. J Electromyogr Kinesiol, 2003, 13: 371-379.

[2]Panjabi M M. The stabilising system of the spine. Part Ⅱ. Neutral zone and stability hypothesis[J]. J Spinal Disord, 1992, 5: 390-397.

[3]Wagnera H, Anders C H, Puta C H, et al. Musculoskeletal support of lumbar spine stability[J]. Pathophysiology, 2005, 12(4): 257-265.

[4]Hammill R R, Beazel J R, Hart J M. Neuromuscular consequences of Low back pain and core dysfunction[J]. Clin Sports Med, 2008, 27: 449-462.

[5]王健,方红光,刘家海,等.基于腰部肌电信号变化的慢性下腰痛诊断和康复疗效评价[J].航天医学与医学工程,2005,18(4):287-292.

[6]Sihvonen T, Partanen J, Hanninen O, et al. Electric behavior of low back muscles during lumbar pelvic rhythm in low back pain patients and healthy controls[J]. Arch Phys Med Rehabil, 1991, 72(13): 1080-1087.

[7]Neblett R, Mayer T G, Gatchel R J, et al. Quantifying the lumbar flexion relaxation phenomenon: Theory, normative data and clinical applications[J]. Spine, 2003, 28(13):1435-1446.

[8]Neblett R, Brede E, Mayer T G, et al. What is the best surface EMG measure of lumbar flexion-relaxation for distinguishing chronic low back pain patients from pain-free controls? [J]. Clin J Pain, 2013, 29(4): 334-340.

[9]胡鸢,唐金树,秦江,等.竖脊肌屈曲放松比值在不同类型慢性腰痛中的差异[J].中国骨与关节杂志,2015,4(4):288-290.

[10]Radebold A, Cholewicki J, Panjabi M M, et al. Muscle response pattern to sudden

trunk loading in healthy individuals and in patients with chronic low back pain[J].
Spine，2000，25(8)：947-954.

[11]Hodges P W，Richardson C A. Feedforward contraction of transversus abdominis is not influenced by the direction of arm movement[J]. Exp Brain Res，1997，114 (2)：362-370.

[12]Hodges P W，Richardson C A. Inefficient muscular stabilization of the lumbar spine associated with low back pain. A motor control evaluation of transversus abdominis[J]. Spine，1996，21(22)：2640-2650.

[13]Hodges P W，Richardson C A . Delayed postural contraction of transversus abdominus in low back pain associated with movement of the lower limb[J]. J Spinal Disord，1998，11：46-56 .

[14]Hodges P W，Richardson C A. Altered trunk muscle recruitment in people with low back pain with upper limb movement at different speeds[J]. Arch Phys Med Rehabil，1999，80：1005-1012.

[15]刘邦忠,李泽兵,何萍,等.慢性腰痛患者在脊柱突然失衡时多裂肌的肌电表现[J].中国康复医学杂志,2003,18(10):609-611.

[16]Thomas J S，France C R，Sha D，et al. The effect of chronic low back pain on trunk muscle activations in target reaching movements with various loads[J]. Spine，2007，32：801-808.

[17]Silfies S P，Mehta R，Smith S S，et al. Differences in feed forward trunk muscle activity in subgroups of patients with mechanical low back pain[J]. Arch Phys Med Rehabil，2009，90：1159-1169.

[18]Suehiro T，Mizutani M，Ishida H，et al. Individuals with chronic low back pain demonstrate delayed onset of the back muscle activity during prone hip extension [J]. J Electromyogr Kinesiology，2015，25：675-680.

[19]Massé-Alarie H，Flamand V H，Moffet H，et al. Corticomotor control of deep abdominal muscles in chronic low back pain and anticipatory postural adjustments [J]. Exp Brain Res，2012，218(1)：99-109.

[20]Hodges P W. Changes in motor planning of feed forward postural responses of the trunk muscles in low back pain[J]. Exp Brain Res，2001，141：261-266.

[21]Magnusson M，Aleksiev A，Wilder D G，et al. European spine society-the acromed prize for spinal research 1995：Unexpected load and asymmetric posture as etiologic factors in low back pain[J]. Eur spine J，1996，5：23-35.

[22]王健,方红光,Kankaanpaa M.慢性下腰痛患者腰部表面肌电信号的变化特征[J].体育科学,2004,24(10):31-34.

[23]Marshall P W，Murphy B A. Evaluation of functional and neuromuscular changes after exercise rehabilitation for low back pain using a Swiss ball：A pilot study[J]. J Manipulative Physiol Ther，2006，29(7)：550-560.

[24]王康玲,王楚怀,温晓利,等.腰椎间盘突出症患者行桥式运动时腰肌表面肌电图的变化[J].广东医学,2011,32(22):2967-2969.

[25]Danneels L A, Coorevits P L, Cools A M, et al. Differences in electromyographic activity in the multifidus muscle and the iliocostalis lumborum between healthy subjects and patients with sub-acute and chronic low back pain[J]. Eur Spine J, 2002,11(1): 13-19.

[26]杨冬岚,周文强,黎健,等.针刺与艾灸对腰椎间盘突出症患者功能及表面肌电图影响的差异比较[J].中国针灸,2014,34(4):341-346.

[27]周楠,房敏,朱清广,等.推拿手法治疗腰椎间盘突出症腰背伸肌群生物力学[J].中华中医药杂志,2012,27(3):562-566.

第二节　颈椎病

一、概　述

(一)定　义

颈椎病亦称颈椎综合征、颈椎强直、(颈)椎关节病等,是因颈椎椎间盘退行性改变及其继发病理改变累及其周围组织结构(神经根、脊髓、椎动脉、交感神经等)而出现相应临床表现的疾病[1]。根据受累组织和结构的不同,颈椎病分为颈型(又称软组织型)、神经根型、脊髓型、交感型、椎动脉型及其他型(目前主要指食道压迫型)。如果两种以上类型同时存在,称为"混合型"。

(二)流行病学

在我国,颈椎病患病率较高,疾病顺位靠前,不同地区的颈椎病患病率为8.1%~19.1%[2]。一些特殊人群颈椎病患病率更高。大学教职工为10.8%,老年人群为25.0%,机关人员为27.3%,白领人群为33.9%,公务员为54.8%[3]。有研究[4]对北京地区18岁以上人群进行调查,经多因素分析发现,居住地(郊县城区)、性别(女性)、年龄(≥45岁组与≥60岁组)、雇佣状态(在职与退休)为颈椎病的高危人群,认为颈椎病患病率较高,分布范围广,有必要在大范围内加强对颈椎病的预防、诊断和治疗研究。但近几年来,我国颈椎病发病呈低龄化趋势,30岁以下的青年患者约占总患者人数的11.1%,并呈增加的趋势[5]。有研究[6]对大学生颈椎病患病情况进行调查,发现从1995年9月到2002年8月间上海师范大学大学生颈椎病发病率连年上升,从1995年的0.045%上升到2001学年的0.726%,并存在继续上升的趋势;除四年级外,发病率随年级增长而增长,并呈现女高男低现象,并认为颈椎病形成的主要原因是屈颈过度,表现为长期伏案学习或电脑操作,它们会导致颈部慢性劳损,使关节囊、椎间韧带松弛及肌肉张力降低,功能失调,削弱了对颈椎的支撑和保护作用,随之颈椎的生理弧度也发生变化。

(三)病　因

多由于职业原因、不良生活习惯以及颈部受到冷刺激或者外伤等造成颈椎损伤、颈椎骨质增生及椎间盘病变,最终导致疾病,具体如下:

1. 椎体边缘骨质增生[7]

由于病理或生理方面的原因,使关节软骨逐渐发生变性、坏死和溶解,骨板被吸收并逐渐为纤维组织或纤维软骨所代替,进而造成骨性关节面骨质增生、硬化而形成骨赘。这种现象最为常见。它常形成横突而突入椎管,使脊髓血管受压,造成临床一系列症状,主要发生在 C_5—C_6。

2. 颈椎曲度改变[8]

颈椎正常生理曲度为前凸,其生理曲度改变包括变直、后突或反弓,这均为异常。其原因是椎间盘突出或颈椎病引起神经根刺激症状时,颈椎呈保护性曲度变直或后突,以减轻压迫,这往往引起颈椎不稳而加重患者症状。

3. 椎间隙变窄[9]

椎间盘是人体最大的无血供组织,随着年龄的增大,软骨板营养代谢发生变化,致使髓核纤维环缺少足够的营养供应而退变,从而出现髓核脱水、变薄、椎间盘变性。它反映出椎间盘,特别是髓核退变或突出,这种退变并非只发生在某一椎间盘,常见两个以上的椎间盘受累。

4. 韧带钙化

椎间盘变形后造成椎体不稳,使同一水平的韧带劳损、变形而产生钙化,容易对颈椎周围神经和血管造成压迫而导致颈椎病。

5. 钩突增生

多因骨质增生引起钩突肥大,尖刺状、角状、唇状、舌状或卷发状等骨赘形成,关节间隙变窄,关节面硬化。同时绝大多数伴有椎间孔变形,椎间孔失去其正常的卵圆形。

(四)病理机制

1. 颈型颈椎病

颈型颈椎病是在颈部肌肉、韧带、关节囊急、慢性损伤,椎间盘退化变性,椎体不稳,小关节错位等的基础上,机体受风寒侵袭、感冒、疲劳、睡眠姿势不当或枕高不适宜,使颈椎过伸或过屈,颈项部某些肌肉、韧带、神经受到牵张或压迫所致。

2. 交感型颈椎病

交感型颈椎病的发病机制还不十分清楚,研究发现 Luschka's 关节囊、颈椎小关节、颈椎后纵韧带、颈椎间盘纤维环后部以及椎动脉均有交感神经的分布,一些颈神经通过节后纤维交通支与颈上神经节相连。从病理生理角度看,当上述部位的交感神经受到刺激,可因交感神经反射而出现一系列临床现象,其反射途径有脊髓反射和脑-脊髓反射。

(1)脊髓反射:传入纤维将信息传递给脊髓的第 1 胸节和第 2 胸节侧角细胞后,反射信号由侧角细胞的节前纤维到达颈下、颈中、颈上交感神经节,在此进行交替后发出多组节后纤维。第 1 组通过颈外动脉到面部的汗腺和血管;第 2 组通过颈内动脉支配大脑、眼部血管和瞳孔、眼睑平滑肌及眉弓部的汗腺;第 3 组通过椎动脉支配脑干、小脑、大脑颞叶及枕叶底部和内耳的血管;第 4 组通过心脏支控制心律。

(2)脑-脊髓反射:病理性刺激经过交感神经传入纤维及躯体神经的感觉纤维到达大脑皮层,然后由皮层细胞发出信号通过视丘、中脑、红核及下方的网状结构而到达第 1 胸椎、第 2 胸椎节段的侧角细胞;从此再发出节前纤维到颈交感神经节进行交替后,发出节后纤维而到达效应器官。

3. 脊髓型颈椎病

在各型颈椎病中以脊髓型颈椎病(Cervical spondylotic myelopathy)最为严重,常需进行手术治疗。颈脊髓在慢性压迫因素作用下可发生组织病理学改变,其中最为常见的是脊髓前、后角的神经元破坏及神经胶质增生,如病变进一步发展则将使锥体束受累并发生变性。慢性压迫颈脊髓可导致中央灰质内囊性改变,而白质内的病变则以传导束的脱髓鞘改变为主。研究[10]证实,颈脊髓的病理学损害程度与其受压迫的程度有明确相关性。

上述病理改变还可能与脊髓血液供应障碍有关,这观点已被不少作者在动物实验和尸检中所证实,但血供障碍的具体机制尚不明确。人们在尸检时将造影剂注入椎动脉后观察微血管的改变,并在动物实验中观察了结扎根动脉对颈脊髓血供的影响,提出根动脉供血障碍是脊髓型颈椎病的重要病因。

Mair 和 Druckman[11]则发现脊髓的病理性改变主要发生于脊髓前动脉的供血范围内,提出脊髓受心后脊髓前动脉的终末支闭塞的影响而缺血。对于脊髓型颈椎病,脊髓受压后脊髓的前、后角部分恰好为血液供给的薄弱部位,同时伴随增龄椎动脉开始硬化,一些小的营养血管也发生纤维化,此时无论是脊髓还是血管受到压迫均能造成脊髓缺血。Shlimomura 等[12]则发现阻断脊髓前动脉血流仅仅导致脊髓前 1/3 区域的病理损害,而锥体束并未受到波及,因此,认为脊髓型颈椎病的发病是由于脊髓表面及脊髓内的小血管损害所致;Doppman 等[13]则提出机械压迫和脊髓缺血两因素共同作用引起脊髓损害。Brain 等[14]还特别强调了静脉缺血的作用,认为静脉管壁薄、压力低,对机械压迫更为敏感,受压后导致脊髓肿胀而进一步造成动脉受压。

4. 神经根型颈椎病

神经根型颈椎病是颈椎病中较多见的类型。一般认为颈椎间盘突出偏向右侧方,椎体后缘骨赘特别是钩椎关节增生可突向椎间孔,这会使神经根受到压迫,其中以侵犯下颈椎较为多见,故会出现手臂痛、手指麻痛的临床症状。

Olmarker 等[15]采用荧光显微技术研究不同压力、时间和压迫方式对猪马尾脊神经根血供的影响,将蛋白示踪剂注入蛛网膜下腔后,该示踪剂穿过脊神经根鞘膜进入神经内膜毛细血管腔内,但经静脉注射后的示踪剂未渗透进入神经内膜间隙中,当神经根在遭受急性压迫时神经内膜毛细血管内皮连接间隙明显增宽,导致蛋白示踪剂大量渗出。同时研究还发现同等实验条件下脊神经根损伤远比周围神经更明显、更易发生,虽然脊神经根具有与周围神经一样的神经内膜血-神经屏障,但却缺乏有效的神经束膜屏障,因此,更容易受周围环境变化的影响。

不同损伤方式对血-神经阴离子屏障的影响以及该屏障破坏与血管通透性改变的确切作用机制目前尚不完全清楚,颈脊神经损伤与血管通透性增加间的相互关系还需要进一步了解和认识,但很多学者[16]认为慢性脊神经根压迫导致血-神经阴离子屏障的改变在神经根型颈椎病的病理过程中占有重要地位。

5. 椎动脉型颈椎病

(1)机械压迫性因素学说:从解剖学角度来说。椎动脉第二段由 C_6 横突孔穿入上行,走行于一个由骨、肌肉、神经所围成的管道中。上述椎动脉相邻结构的退变、增生、不稳等异常改变再加上颈椎活动幅度较大,屈伸旋转动作变化势必造成对椎动脉的压迫和(或)牵拉,导致椎动脉痉挛或狭窄,从而诱发症状的出现。

(2)颈交感神经刺激学说:在临床上,交感神经刺激学说似乎更能解释椎动脉型颈椎病(Cervical spondylosis of vertebral artery type,CSA)的发病机制,有研究认为颈椎节段不稳或增生是始动因素,椎动脉周围的神经丛受压引起椎动脉扭曲痉挛是 CSA 发病的关键[17]。

(3)体液因子学说:还有学者[18]认为 CSA 与体液中内皮素(Endothelin,ET)释放有关,其具体机制包括:①颈椎退变致椎动脉受压使经壁压力增高,从而导致局部出现缺血缺氧,内皮细胞产生大量的 ET,释放入血,作用于小脑和脑干的受体;②椎动脉长期受到慢性刺激的作用,导致 ET 释放增多,使机体反应性增高,受体上调;③颈椎转颈运动会加重椎动脉缺血缺氧,使内皮细胞产生大量的前原内皮素,经过 ET 转换酶作用形成 ET;④手术后椎动脉经壁压力下降,内皮细胞逐渐恢复,ET 分泌减少。

(4)血管病变学说[19]:当颈椎间盘退变萎缩后,颈椎沿其长轴变短,椎动脉长度相对增长,导致椎动脉迂曲,加之中年以后可伴有不同程度的动脉粥样硬化,管腔变细,代偿功能降低,使椎动脉血流速度减慢,供血量减少,再加上基底动脉环的代偿功能下降,则容易出现脑供血不足的症状。

（五）临床表现

1. 颈型颈椎病

（1）颈项强直、疼痛，可有整个肩背疼痛发僵，不能做点头、仰头及转头活动，呈斜颈姿势。需要转颈时，躯干必须同时转动，也可出现头晕的症状。

（2）少数患者可出现反射性肩臂手疼痛、胀麻，咳嗽或打喷嚏时症状不加重。

（3）急性期颈椎活动绝对受限，颈椎各方向活动范围近于零度。颈椎旁肌、T_1—T_7 椎旁或斜方肌、胸锁乳头肌有压痛，冈上肌、冈下肌也可有压痛。如有继发性前斜角肌痉挛，可在胸锁乳头肌内侧，相当于 C_3—C_6 横突水平，扪到痉挛的肌肉时，稍用力压迫，即可出现肩、臂、手放射性疼痛。

2. 交感型颈椎病

交感型颈椎病特点[20]是患者主诉多但客观体征少，症状多种多样，概括起来不外乎两大类，第 1 类是交感兴奋症状，比较多见，主要包括：①头部症状：表现为头疼和偏头疼，疼痛的部位主要位于枕部或前额，性质为钝痛，常伴有头晕，患者常主诉头脑不清，昏昏沉沉，有的甚至出现记忆力减退；有些患者还伴有恶心，少有呕吐。②眼部症状：视物模糊，眼裂增大，瞳孔散大，眼底胀痛，眼目干涩。③心血管症状：一过性心动过速和血压升高。④耳部症状：耳鸣，听力下降，甚至失听。⑤其他：肢体发凉怕冷，还可有一侧肢体少汗，头颈、颜面或肢体麻木等现象。第 2 类是交感抑制症状，较为少见，其表现有：眼睑下垂、流泪、鼻塞、心动过缓、血压下降等。

3. 脊髓型颈椎病

脊髓型颈椎病主要表现为四肢无力、麻木，行走困难，易跌倒，脚有踩棉花感，胸或腰部有束带感，严重时可发生大小便功能障碍，甚至出现卧床不起、生活不能自理的情况。因病变水平的高低差异可有不同程度的手握力减弱，但肌肉萎缩可不明显。临床症状可比较隐匿、含混和轻微，开始时可仅有手指无力，表现为尺侧 2～3 个手指内收或外展受限、握力下降以及手指不能完成快速屈伸动作。当病变累及锥体束时则将出现下肢甚至四肢的上运动神经性瘫痪，体检时可发现肌张力增高，生理反射增强或亢进，并常可引出病理反射。

Nurick[21]根据脊髓病变部位及相应的临床表现将脊髓型颈椎病分为 5 种表现：①横断性损害：表现为损害平面以下脊髓出现完全横断性麻痹、严重痉挛性瘫痪及传导束（皮质脊髓束、脊髓丘脑束及后束等）损害，常有括约肌功能障碍。②运动系统损害：前角细胞及皮质脊髓束损害，以损害平面以下的运动功能障碍为主，感觉功能障碍轻微或无。③中央脊髓损害：以脊髓中央灰质为中心的损害，表现为运动与感觉功能障碍，上肢明显重于下肢。④Brown-Sequard 综合征：为脊髓的半横切损害，范围包括一侧脊髓丘脑束和皮质脊髓束，其临床特点为一侧运动功能障碍和本体觉丧失及对侧的痛温觉损害。⑤上肢痛及脊髓综合征：为神经根和脊髓的混合损害，表现为上肢疼痛、F 运动神经元损害和下肢上运动神经元损害。

4. 神经根型颈椎病[22]

（1）感觉异常：主观症状以肢体放射痛及酸胀麻木为主，多见于急性发病的患者；病程迁延较长患者，则出现肢体麻木和感觉减退。

（2）运动障碍：常可出现肢体肌力下降，但常不明显，一般不出现肢体瘫痪，如伴有脊髓压迫也可出现反射亢进或肢体运动功能障碍加重等症状。

5. 椎动脉型颈椎病（CSA）

椎动脉型颈椎病的发病年龄偏大，且多见于45岁以上有慢性或突然发作性头晕、耳鸣、听力障碍、恶心、呕吐、视物不清、语音不清、吞咽困难、猝倒、持物易落地，伴有颈肩痛或枕颈部痛患者。颈部活动过度可诱发上述症状加重。查体有典型椎动脉扭曲试验阳性表现，上述症状并非每个患者都具有，有的仅有1～2个症状[23]。

二、表面肌电研究现状

颈椎病是临床常见疾病，在众多的评估方法中，sEMG因其客观性和实用性日渐成为颈椎病评估的主要方法之一，它不仅可以用于颈椎病的早期筛查，指导医生治疗方案，还可以作为疗效评价的手段。目前主要的研究包括应用颈部屈曲-放松现象对颈椎病进行筛查，通过观察颈部肌肉最大等长收缩时平均肌电值（AEMG）、积分肌电值（RMS）等以对患者肌力进行评价；并通过观察中位频率（MF）、平均功率频率（MPF）、中位频率斜率（MFs）等值以对患者的肌耐力进行评价。

（一）颈部屈曲-放松现象

屈曲-放松现象是指用sEMG记录健康人从保持中立位、躯干前屈至最大、保持最大前屈、从前屈到直立四个阶段时的肌电信号时，发现随着前屈角度的增加，肌肉收缩力度减轻，肌电信号也明显降低的现象。而躯干肌肉疼痛患者，尽管前屈角度有所变化，但肌肉却无法得以放松，肌电信号仍未见明显降低，很多学者也提出了将FRR作为屈曲放松现象的评估指标。

屈曲-放松现象最早在对比健康人和腰痛患者腰背肌表面肌电信号时被发现，有学者[24]用sEMG评估CLBP患者腰背部肌肉功能，结果发现：与健康人相比，腰痛患者FRR值明显降低，其敏感度和特异性分别为83%和80%，认为屈曲-放松试验可以用来筛查腰痛。

随着对屈曲-放松现象认识的加深，很多研究表明健康人颈部活动时也存在这一现象，颈椎病患者的FRR值与健康人存在明显差异。Maroufi等[25]观察了22例颈痛患者和21例健康人的sEMG信号特征，结果发现：只有36.3%的患者有屈曲-放松现象，且FRR值明显低于健康组。Nimbarte等[26]还研究了健康人群屈曲-放松现象的性别差异，结果发现：女性FRR值较男性高，屈曲-放松现象并无明显的统计学差异。Pialasse等[27]

还对屈曲-放松现象出现的范围、时机进行了研究,结果发现:这一现象在人体做72.6%～76.3%最大颈屈时开始出现,而做91.9%～93.1%最大颈屈到恢复中立位时,该现象消失,还发现身体前倾45°时更容易引出屈曲放松现象,并认为FRR<2.5可以作为未出现屈曲-放松现象的标准。

(二)颈部肌肉协调性评估

肌肉协调性是维持脊柱稳定的重要因素,共同收缩比(Co-contraction ratio,CCR)是指肌肉在做最大收缩时,拮抗肌平均肌电值与主动肌、拮抗肌平均肌电值总和的比,它能反映肌肉的协调性,当肌肉过度激活或不激活时都会影响肌肉的协调性。Cheng等[28]分别记录了颈椎病患者和健康人的颈部表面肌电信号,用CCR值对其肌肉协调性进行评估,结果发现:颈前屈时患者CCR值明显高于健康人,优势侧侧屈时CCR值稍高于健康人,并认为CCR值差异的原因是颈椎病患者颈部肌肉过度激活而引起的。CCR值在颈椎患者中的表现有特异性,是指导临床医生制订治疗方案和作为疗效评估的有效手段。

有学者[29]研究了健康人不同运动模式、运动速度与CCR值的关系,结果表明:颈部前屈和后伸时的CCR值明显不同,而左右屈时却相近;主动肌的激活度与运动速度成正比,而与拮抗肌成反比;共同收缩模式可维持颈椎的稳定性,CCR值可应用于颈部疾病的评估。

(三)颈部肌肉表面肌电信号的影响因素

1.肌肉的选择

根据运动解剖学的知识,参与颈部运动、维持颈椎稳定的肌肉主要有颈竖脊肌、头半棘肌、胸锁乳突肌和斜方肌等。有研究发现[30],颈前屈和后伸时,颈竖脊肌的肌电活动较为明显,斜方肌颈后伸时参与度较少;还有研究发现[31],颈前屈和后伸时,胸锁乳突肌和斜方肌的肌电值都有明显增加。因此,根据患者的不同病情选择合适的评估肌肉,有利于得到更客观、真实的结果。

2.信号干扰的处理

sEMG通过表面电极的方式采集肌电信号,因而常易受到干扰,为了避免不必要的噪声,以获得更客观的信号,应该做一些处理。首先,在每次测量时,应该擦去皮肤表面的油脂并湿润皮肤,以提高信号的传导速率;其次,应该合理放置参考电极,以减少不同通道直接的干扰;最后,还应注意仪器使用环境是否存在接地电源,是否存在其他设备的干扰。当然,随着科技的发展,采集器、滤波器的不断更新以及材料技术的进步,表面肌电信号的抗干扰能力会进一步加强。

3.表面肌电指标的标准化

因个人体重、身高、性别、年龄和运动强度等差异,sEMG在临床应用时应做好肌电指标的标准化处理。其方法是先测得最大自主用力收缩(MVC)值,选取相同百分比的角度进行静力性收缩,使得不同个体的肌电指标也具有可比性。当然,在标准化研究中,有研究者[32]对颈部肌电进行评估时分别采用 100%MVC、固定值、50%MVC 及非标准化等方法,结果表明:采用标准化的方法更客观,且更有可比性。

三、常用 sEMG 的检测方法

(一)颈部最大肌电值测试

1. 目 的

测试患者颈部肌群屈伸时的最大肌电值(间接反映肌力)。

2. 体 位

仰卧位。

3. 电极位置

(1)胸锁乳突肌:于乳突到胸骨上切迹 1/3 的位置,平行于肌纤维方向对称地放置 2 个表面电极,将参考电极贴布于记录电极旁开 2cm 处。

(2)颈竖脊肌:于 C_4 棘突水平位旁开 1cm 处作为中心,将 2 个表面电极纵行排列(两电极间距 1cm),并将参考电极贴布于记录电极旁开 2cm 处。

4. 方 法

(1)行颈部前屈功能检查时要求患者仰卧于操作床上,测试者将手平放于患者头下,嘱患者轻轻抬头,双肩不能离开床面,直到患者不能保持抬起姿势、头部再次接触测试者手掌时结束检查,同时记录患者头部抬起的持续时间。

(2)行颈部后伸功能检查时要求患者俯卧于操作床上,指导患者将头部伸出床外悬空,双手置于身体两侧,嘱患者伸直颈部使重物离开地面,当患者不能保持伸颈姿势时结束检查,同时记录患者颈部后伸的持续时间。

5. 评估指标

AEMG 值、颈椎仰卧位时的前屈时间、颈椎俯卧位时的后伸时间。

(二)肌耐力水平测试

1. 目 的

评估患者颈椎肌肉耐力与疲劳度。

2. 体 位

仰卧位。

3. 电 极 位 置

(1)胸锁乳突肌：于乳突到胸骨上切迹 1/3 的位置，平行于肌纤维方向对称地放置 2 个表面电极，将参考电极贴布于记录电极旁开 2cm 处。

(2)颈竖脊肌：于 C_4 棘突水平位旁开 1cm 处作为中心，将 2 个表面电极纵行排列（两电极间距 1cm），将参考电极贴布于记录电极旁开 2cm 处。

4. 方 法

(1)行颈部前屈功能检查时要求患者仰卧于操作床上，测试者将手平放于患者头下，嘱患者轻轻抬头，双肩不能离开床面，直到患者不能保持抬起姿势、头部再次接触测试者手掌时结束检查，同时记录患者头部抬起的持续时间。

(2)行颈部后伸功能检查时要求患者俯卧于操作床上，指导患者将头部伸出床外悬空，双手置于身体两侧，嘱患者伸直颈部使重物离开地面，当患者不能保持伸颈姿势时结束检查。

5. 评 估 指 标

MFs、MPFs 值，颈椎仰卧位时的前屈时间、颈椎俯卧位时的后伸时间。

(三)颈部肌肉协调性测试

1. 目 的

测试颈部肌肉的协调性（屈伸拮抗比）。

2. 体 位

要求受试者端坐在椅子上，并使头部处于中立位。

3. 电 极 位 置

(1)胸锁乳突肌：于乳突到胸骨上切迹 1/3 的位置，平行于肌纤维方向对称地放置 2 个表面电极，将参考电极贴布于记录电极旁开 2cm 处。

(2)颈竖脊肌：于 C_4 棘突水平位旁开 1cm 处作为中心，将 2 个表面电极纵行排列（两电极间距 1cm），并将参考电极贴布于记录电极旁开 2cm 处。

4. 方 法

首先，嘱受试者各自在前后左右 4 个方向做颈肌最大化随意等大收缩，固定 3s 以上，每个动作之间有 2min 的休息时间来缓解疲劳的影响。受试者以缓慢的运动速度做相同的 4 个方向的随意运动，每个运动方向包含两个阶段，以中间位置作为标准，从中间到终端位置，保持 3s，接着从终端到中间位置。终端的运动范围以受试者觉得有轻微抵抗为止。

5. 评估指标

平均肌电值:记录的是颈肌运动中间一秒的肌电活动。屈伸拮抗比:拮抗肌 AEMG/(主动肌 AEMG＋拮抗肌 AEMG 值)。

(四)颈部屈曲放松试验

1. 目的

评估颈椎最大舒张能力。

2. 体位

要求受试者端坐在椅子上,并使其头部处于中立位。

3. 电极位置

颈竖脊肌:记录电极贴布于 C_4 水平棘突旁开 2cm 左右的竖脊肌肌腹最饱满处,将参考电极贴布于记录电极旁开 2cm 处。

4. 方法

测试动作分三个阶段:第 1 个阶段是颈椎在矢状面缓慢前屈至最大位置;第 2 个阶段是在最大屈曲位置静止停留;第 3 个阶段是缓慢背伸回复至中立位,每个阶段均维持 3s。

5. 评估指标

屈曲放松比:第 1 个阶段最大的 AEMG 值与第 2 个阶段 AEMG 值的比值。

参考文献

[1]李雷.《颈椎病诊治与康复指南》解读[J].中国实用乡村医生杂志,2007,14(12):45-47.

[2]杨新文,朱远熔,白跃宏,等.上海市徐汇区颈椎病患病情况调查[J].中国康复,2011,26(2):101-102.

[3]梁秋发,原林,黄立清,等.广东省佛山市 3 所大学成年教职工及其家属颈椎病的流行病学调查并 3 年随访分析[J].中国临床康复,2006,10(16):3-5.

[4]田伟,吕艳伟,刘亚军,等.北京市 18 岁以上居民颈椎病现况调查研究[J].中华骨科杂志,2012,32(8):707-713.

[5]裴仁和.青年人颈椎病病因及临床特点探讨[J].中国中医骨伤科杂志,2002,10(4):56-58.

［6］孟涛，叶文博，黄敏，等.大学生颈椎病发病率的调查［J］.上海师范大学学报（自然科学版），2004，33（3）：77-80.

［7］周文华.颈椎病的临床和 X 线诊断分析 300 例［J］.武警医学，2007，18（1）：50-51.

［8］郁文明，吴从健.中老年人颈椎病 100 例 X 线表现［J］.中国老年学杂志，2012，32（2）：408-409.

［9］仲卫红，郑其开，林建平，等.颈椎病功能障碍康复评定的探讨［J］.中国康复，2014，（4）：283-286.

［10］Ono K，Ota H，Tada K，et al. Cervical Myelopathy secondary to multiple spondylotic protrusions：A clinicopathologic study［J］. Spine，1977，2（2）：109-125.

［11］Mair W G. The pathology of spinal cord lesions and their relation to the clinical features in protrusion of cervical intervertebral discs：A report of four cases［J］. Brain，1953，76（1）：70-91.

［12］Spataro J. Oligodendroglioma with remote metastases：Case report［J］. J Neurosurg，1968，28（4）：373-379.

［13］Doppman J L. Experimental cervical myelopathy：Effects of compression and ischemia on the canine cervical cord［J］. J Neurosurg，1972，37（5）：631-652.

［14］Brain W R. The neurological manifestations of cervical spondylosis［J］. Brain，1952，75（2）：187-225.

［15］Olmarker K，Rydevik B，Holm S. Edema formation in spinal nerve roots induced by experimental，graded compression：An experimental study on the pig cauda equina with special reference to differences in effects between rapid and slow onset of compression［J］. Spine，1989，14（6）：569-573.

［16］Yoshizawa H. Chronic Nerve root compression：Pathophysiologic mechanism of nerve root dysfunction［J］. Spine，1995，20（4）：397-407.

［17］张清，孙树椿.椎动脉型颈椎病发病机理的研究概况［J］.中国中医骨伤科杂志，1998，（4）：59-62.

［18］翟宏伟.椎动脉型颈椎病的发病机制［J］.中国康复医学杂志，2006，21（7）：668-670.

［19］李义凯.脊柱推拿生物力学研究的几个关键问题［J］.医用生物力学，2013，28（3）：255-258.

［20］于泽生，马庆军，刘忠军，等.交感型颈椎病的临床表现、诊断和鉴别诊断［J］.中国全科医学，2001，4（7）：512-513.

［21］Nurick S. The natural history and the results of surgical treatment of the spinal cord disorder associated with cervical spondylosis［J］. Brain，1972，95（1）：101-108.

［22］李晖，王沛，马信龙，等.62 例神经根型颈椎病临床表现与发病部位分析［J］.天津医科大学学报，2007，13（1）：7-9.

［23］张建波.椎动脉型颈椎病的临床 X 线诊断［J］.中国航天医药杂志，2003，5（5）：29-30.

[24]Neblett R，Brede E，Mayer T G，et al. What is the best surface EMG measure of lumbar flexion-relaxation for distinguishing chronic low back pain patients from pain-free controls? [J]. Clin J Pain，2013，29(4)：334-340.

[25]Maroufi N，Ahmadi A，Khatir S R. A comparative investigation of flexion relaxation phenomenon in healthy and chronic neck pain subjects[J]. Eur Spine J，2013，22(1)：162-168.

[26]Nimbarte A D，Zreiqat M M，Chowdhury S K. Cervical flexion-relaxation response to neck muscle fatigue in males and females[J]. J Electromyogr Kinesiol，2014，24：965-971.

[27]Pialasse J P，Dubois J D，Choquette M H，et al. Kinematic and electromyographic parameters of the cervical flexion-relaxation phenomenon：The effect of trunk positioning[J]. Annals Phys Rehabil Med，2009，52(1)：49-58.

[28]Cheng C H，Cheng H Y，Chen P C，et al. Altered co-contraction of cervical muscles in young adults with chronic neck pain during voluntary neck motions[J]. J Phys Ther Sci，2014，26(4)：587-590.

[29]Cheng C H，Lin K H，Wang J L. Co-contraction of cervical muscles during sagittal and coronal neck motions at different movement speeds[J]. Eur J Appl Physiol，2008，103(6)：647-654.

[30]Valachi B，Valachi K. Preventing musculoskeletal disorders in clinical dentistry：Strategies to address the mechanisms leading to musculoskeletal disorders[J]. J Am Dent Assoc，2004，134(12)：1604-1612.

[31]Seghers J，Jochem A，Spaepen A. Posture，muscle activity and muscle fatigue in prolonged VDT work at different screen height settings[J]. Ergonomics，2003，46(7)：714-730.

第三节　脊柱侧弯

一、概　述

脊椎侧弯(Scoliosis)是指在直立时，脊柱某一段向一侧倾斜。引起脊椎侧弯的原因很多，它不代表某一种疾病，而是一种疾病的体征或后遗症，是一种脊柱的三维畸形，包括冠状位、矢状位和轴位上的序列异常。

正常人的脊柱从后面看应该是一条直线，并且躯干两侧对称。如果从正面看有双肩不等高或后面看到有后背左右不平，就应怀疑"脊柱侧弯"的可能。这个时候应拍摄患者取站立位的全脊柱 X 线片，如果正位 X 线片显示脊柱有大于 10° 的侧方弯曲，即可诊断为脊柱侧弯。轻度的脊柱侧弯通常没有明显的不适，外观上也看不到明显的躯体畸形。较重的脊柱侧弯则会影响婴幼儿及青少年的生长发育,使身体变形,严重者可以影响心肺功能,甚至累及脊髓,造成瘫痪。早发现、早治疗可以防止畸形发展到严重程度。

脊椎侧弯弧中旋转最明显、偏离脊柱中轴线最远的椎体,称为顶椎;位置最高或最低、对凹侧或凸侧斜度最显著的椎体,称为终椎。沿上下终椎的上缘或下缘作切线,此二切线各自垂线的交角即为 Cobb 角(见图 7-5)。两个终椎之间的椎体构成脊椎弧。顶椎位于脊椎的哪个节段就称哪个节段弧,如顶椎位于颈段称为颈弧。脊柱弧无结构性的椎体改变,在卧位时侧弯可以矫正的为非结构弧;卧位时侧弯不能完全矫正的称为结构弧。数个弧中最早出现的弧称为原发弧;最大的结构弧称为主弧;在主弧上方或下方出现逆向弯曲以保持躯干平衡的弧称为代偿弧。

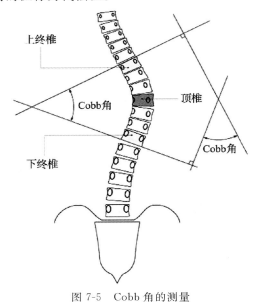

图 7-5 Cobb 角的测量

(一)分 类

脊柱侧弯是一种症状,很多原因可以导致,且各有特点。为使治疗有效,需明确分类,开展针对性治疗。根据病因分以分为结构性和非结构性侧弯。

1. 非结构性侧弯

非结构性侧弯也称为功能性脊椎侧弯。该型的脊柱弯曲程度轻微,相对稳定,外观侧弯不明显,一般无症状,脊柱活动正常。但长期存在,也可发展为结构性侧弯。

(1)姿势性:由习惯性姿势不良引起。

(2)疼痛及肌痉挛:在脊神经根受刺激或压迫时,为缓解疼痛脊柱向一侧弯曲,如坐骨神经痛、腰椎间盘突出症及肾周围脓肿等。

(3)性别:多见于年轻女性。

(4)体征:下肢不等长。

(5)其他:髋关节挛缩、炎症性刺激及癔症性侧弯。

2.结构性侧弯

结构性侧弯为不可逆性脊椎侧弯，程度较为严重，且其外观畸形明显，多数出现症状，脊柱活动度受限。

（1）特发性：这是最多见的一种，占整个脊椎侧弯病例的70%~85%，根据年龄又分为幼儿型（4岁以下）、儿童型（4~9岁）及青少年型（10~25岁）。其中三型又以青少年型最为常见。

（2）神经性：包括上运动神经原性，如大脑瘫痪、脑脊髓变性、脊髓空洞症、脊髓肿瘤、外伤等；下运动神经原性，如脊髓前角灰质炎、病毒性脊髓炎、脊膜膨出、家族性自主神经功能异常等。

（3）先天性：包括脊椎形成不全；如半椎体、脊椎分节不全、马凡（Marfan）综合征。

（4）后天性：包括脊柱骨折或脊柱手术后；脊柱外挛缩，如鸡胸、灼伤后疤痕挛缩；骨软骨营养不良，如黏多糖、脊椎骨骺发育不良和多发性骨骺发育不良等；脊椎骨的感染；代谢性疾病，如佝偻病、成骨不全；与腰骶关节有关的疾病，如脊椎崩裂、脊椎滑脱、类风湿性疾病及脊椎肿瘤。

（5）肌肉性：肌肉营养不良或肌肉松弛。

（二）流行病学调查

1.青少年特发性脊椎侧弯（Adolescent idiopathic scoliosis，AIS）

AIS发病率约为1.5%~3.0%，男女比例约为1:2.1，然而随着侧弯角度的增加，男女比例将不断变化。弯度10°~20°为AIS的最常见弯度，约占所有患者的90%，而弯度大于20°约占9.3%，而大于40°者少于2%，且AIS存在家族聚集现象。AIS的进展与性别、年龄、侧弯大小及骨骼成熟程度有关[1]。

2.退行性脊椎侧弯（Lumbar degenerative denovo scoliosis，LDDS）

LDDS发病率为6%~68%，随着年龄的增长发病率逐年增加。男女发病率比例为3:7，侧弯一般不会超过60°，且每年平均增加3°。右侧弯随年龄增长，其恶化程度加重，相当于左侧弯的2倍；随着椎体退行性旋转、滑脱，腰椎侧弯逐渐增大[2]。

（三）病理机制

1.特发性脊柱侧弯的发病机制

该病的发生与多种因素有关，如遗传因素、生长发育、激素内分泌、肌肉及骨骼、神经系统、结缔组织等多方面异常。肌肉骨骼方面的异常与表面肌电信号的异常最为相关。

（1）肌肉的不对称性：正常人左右两侧椎旁肌中所含的Ⅰ型慢肌纤维（参与人体姿势和平衡的调节）和Ⅱ型快肌纤维（参与人体的快速运动）的比例近似，且肌肉内部组成构成比相对均衡。在骨骼应力、神经肌肉出现病变等情况下，这种构成比会发生继发性改变。此时,左右两侧表现出不对称性,并参与 AIS 侧弯的进展。

通过对 AIS 患者椎旁肌的病理研究发现,脊柱两侧深层肌肉与凸侧浅层肌肉中有虫蚀样纤维,数量较多,并且肌纤维排列紊乱,肌膜内有大量脂肪沉积,而凹侧浅层肌肉病理变化不明显[3];凸侧椎旁肌 I 型纤维含量和横截面能均显著大于凸侧[4,5]。而骨骼肌肉状态在一定程度上取决于支配肌肉的神经纤维类型,研究发现凸侧椎旁肌终末神经支配率值较大,运动终板以 T1 型为主,提示该侧肌肉的神经支配率较高[6]。郑斌等[7]采用原子吸收分光光度法对脊柱侧弯患儿顶椎水平椎旁肌中钙、锌、镁、锰、铁、铜等 6 种元素的含量进行研究,并发现随着 Cobb 角的增大,凸侧肌肉钙、镁、铁、锌的含量在肌肉中逐渐升高,以钙、镁、铁更为明显,且较凹侧明显增高。同时研究发现以上凸侧 I 型纤维数量的增加,其肌电活动的增强及微量元素含量的增高随着侧弯程度进一步加剧,这与凸侧肌张力的升高有关[5,7,8]。此外,郑斌等研究认为凸侧椎旁肌在脊柱侧方弯曲后侧力矩较大,处于一种长期力量负荷较大的改建过程中,肌肉需不断做功代偿,进而导致肌肉出现不对称分布,即认为这是肌肉的不对称性分布的继发性结果,早期进行力学干预可以减缓其进程[6,7]。

(2)生物力学致骨骼结构改变:正常情况下,脊柱内部结构(椎体、椎间盘连接、椎间关节的关节突、关节囊以及相应的韧带)抗弯折能力小,只需 20N 就可使其弯曲。研究普遍认为,在快速生长期脊椎不对称生长导致脊椎侧弯,而脊柱侧弯一旦形成,自身生物力学调节加重了 AIS 的进展。在侧弯脊柱凹侧产生压应力,凹侧椎间隙受压变窄,相反,凸侧产生张应力。在 Hueter-Volkman 定律作用下,压应力使凹侧椎体的软骨细胞的生长、分化、成熟和退化提前和加速,从而使凹侧半的椎体生长提前终结,而凸侧则相反,造成脊柱侧弯两侧不对称生长,脊柱侧弯越来越重[9]。初期,脊柱本身仅有姿态性侧弯,而无结构性的变化,在患者平卧、悬吊时,畸形即可消失。如病变继续发展,则可成为结构性脊椎侧弯。此时椎体可有楔形病变,并可有骨刺形成。在凹侧,椎体和椎间盘变窄,软组织和韧带均发生挛缩并增厚;而在凸侧,软组织和韧带则变薄。由于椎体的旋转,胸廓也随之变形,凸侧的肋骨向后凸出,肋骨角可连成一条尖锐的边缘,称之为"剃刀背";而在脊柱的凹面,胸后壁凹陷,胸前壁凸出。当病情进展到此阶段时,侧弯在任何位置均不能完全消失。

2.退行性脊椎侧弯的病理机制

腰椎上的每一个运动节段的活动都由后方的两个小关节和前方椎间盘构成的三关节复合区域来完成,该区域的退变,通常引起关节突肥大、椎间隙高度降低或塌陷、椎管或侧隐窝狭窄、节段运动不稳及畸形变,这些解剖结构的变化最终引起脊椎侧弯。退行性脊柱侧弯的发生,与骨质疏松引起椎体形态改变(椎体压缩性骨折)、性别、椎体旋转、腰椎前凸不足、L4/5 椎间盘高位、腰椎矢状位失衡、横向骶骨移位、退变性椎间盘疾病、骨关节炎及软骨终板炎等因素有关。目前的研究表明,虽然不能肯定骨质疏松一定会引起 LDDS,但骨质疏松肯定与其有关。

二、表面肌电研究现状

从 AIS 的病理学研究中我们可知,AIS 双侧神经肌肉存在不对称性,且不同肌纤维收缩时的肌电信号也会发生相应改变[8,10]。既往研究曾利用针电极的肌电图来记录 AIS 患者椎旁肌肌电活动,但存在有创、患者难以耐受、可测范围小等不足[8]。表面肌电检测技术具有无创性、敏感性、安全性及便捷性等优点,可以记录神经肌肉活动时的生物电信号,即肌纤维收缩时产生的微弱电位差,这种电位差因神经肌肉结构、功能的变化而变化,因此可以作为 AIS 良好的评估工具。目前国内外的表面肌电研究也主要集中在 AIS 的运动机制、进展性的预后评估、康复动作的选择及治疗手段疗效的评估等方面。

(一)脊椎侧弯的运动机制研究

AIS 运动机制的研究主要是针对 AIS 患者的运动特点,与正常人进行比较寻找差异性,以利于脊柱侧弯的发病机制研究。梁崎等[10,11]运用表面肌电仪记录 AIS 患者与正常对照组在完成 BST(Biering-Sørensen test)实验及拾物实验过程中的表面肌电信号,结果发现 AIS 患者脊柱旁顶椎区凸、凹侧椎旁肌的 AEMG,频谱面肌(SPA)具有显著差异性,且 AIS 患者凸凹侧 AEMG 比值与 Cobb 角呈正相关,表明 Cobb 角度越大,凸凹侧的肌力差异越大,失衡越明显,正常对照组椎旁肌左、右侧表面肌电值差异无统计学意义。Tsai 等[12]运用等速仪器屈伸脊椎并记录腰部背竖脊肌的肌电信号,正常对照组和 Cobb 角小于 20°的患者优势侧腰部内侧和外侧脊旁肌有明显较高的均方根(RMS)值,而 Cobb 角 20°~50°患者通过背部肌肉肌电信号增强代偿躯干屈伸肌力的不足。

侧弯测试是 AIS 常见的一种评估手段,原本是手术医生用来了解畸形的柔韧性,从而评估可矫正的程度,现可运用于表面肌电的评估。在这项测试动作中,健康人肌电信号的贡献最大的是腰椎肌肉,占 36%,而侧弯患者却是腹部肌肉,占 35%[13]。Feipel 等[14]研究左侧弯测试时 T_{10}、L_1 对侧比同侧 RMS 比率的平均值分别为 4.8 和 3.0,明显高于健康人的 2.3 和 1.3;Farahpour 等[15]同样发现脊椎凸向右侧患者左侧侧屈时拮抗肌的肌电活动明显强于主动肌,表明脊柱侧弯患者存在肌肉活动的不对称性,但并非 AIS 患者所有脊椎活动都有异常肌电活动。因此,站立位侧弯测试时肌电模式的评估可以用来区分脊椎的正常与病理状态[13,16]。

在姿势控制方面,AIS 患者的肌电激活模式又不同于健康人群,预防性干扰运动中的 AIS 患者,可表现为较少的姿势倾斜幅度和较多的肌电反映,较早且较长时间地触发左侧多裂肌和右侧的腓肠肌。凸侧多裂肌潜伏期短于凹侧,然而双侧腓肠肌的触发时间却相反。不同于预防性干扰运动,快速反向干扰运动时正常人表现为右侧多裂肌和双侧腓肠肌需要更长的持续时间来维持较大幅度的倾斜。此外,正常人臀大肌的触发时间和多裂肌的持续时间呈现不对称性,而 AIS 患者双侧肢体及躯干肌却表现出对侧特征。因此,认为 AIS 患者有不同于普通人的姿势控制模式,在预防性干扰时有不对称性和习惯性的肌肉活动,而突发的平衡干扰他们却表现为同步触发双侧的姿势肌肉[14]。Farahpour[15]则观察脊椎凸向右侧患者竖脊肌和下肢肌肉在动态前屈姿势摆动和后伸姿势摆动时的肌电反应,测试左右侧 T_{10}/L_3 水平竖脊肌、股二头肌、外侧腓肠肌和股直肌,研究结果发现,在屈曲时,右侧 T_{10}、L_3 的竖脊肌和股二头肌明显高于正常组,而后伸时右侧 L_3 竖脊肌肌电信号明显高于对照组,研究认为脊柱侧弯组在 T_{10} 竖脊肌和股二头肌前屈时的肌肉不对称性是因代偿所致,而不是其内在原因。

目前,国内外 AIS 运动机制研究发现,除了竖脊肌及相关肌群,其他肌群的异常活动亦与脊椎侧弯有一定的相关性。1970 年,一名牙医提出咀嚼肌与脊椎侧弯等姿势异常有关,Tecco[16]通过研究证实了这一关系,认为脊椎的力线异常导致颌骨的异常。Lin 等[17]比较脊柱侧弯患者与正常对照组之间肩关节的肌动学(肩胛骨的倾斜、肩胛骨向上旋转、和肩胛节律)和相关的肌肉活动(上斜方肌、下斜方肌、前锯肌和中三角肌),研究发现凸侧休息时有较多的肩胛骨前倾,而凹侧有较多的肩胛骨上旋。肌电方面,凸侧有较高的下斜方肌收缩信号和凹侧有较低的下斜方肌、前锯肌的收缩信号。运动时肩胛骨的后倾与功能之间有中等程度的相关性,下斜方肌的肌肉活动与功能之间有中等程度的负相关性。因此,凸侧运动时肩胛骨的后倾不足和较高的下斜方肌活动应该是 AIS 患者进行康复训练时需要考虑的。Mohammadi[18]脊柱侧弯患者进行疲劳练习后的凹侧肋外斜肌和膈肌的均方根均较正常人降低,严重侧弯患者两侧的中值频率差异较大,且明显低于正常人,疲劳持续时间也明显低于正常人。结论:侧弯导致呼吸肌群在轻度运动后即产生疲劳感,且与脊柱侧弯的严重程度有关。

(二)AIS 的步态分析研究

Mahaudens 等对 AIS 患者的步态做了系列研究,运用表面肌电来测量腰方肌、竖脊肌、臀中肌、股直肌、半腱半膜肌、胫前肌和腓肠肌的活动时间,研究发现不管侧弯的程度如何,AIS 患者的步态改变时阈一致:行走时腰方肌、竖脊肌、臀中肌和半腱肌在步态中大跨步行走时所占的比例为 46%,明显高于正常人的 35%,研究并没有发现脊柱侧弯的严重程度与步态的各参数有明显相关性,同样没有发现运动与肌电上的左右不对称性。AIS 患者的步态通过肉眼不能发现其与正常人的差别,只有通过强大的步态分析仪器,可以发现骨盆、髋关节和肩关节的左右倾斜有所减少,虽然没有明显的不对称性,但由于主要的脊椎腰肌和骨盆肌肉的收缩时间延长,导致步态明显僵硬。减少的肩关节、髋关节及骨盆运动能够使总能耗降低,但氧气消耗量和能量消耗依旧增加 30%,肌肉效能减少 29%。增加的能量消耗主要来源于腰-骨盆肌肉的收缩时间延长。这种改变是对神经肌肉疾病的一种放大,是对僵硬脊椎的一种代偿。小心行走策略也是减少能耗的代偿机制。此外,他们的研究还发现尽管 AIS 患者骨盆的影像明显不同于正常人,但评估站立和行走的 3D 骨盆肌动学却未见明显异常。因此,认为 AIS 患者虽然表现出骨盆结构改变,但没有影响骨盆的 3D 位置,在行走过程中,正常的骨盆 3D 可能是由于双侧竖脊肌和腰方肌的收缩延长而维持了骨盆的平衡[19-21]。手术治疗后可以增加患者步幅及骨盆和髋关节的活动,但腰-骨盆周围的肌肉收缩时间仍未见减少,因而能量消耗依旧比较高[22]。

(三)脊椎侧弯的进展性评估

AIS 往往呈现出进展性发展,很多因素与进展危险性有关,其中生长的不均衡性和肌肉异常是主要原因,肌肉异常方面又以椎旁肌肉的不均衡性为主。目前国内外研究主要通过影像学、肌电等来进行预后的危险因素评估。在肌电研究方面,Cheung 等[23]将电极片放置于脊柱侧弯顶椎与底椎,评估凸侧和凹侧的椎旁肌肉信号的比率。研究发现:在坐和站时,顶椎两旁肌电信号比率明显增高,进展性脊椎侧弯组在侧弯的底椎椎旁肌有增高的肌电比率,而非进展组往往是正常的。因此,脊旁肌的肌电平衡可以用来预测脊椎侧弯的进展性。持续性脊椎生长速度被认为是脊椎侧弯的重要危险因素,它与脊椎肌肉凸、凹侧肌电比率、侧弯的严重程度和生长潜力有关,即持续性脊椎生长速度。随着持续性脊椎生长速度的增长,表面肌电信号在凸侧底部有较高的肌电比率。肌电信号比率增高的脊与增高的脊椎轴向旋转和在 Cobb 角快速增长前减少的驼背。侧弯的偏差、楔形角度和轴向选择均随着进展而增加。在脊椎侧弯发展过程中,脊椎生长速度较快和凸侧底部肌电比率较高均是脊椎侧弯进展过程中的主要危险因素。肌肉活动的不对称性随着轴向旋转的增加而增加[24]。因此,认为脊椎生长率和肌电信号差异率的联合可以用来预测脊椎侧弯的进展性情况。生长速度(大于 15mm/年)联合肌电信号差异(大于2)可以预测 89% 的进展性,差异达 1.25 时可以预测 68.9% 的进展性[25]。

脊椎侧弯患者腰背部肌肉的预激时间明显长于正常对照组,而在侧弯下终椎椎旁肌的预激时间与侧弯的进展有显著相关性,但与年龄、Cobb 角等无关,超过 10ms 者表现为明显的进展性畸形[26]。此外,有学者运用突然失平衡时竖脊肌的肌电反应来评估脊椎侧弯的进展性,结果发现并没有明显差异性,仍需要做进一步研究[27]。Syngayevskaya 等[28]运用表面肌电联合 H 反射和 M-反应来评估脊椎侧弯的进展风险。

(四)康复动作的选择

Guo 等[29]运用表面肌电评估四足撑、俯卧和改良俯卧时双侧竖脊肌的肌电并用最大等长收缩进行标准化处理,研究结果发现,改良俯卧运动可以达到 41.6% 的最大等长收缩,四足撑和改良俯卧运动可以表现出良好的单侧选择性,分别为 1.72 和 1.67,但两者之间无明显差异性,研究认为,四足撑运动更适合于单侧脊柱伸肌训练,改良俯卧运动亦可以考虑。对侧性的负重和非对侧性的牵伸竖脊肌是脊椎侧弯的常用运动疗法,Chwala 等[30]运用表面肌电来评估患者处于俯卧位时,在进行躯干肌 20s 静止对侧性收缩同时向前拉伸凹侧竖脊肌,牵伸时双侧肌电差异明显,故认为伸直并向前伸的凸侧前臂运动可以用于单侧胸段脊椎侧弯的治疗患者。Schmid 等[34]研究发现,4 种动作的非对称性运动能够明显改善顶椎凹侧椎旁肌的肌电信号和改善凸凹侧肌电信号比值,可用于改善 AIS 的姿势异常。

(五)治疗效果评估

sEMG 可以用于脊椎侧弯运动模式的评估,故可以运用于评估治疗疗效。目前,脊椎侧弯的治疗有保守治疗与手术治疗。保守治疗主要包括矫正体操、运动疗法、侧方体表电刺激、牵引和矫形器。AIS 的矫形器治疗被认为是最主要、最有效的治疗,其可以对脊椎和骨盆有很好的支撑作用,能够放松脊椎-骨盆周围的肌肉,但 Mahaudens 等[31-33]运用表面肌电评估佩戴脊椎矫形支具对肌肉活动的影响,在佩戴前后并没有立刻减少能量消耗和减少脊椎-骨盆肌肉的肌肉收缩,反而减少了骨盆和肩关节的活动,而正常人佩戴后也同样减少了骨盆和肩关节的活动;佩戴支具 6 个月,除了竖脊肌的肌电活动得到减轻外,脊柱-骨盆肌肉未发生明显改变,不能减轻行走的能耗。而 Tecco 等[16]研究认为功能性矫正支具治疗后患者咀嚼肌、颈部和躯干肌肉在休息和最大收缩时的肌电信号得到了增加,躯干肌的不对称性得到了明显改善,同时增加了咀嚼肌的收缩能力。Lu 等[36]运用表面肌电评估手术前后肌电信号的变化,研究发现术前脊椎两旁肌肉明显不对称,手术治疗后能够减少肌肉的不对称性,但仍没有恢复正常。胸段脊椎表现为较低的均方根值,可能与萎缩有关,而腰段的肌电信号较高,可能与肌肉过度增大有关。目前尚无其他治疗的评估研究。

小结:sEMG 能够很好地评估脊椎侧弯的肌肉激发模式及活动时间,能够与其他检查手段联合评估 AIS 的预后,可以用来评估治疗手段的效果。但目前的研究尚不能很好地解释 AIS 发生的电生理机制,关于表面肌电运用于康复疗效的研究数量偏少,仍需进一步研究。

三、常用 sEMG 检测方法

(一)评估肌肉的选择

方法一:患者取俯卧位粘贴电极,双臂呈放松态置于躯干两侧:①"C"形患者:电极对 1 和 3 贴于侧弯弧顶椎平对脊柱中线左、右侧旁开 2cm 处,电极对 2 和 4 贴于侧弯弧下位终椎平对脊柱中线左、右侧旁开 2cm 处,各电极对放置与椎旁肌纵轴一致,电极间距为 3cm;②"S"形患者:电极对 1 和 3 贴于最大 Cobb 角相应顶椎平对脊柱中线左、右侧旁开 2cm 处,电极对 2 和 4 贴于最小 Cobb 角相应顶椎平对脊柱中线左、右侧旁开 2cm 处;参考电极均置于相应测试电极对平行外侧方 6.5cm 处。每位患者同时记录 4 组导联表面肌电信号[10,11]。

方法二:首先根据脊椎 X 线片确定脊椎侧弯的顶椎、上下终椎;再根据影像学将 6 对电极片分别放置在顶椎、上下终椎椎旁肌长轴表面,距离中线 30mm 处。2 对电极片对称性地置于平 T_{12} 的背阔肌肌肉表面。一对心电电极片置于心脏搏动最明显处记录心电信号。放置的简易示意图如图 7-6 所示。

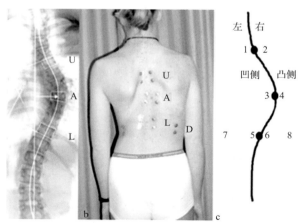

图 7-6 脊椎侧弯 sEMG 电极放置示意图[23]

(图片引自:Cheung J,Halbertsma J P,Veldhuizen A G,et al. A preliminary study on electromyographic analysis of the paraspinal musculature in idiopathic scoliosis[J]. Eur Spine J,2005,14 (2):130-137.)

方法三：患者取俯卧位粘贴电极，双臂呈放松态置于躯干两侧，电极片的位置分别位于 T_6、T_{10}、L_3 水平的竖脊肌和躯干前侧的腹外斜肌上，地线置于胸骨柄上，测试脊椎侧屈运动时 4 组导连的表面肌电信号（见图 7-7）。

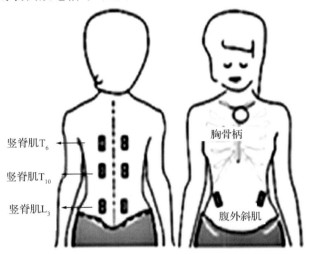

图 7-7　脊椎侧弯 sEMG 电极示意图[35]

（图片引自：Farahpour N，Younesian H，Bahrpeyma F. Electromyographic activation of erector spinae and external oblique muscles during trunk lateral bending and axial rotation in patients with adolescent idiopathic scoliosis and healthy subjects[J]. Clin Biomech，2015，30(5)：85-91.）

（二）评估的特殊测试动作

BST 实验患者取俯卧位，下半身用三条缚带固定于一电动治疗床上，髂前上棘位于床缘，上半身用另一床支撑。粘贴电极后，嘱患者双臂置于体侧，放松休息 1min 后开始记录肌电信号，10～15s 后将电动治疗床缓慢升起，使患者上半身悬空处于水平位，持续至患者不能耐受（以上半身向下偏离水平面 $>10°$ 为准）即停止实验（见图 7-8）。测试竖脊肌及相关肌群的肌电活动。

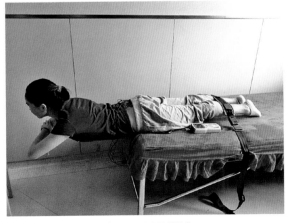

图 7-8　BST 测试

　　侧弯测试原来是被手术医生用来了解畸形的柔韧性,从而评估可矫正的程度。现可作为表面肌电评估的测试动作,可以要求患者在站立位或者俯卧位完成脊椎的侧向弯曲动作,并测试竖脊肌及相关肌群的肌电活动[13-35]。

　　身体功能试验包括穿袜试验、拾物试验、翻身坐起试验、指尖触地试验和上举试验。穿袜试验:患者在座位上按标准方式模拟穿袜的动作。拾物试验:患者以任选的方式从地上拾起 1 张纸片。翻身坐起试验:患者从仰卧位慢慢翻身,到达完全坐位,同时两臂放松。指尖触地试验:患者直立,两脚分开 10cm,腰向前弯曲,膝关节保持伸直位,尽量用指尖触向地面。中指指尖到地面的距离用"cm"来记录。上举试验:患者被要求在 1min内反复从地面举起 1 个含 5kg 沙袋的盒子到桌上,又返回到地面。测试竖脊肌及相关肌群的肌电活动[10]。

(三)评估的指标

　　可以评估脊旁肌及相关肌肉的中值频率(MF)等频域指标分析肌肉的疲劳度;平均肌电值(AEMG)、均方根值(RMS)、积分肌电值(iEMG)等频域指标来分析运动单位募集数量的变化;也可计算肌肉的触发时间及触发顺序及持续时间来分析肌肉运动模式;凸凹侧肌电比值常用来评估肌肉的均衡性及预测脊椎侧弯的进展性研究。

$$凸凹侧肌电比值＝\frac{顶椎区凸侧肌电值}{顶椎区凹侧肌电值}$$

参考文献

[1]邱贵兴,庄乾宇.青少年特发性脊柱侧弯的流行病学研究进展[J].中华医学杂志,2006,11(11):790-792.

[2]孙振辉,王沛.退行性腰椎侧弯的研究进展[J].临床骨科杂志,2008,11(2):181-184.

[3]顾耀明,李祁伟,周永德,等.实验性脊柱侧弯脊柱结构变化的观察[J].中华骨科杂志,1996,16(6):17-20.

[4]吴亮,邱勇,王斌,等.脊柱侧弯椎旁肌肌纤维不对称性分布的研究[J].脊柱外科杂志,2004,2(5):276-279.

[5]李祁伟,周永德,吉士俊.实验性脊柱侧弯椎旁肌肌纤维型分布的观察[J].中国医科大学学报,2002,31(S1):20-22.

[6]郑斌,周永德,吉士俊,等.青少年脊柱侧弯症椎旁肌神经终末支配的观察[J].中华骨科杂志,1996,16(6):5-8.

[7]郑斌,周永德,吉士俊,等.脊柱侧弯患儿椎旁肌六种元素的含量观察[J].中国医科大学学报,1997,26(5):68-70.

[8]郑斌,周永德,吉士俊,等.特发性脊柱侧弯症椎旁肌肌电活动的观察[J].中国脊柱脊髓杂志,1996,6(3):128-130.

[9]叶启彬.调控脊柱侧弯椎体两侧的不对称应力是治疗脊柱侧弯的关键[J].中国矫形

外科杂志,2013,21(1):5-6.

[10]梁崎,许轶,王楚怀,等.青少年特发性脊柱侧弯症患者椎旁肌表面肌电信号时域指标变化规律[J].中国康复医学杂志,2009,24(11):989-991.

[11]许轶,王楚怀,赖建洋,等.青少年特发性脊柱侧弯症患者凸凹侧椎旁肌平均肌电比值与 Cobb 角度相关度的分析研究[J].中国康复医学杂志,2007,22(12):1078-1080.

[12]Tsai Y T, Leong C P, Huang Y C, et al. The electromyographic responses of paraspinal muscles during isokinetic exercise in adolescents with idiopathic scoliosis with a Cobb's angle less than fifty degrees[J]. Chang Gung Med J, 2010,33(5):540-50.

[13]Ciolofan O C, Aubin C E, Mathieu P A, et al. Spinal mobility and EMG activity in idiopathic scoliosis through dynamic lateral bending tests[J]. Stud Health Technol Inform, 2002, 91: 130-134.

[14]Kuo F C, Hong C Z, Lai C L, et al. Postural control strategies related to anticipatory perturbation and quick perturbation in adolescent idiopathic scoliosis[J]. Spine (Phila Pa 1976), 2011, 36(10): 810-816.

[15]Farahpour N, Ghasemi S, Allard P, et al. Electromyographic responses of erector spinae and lower limb's muscles to dynamic postural perturbations in patients with adolescent idiopathic scoliosis[J]. J Electromyogr Kinesiol, 2014, 24(5): 645-651.

[16]Tecco S, Mummolo S, Marchetti E, et al. sEMG activity of masticatory, neck, and trunk muscles during the treatment of scoliosis with functional braces: A longitudinal controlled study[J]. J Electromyogr Kinesiol, 2011, 21(6): 885-892.

[17]Lin J J, Chen W H, Chen P Q, et al. Alteration in shoulder kinematics and associated muscle activity in people with idiopathic scoliosis[J]. Spine (Phila Pa 1976), 2010, 35(11): 1151-1157.

[18]Mohammadi P, Akbari M, Sarrafzadeh J, et al. Comparison of respiratory muscles activity and exercise capacity in patients with idiopathic scoliosis and healthy individuals[J]. Physiother Theory Pract, 2014, 30(8): 552-556.

[19]Mahaudens P, Mousny M. Gait in adolescent idiopathic scoliosis. Kinematics, electromyographic and energy cost analysis. Stud Health Technol Inform, 2010, 158: 101-106.

[20]Mahaudens P, Banse X, Mousny M, et al. Gait in adolescent idiopathic scoliosis: Kinematics and electromyographic analysis[J]. Eur Spine J, 2009, 18(4): 512-521.

[21]Mahaudens P, Thonnard J L, Detrembleur C. Influence of structural pelvic disorders during standing and walking in adolescents with idiopathic scoliosis[J]. Spine J, 2005, 5(4): 427-433.

[22]Mahaudens P, Detrembleur C, Mousny M, et al. Gait in thoracolumbar/lumbar

adolescent idiopathic scoliosis：Effect of surgery on gait mechanisms[J]. Eur Spine J，2010，19(7)：1179-1188.

[23]Cheung J，Halbertsma J P，Veldhuizen A G，et al. A preliminary study on electromyographic analysis of the paraspinal musculature in idiopathic scoliosis[J]. Eur Spine J，2005，14(2)：130-137.

[24]Cheung J，Veldhuizen A G，Halberts J P，et al. Geometric and electromyographic assessments in the evaluation of curve progression in idiopathic scoliosis[J]. Spine (Phila Pa 1976)，2006，31(3)：322-329.

[25]Cheung J，Veldhuizen A G，Halbertsma J P，et al. The relation between electromyography and growth velocity of the spine in the evaluation of curve progression in idiopathic scoliosis[J]. Spine (Phila Pa 1976)，2004，29(9)：1011-1016.

[26]Shimode M，Ryouji A，Kozo N. Asymmetry of premotor time in the back muscles of adolescent idiopathic scoliosis[J]. Spine (Phila Pa 1976)，2003，28(22)：2535-2539.

[27]Perret C，Robert J. Electromyographic responses of paraspinal muscles to postural disturbance with special reference to scoliotic children[J]. J Manipulative Physiol Ther，2004，27(6)：375-380.

[28]Syngayevskaya I，Bumakova S，Pinchuk D，et al. Integrated assessment of back muscles bioelectrical activity and H-reflex research in AIS[J]. Stud Health Technol Inform，2012，176：83-86.

[29]Guo L Y，Wang Y L，Huang Y H，et al. Comparison of the electromyographic activation level and unilateral selectivity of erector spinae during different selected movements[J]. Int J Rehabil Res，2012，35(4)：345-351.

[30]Chwala W，Plaszewski M，Kowalski P. Variations in bioelectric activity during symmetric loading and asymmetric stretching of paraspinal extensors in young adult women with mild single curve scoliosis[J]. Stud Health Technol Inform，2012，176：129-132.

[31]Mahaudens P，Raison M，Banse X，et al. Effect of long-term orthotic treatment on gait biomechanics in adolescent idiopathic scoliosis[J]. Spine J，2014，14(8)：1510-1519.

[32]Mahaudens P，Banse X，Mousny M，et al. Very short-term effect of brace wearing on gait in adolescent idiopathic scoliosis girls[J]. Eur Spine J，2013，22(11)：2399-2406.

[33]Mahaudens P，Banse X，Detrembleur C. Effects of short-term brace wearing on the pendulum-like mechanism of walking in healthy subjects[J]. Gait Posture，2008，28(4)：703-707.

[34]Schmid A B，Dyer L，Bravni T. Paraspinal muscle activity during symmetrical and asymmetrical weight training in idiopathic scoliosis[J]. J Sport Rehabil，2010，19

（3）：315-327.

[35]Farahpour N，Younesian H，Bahrpeyma F. Electromyographic activation of erector spinae and external oblique muscles during trunk lateral bending and axial rotation in patients with adolescent idiopathic scoliosis and healthy subjects[J]. Clin Biomech，2015，30(5)：85-91.

[36]Lu W W，Hu Y，Luk K D，et al. Paraspinal muscle activities of patients with scoliosis after spine fusion：An electromyographic study[J]. Spine (Phila Pa 1976)，2002，27(11)：1180-1185.

[37]Feipel V，Aubin C E，Ciolofan O C，et al. Electromyogram and kinematic analysis of lateral bending in idiopathic scoliosis patients[J]. Med Biol Eng Comput，2002，40(5)：497-505.

第四节　膝关节交叉韧带损伤

一、概　述

(一)定　义

膝关节是人体内结构最为复杂也是最大的关节之一，交叉韧带是其作用最大的一部分[1]，分为前交叉韧带（Anterior cruciate ligament，ACL）及后交叉韧带（Posterior cruciate ligament，PCL），它们互相交叉呈"X"形。交叉韧带位于膝关节深部，作为膝关节的稳定结构及旋转运动轴，它具有限制胫骨在股骨上的前后活动，并协助胫骨在股骨上的内外旋的作用[2]。

作为维持膝关节稳定的重要结构，交叉韧带对膝关节运动有着不可替代的作用。膝关节交叉韧带损伤（Knee cruciate ligament injuries）是指以膝关节严重肿胀、疼痛、关节功能障碍、关节松弛、抽屉试验阳性为主要表现的疾病，包括扭伤（部分纤维断裂）、部分韧带断裂及完全断裂。损伤与运动时膝关节的弯曲角度、肌肉的拉力、地面对腿部的反作用力及膝关节的各种功能活动密切相关。交叉韧带损伤时常与胫侧副韧带或半月板损伤同时发生。

(二)临床表现

膝关节交叉韧带损伤者多有明确的直接或间接暴力所致的急性损伤史，以运动员最为多见。

1.ACL 损伤

ACL 损伤时有时可听到韧带断裂的响声，并产生剧烈疼痛，不能完成正常进行的动作或走动,逐渐出现膝关节内积血、肿胀、关节活动范围受限。随着关节积血、疼痛及肌肉保护性痉挛程度的加重,多数患者将膝关节固定于屈曲位,拒绝任何搬动或活动。但需注意的是,急性 ACL 损伤后膝关节出现疼痛、肿胀、无力等症状不是韧带损伤的特有症状,故诊断须结合病史、查体及影像学检查予以明确。ACL 损伤超过 6 周属陈旧性损伤,陈旧性 ACL 损伤多有关节不稳症状,主要表现为膝关节反复错动,尤其在需要膝关节扭转的运动中。晚期患者行走时膝关节出现松动,患者大步行走时有膝打软腿感,跳起落下时患肢容易跪地,大腿肌肉(股四头肌)萎缩。临床体格检查方法主要有前抽屉试验(Anterior drawer test,ADT)、Lachman 试验及轴移试验。ADT 试验在 ACL 损伤急性期阳性率较低,Lachman 试验对 ACL 诊断有特异性,轴移试验阳性者多有 ACL 损伤松弛。在影像学检查方面,可疑病例可以在股神经与坐骨神经阻滞下屈膝 90°做前、后抽屉试验拍膝侧位 X 线片进行测量。从股骨髁的中心点向胫骨平台水平线做垂直线将水平线分为前后两段,任何一段比健侧同段长 5mm 以上者,视为阳性,前段长者为 ACL 撕裂,后段长者为 PCL 损伤;也可以在局麻下,伸直膝关节,按上述检查方法,强力使膝内收或外展,拍正位 X 线片,如侧副韧带完全断裂,则伤侧关节间隙增宽;也可见胫骨向前或向后移位,或见胫骨附着点可见撕脱骨折的骨片;MRI 检查对 ACL 损伤有极高的敏感度和特异度,临床上常作为 ACL 损伤的首选检查方法。随着 MRI 技术的不断发展,其极高的敏感度和特异性使 ACL 的漏诊率大大减低,目前被认为 MRI 是 ACL 损伤后影像学检查的"金标准"[3]。

关节镜检查对交叉韧带损伤诊断准确率极高,几乎为 100%,因此,关节镜检查对诊断交叉韧带损伤十分重要。膝关节镜检查既有诊断的作用,又具有实施微创手术重建断裂的交叉韧带的作用。膝关节镜检查时,冲净积血,可见 ACL、PCL 断裂端出血或小血块凝集。滑膜下韧带损伤时,在关节镜下貌似正常,但其长度及张力异常,可提示该损伤的可能性。但关节镜检查为有创检查,故临床上一般不作为首选检查方法。单光子发射计算机体层照相(Single photo emission computed tomography,SPECT)也被认为是一种有价值的诊断手段,特别是临床和 MRI 检查都没有确切证据时[4]。

2. PCL 损伤

PCL 起自股骨髁间凹的内侧面,向后下方止于胫骨髁间嵴的后方,部分纤维与外侧半月板前角相连,宽约 13mm,长约 38mm。膝关节屈膝时后部纤维松弛,前部紧张,屈曲 30°时,大部分纤维均紧张。膝关节屈曲时可防止胫骨向后移动,限制胫骨过度后移、膝过伸及膝关节旋转活动。无论膝关节属于屈曲位或伸直位,来自前方的使胫骨上端后移的暴力都可以使后交叉韧带断裂。临床上常根据膝关节后向松弛的程度对 PCL 损伤进行分度:Ⅰ度损伤为胫骨后移,但胫骨平台前缘仍在股骨内髁前方;Ⅱ度损伤为胫骨后移 5~10mm,股骨内髁与胫骨平台前缘齐平,台阶消失;Ⅲ度损伤为胫骨后移>10mm,内侧胫骨平台前缘可被推至内侧股骨髁后方。一般认为,Ⅰ度损伤提示 PCL 部分损伤,Ⅱ度损伤提示单纯 PCL 断裂,而Ⅲ度损伤则往往合并有膝关节其他韧带损伤。单纯 PCL 损伤常无断裂声或撕裂感,关节不稳症状也较轻,复合 PCL 损伤因合并其他韧带、半月板或关节软骨损伤,症状则多不一。急性期患者出现膝关节肿痛,不能负重,陈旧性 PCL 损伤患者多表现为下楼梯及长距离行走后膝关节疼痛,临床体格检查方法主要有后抽屉试验(Posterior drawer test,PDT)、台阶征、后向 Lachman 试验等。在影像学检查方面,常规 X 线片检查主要用于排除骨折,应力 X 线片可用于评估胫骨后移距离。MRI 检查敏感性及特异性均较高,通常作为首选检查方案,尤其是对于急性期 PCL 损伤者,但需注意陈旧性的Ⅰ度或者Ⅱ度 PCL 损伤,MRI 可能表现为正常形态,因此,需结合患者的病史特点及临床体格检查加以判断。

(三)流行病学及风险因素

随着我国竞技体育水平的提高和群众性体育运动的广泛开展,运动创伤相关性伤病逐年增加,运动创伤中的膝关节交叉韧带损伤也日益增多。创伤后早期由于仅出现膝关节肿胀、疼痛、肌肉痉挛,导致其临床诊断较为困难,故大部分膝关节交叉韧带损伤的急性创伤性膝关节血肿患者常在急诊和门诊被误诊,导致病情进展为慢性损伤,待出现一些并发症后才来诊治,从而错过了最佳的治疗时机。后期患者常常出现膝关节不稳定,有的继发半月板损伤或关节软骨损伤。

目前,膝关节交叉韧带损伤的临床治疗与基础研究已经成为运动创伤与骨科领域中的热点与难点问题。国内对于交叉韧带损伤的研究较国外起步晚,但发展速度很快。由于关节镜技术的发展,现在交叉韧带和半月板损伤的手术治疗均已经在关节镜下实施,关节镜下手术具有创伤小、恢复快的优点。目前,我国在膝关节交叉韧带损伤修复方面的治疗水平整体在向国际水平发展,有些研究已达到国际先进水平。

70%以上的 ACL 断裂是由运动损伤造成的,患病人数最多的是篮球和足球运动员,此外,在从事柔道、摔跤和田径的专业运动员,和在爱好滑雪、羽毛球、排球运动的普通人中也比较多见。非运动损伤造成的 ACL 断裂,包括交通伤和生产生活意外伤,约占 27%。

文献报道,美国普通人群 ACL 断裂的发病率约为 1/3000,而足球运动员每年 ACL 断裂的发生率为 60/10 万。对我国现役运动员的普查发现,ACL 断裂的发病率为 0.43%。交通事故和运动损伤中的 ACL 损伤是比较多见的[5]。陈鸿辉[6]根据电子计算机储存的 263 例 ACL 损伤患者的病史进行分析,单纯膝 ACL 损伤者有 65 例(占 24.71%),合并其他损伤者有 198 例(占 75.29%)。

ACL 损伤多为非接触性损伤,非接触性 ACL 损伤的易患风险因素有鞋-地面作用力减弱、体重指数增加、股骨髁间窝宽度变窄、关节松弛度增加、女性月经周期排卵期、不合理的负重方式和离心收缩时强大的股四头肌活动等。与男性相比,女性 ACL 损伤的发生率较高。

PCL 损伤绝大多数为接触性损伤,在所有膝关节韧带损伤中占 3%～20%;其中 30%是单独损伤,70%是合并其他韧带损伤,因为在膝关节韧带结构中,PCL 最为强大。生物力学实验证明,PCL 对抗外力的强度相当于 ACL 的两倍,它是膝关节屈伸及旋转活动的主要稳定结构,相当于膝关节旋转的活动轴。因此,PCL 损伤后不仅会造成关节直向不稳,还可以导致膝关节旋转不稳。PCL 损伤后功能丧失程度从几乎不影响生活方式到日常活动严重受限均可发生,损伤可以导致膝关节次要稳定因素的进一步松弛,造成局部疼痛、肿胀和不稳定。PCL 损伤患者以男性居多(73%),30~50 岁是发病高峰期 (59%),患者多于伤后 1 月内就诊(62.6%);受伤原因中以交通伤为主(59%);合并损伤 中以合并 ACL 损伤最多(46.9%),其次为内侧副韧带(29.8%)和后外侧角(26.1%)损 伤。PCL 实质部损伤较止点撕脱骨折多见,发生合并损伤的概率也较后者高。PCL 损伤 以实质部损伤为主,合并损伤率较高,以 ACL 损伤最常见;止点撕脱骨折以胫骨侧为主, 多由低能量暴力导致,合并损伤较少;实质部损伤多由高能量暴力所致,多有合并损伤; 单纯止点撕脱骨折发病率较单纯实质部损伤高[7]。

(四)病因及病理机制

膝关节交叉韧带损伤主要由外伤所致,如车祸、运动损伤等。膝关节的关节囊松弛 薄弱,关节的稳定性主要依靠韧带和肌肉维持,并以内侧副韧带最为重要,它位于股骨内 髁与胫骨内髁之间,有深浅两层纤维组成,浅层呈三角形,甚为坚韧,深层纤维与关节囊 融合,部分与内侧半月板相连,外侧副韧带起于股骨外上髁,它的远端呈腱性结构,与股 二头肌腱会合形成联合肌腱结构,一起附着于腓骨小头上,外侧副韧带与外侧半月板之 间有滑囊相隔。膝关节伸直时两侧副韧带拉紧,无内收、外展与旋转动作;膝关节屈曲 时,韧带逐渐松弛,膝关节的内收、外展与旋转动作亦增加。

ACL 起自胫骨髁间前窝内侧部及内侧髁间结节的前方凹陷处,并与外侧半月板前角 相连。ACL 可分三束,即前内侧束、中间侧束和后外侧束。前内侧束在屈曲时绷紧,后外 侧束在伸直时绷紧,两束在膝关节屈伸活动中表现为不同的紧张度,保证膝关节在不同 角度活动中的稳定性。在生物力学方面,ACL 主要限制胫骨相对股骨的前移,还可限制 其发生内旋。70% 的 ACL 损伤为非接触性损伤,多发生于膝关节接近或完全伸直减速 和加速动作中,此时股四头肌过度收缩而腘绳肌协同收缩不足。

ACL 损伤较 PCL 损伤多见。ACL 损伤一般出现在体育运动中,多见于足球、滑雪、 摔跤、体操等需要急停、旋转、变向和起跳落地等多方向活动的运动项目。足球运动中, 移位防守及奔跑中踢球动作相对危险;篮球运动中,侧跳转身以及单腿落地动作相对危 险;滑雪运动中滑雪板前端受阻时,膝关节外翻旋转,是较为典型的 ACL 非接触性损伤 机制。有身体冲撞或者高速运动时容易发生 ACL 断裂。一些群众性运动,例如拔河、跳 马、跳箱等也容易出现 ACL 损伤。高能量交通事故中的行人,骑电动自行车跌倒或是一 些体质弱的人不慎跌倒,也可能导致 ACL 损伤。ACL 损伤常合并内、外侧韧带及半月板 损伤,其中以合并内侧副韧带和内侧关节囊损伤最常见。

PCL 在膝关节韧带中最为强大,损伤的机会较 ACL 少。PCL 近端附着于股骨髁间 棘顶端和内侧面,远端止于胫骨后缘的上面,分为两个纤维束:前外侧束和后内侧束。伸 膝位时后内侧束紧张而前侧束松弛,屈膝位时前外侧束紧张而后内侧束松弛。PCL 主要 限制胫骨后移,承担屈膝过程中 90% 的阻力,其次限制胫骨相对股骨的外旋。它是膝关 节屈伸及旋转活动的主要稳定结构,相当于膝关节旋转活动轴,PCL 损伤最常见的损伤 机制是"汽车仪表板/胫骨前下方冲击损伤",其次是足跖屈位并伸膝摔倒,再次是膝关节 突然暴力过伸[9]。PCL 损伤常合并其他韧带损伤,通常由高能量的外力作用引起,如交 通事故中弯曲的膝关节撞到仪表盘,或足球比赛时膝关节屈曲着地。交通事故创伤患者

PCL 损伤发生率高于运动[10]。

PCL 损伤发病机制：①屈膝位胫骨上端暴力作用使小腿上段突然后移，引起 PCL 断裂，若胫骨上段继续后移，膝后关节囊也可被撕裂。这一损伤还可以合并股骨胫骨及髌骨骨折脱位，此时 PCL 损伤易被骨折脱位所掩盖而造成漏诊。②膝过伸暴力迫使膝关节处于过伸位，首先会导致 PCL 断裂，若暴力继续使膝过伸继而 ACL 也会遭到损伤。PCL 断裂部位多在股骨髁附着部，其他部位损伤发生率较低。③后旋暴力当足部固定胫骨上端受到来自前方的暴力并同时旋转，这种损伤机制常造成复合损伤，即合并有侧方结构的损伤，胫骨向后半脱位要比单纯 PCL 损伤来得严重。

二、sEMG 研究现状

sEMG 作为一种新的临床检查、评价、研究和治疗的方法，因其操作便捷，广泛应用于各级医院康复治疗疗效的评定。近年来，膝关节相关疾病的发生率逐年递增，通过 sEMG 研究膝关节相关的骨骼肌来分析膝关节损伤及恢复情况，已成为肌电检测的最新研究热点之一。sEMG 常常被作为针对膝关节交叉韧带损伤后康复评定的手段，特别是康复运动训练评定，可作为治疗前、后疗效对比及随访的评估方法，效度较高。

sEMG 用于肌肉疲劳的测定方法无论是在康复医学还是体育科研中都有重要意义。1975 年 Petrofsky 等提出，肌肉疲劳时肌电功率谱中心频率由高频向低频转移，当疲劳致使工作停止时，中心频率都达到一个相同的终值。中心频率已被广泛用于肌肉疲劳的定量分析。有研究表明，中心频率在肌肉疲劳时向低频转移，并与肌肉疲劳有较好的相关性。最大收缩力（MCV）下降 50% 时所对应的中心频率下降曲线对疲劳较敏感，较能反映肌肉的疲劳程度，具有较高的信度。

sEMG 将皮肤电极放置在膝关节屈伸肌群的目标肌肉上，通过对单块或一组、多组肌肉集合性肌电活动的同时记录，采集肌肉活动/动作（等张、等长、等速）时的电活动，来对膝关节屈伸肌肉功能做定量和定性分析，并推测、评价肌肉的恢复情况，为相关的肌肉力学分析与治疗提供依据。sEMG 可无创、定量地反映神经肌肉的功能状态。时域分析是 sEMG 电信号分析最直接的方法，其参数可间接反映肌肉的力量，时域指标有肌电积分值（iEMG）、均方根值（RMS）、平均振幅（MA）。频域分析是将时域信号通过快速傅立叶转换（FFT）获得表面肌电信号的频谱或功率谱。频域常用指标主要有平均功率频率（MPF）和中值频率（MF）等，MPF 和 MF 在反映肌肉功能水平的差异方面具有良好的特异性和敏感性，是临床上用于评价肌肉活动时疲劳程度最常用的指标[11]。

膝关节交叉韧带损伤后，sEMG 主要应用于评估膝关节周围肌肉功能及指导交叉韧带重建术后的康复治疗，目前研究较多的是膝关节 ACL 损伤机制及重建术后功能评估及治疗。膝关节 ACL 损伤及 ACL 重建术后肌肉力量的评价是检验康复效果的一个重要内容，如何量化膝关节的肌力变化也是制订康复程序的重要依据之一。sEMG 可以从被检测肌肉的皮肤表面引导和记录肌肉活动时神经肌肉系统的生物电信号，该信号源于肌肉中运动单位的动作电位，此动作电位由在肌肉收缩时的每个运动单位所释放，能够代表肌电特征。膝关节交叉韧带损伤后，失用性肌肉萎缩、肌肉激活障碍常引起股四头肌肌力减退。有研究表明,股四头肌肌肉功能障碍是长期阻碍膝部损伤后膝关节功能改善的重要因素之一[12-13]。股四头肌各组成部分的肌电信号随收缩强度、关节角度及运动方式不同而变化。研究显示,在膝关节损伤后膝关节屈曲 30°做最大伸膝等长收缩时,健侧股外侧肌、股直肌的平均肌电值、MPF 值较股内侧肌、内侧头肌增高[14]。运用 sEMG 可量化评定某一肌群各部分的功能,能发现各肌群中具体肌肉的废用程度,为设计最佳康复方案提供指导。ACL 损伤后未进行手术重建的患者,膝关节屈伸力量都存在明显的减弱现象[15-16],而 ACL 重建术后患者普遍存在股四头肌萎缩和膝关节伸展力量减弱的现象,同时屈肌力量也可能下降。膝关节周围屈伸肌力量平衡对保持关节功能活动的稳定性至关重要,保持屈伸肌力量动态平衡可有效防止关节损伤。大多数研究表明,最适腘绳肌力量/股四头肌力量(H/Q)为 50％～80％。Yanagawa 等[17]应用 sEMG 测试腘绳肌和股四头肌肌电比值,可反映 H/Q 比值和腘绳肌在伸膝过程中的协同收缩活动,认为膝关节 ACL 缺陷的患者在伸膝过程中腘绳肌的协同收缩有利于膝关节的稳定。Ristanis 等[18]应用 sEMG 对比及研究了自体腘绳肌重建 ACL 术后 2 年腘绳肌肌电变化,结果发现,与健侧相比患侧股二头肌和半腱肌电机械延迟(Electromechanical delay,EMD)明显增加,屈膝肌的神经肌肉控制能力下降,从而影响运动员在急停急转时膝关节的稳定性。

ACL 重建术后康复的关键是尽可能地恢复关节功能及膝关节周围肌肉的肌力,同时减轻对重建韧带产生不必要的应力损伤。明确 ACL 重建术后膝关节周围肌力缺陷情况及 H/Q 比值的改变,就可调整术后康复计划,以纠正肌力不平衡,改善患者肌肉功能及预防再次损伤。早期有针对性地加强腘绳肌的向心性和离心性收缩训练可增强膝关节的稳定性,最大限度地恢复关节功能。肌肉力量的提高是恢复膝关节稳定性的关键因素。康复始于重建手术之前,术前肌肉等长收缩练习能够使患者术后较快掌握不同肌肉的等长收缩练习方法,以尽早开始肌肉收缩的再训练,从而最大限度地防止肌肉的萎缩。术后等速肌力测试及训练系统已广泛开展,等速肌力测试可精确定量测定关节周围肌肉的肌力。sEMG 主要表示的是肌肉电生理的变化,通过观察采集的信号,可以直观地发现肌肉是否能产生随意的活动,可反映一般肌力测试所不能提供的肌肉功能活动信息,对客观定量评价膝关节周围肌肉功能及指导康复治疗具有重要意义。

与单纯应用等速肌力测试相比,sEMG 和等速肌力测试合用可更明确地反映股四头肌和腘绳肌的神经肌肉功能,不仅可用于评价治疗前患者患侧肌肉功能的状况及与健侧的差异,而且可用于观察治疗前后患侧肌肉功能的进步,并用以调整和制订出更具针对性及个体化的治疗方案。在术后进行负重康复训练阶段,可应用患侧与健侧相同肌肉的 sEMG 进行比较,来反映康复治疗的效果。在某些情况下即使等速肌力测试患侧的力矩恢复正常,而 sEMG 却可以显示肌肉活动较健侧高。这提示该患者的伤侧膝关节仍未恢复,患侧肌肉的神经肌肉系统处于高活动状态,还需要继续做康复治疗,才能平息这种高活动状态[19]。有学者在对 ACL 重建后 1 年,且认为手术成功、恢复良好的患者进行步态分析时应用 sEMG 进行研究,将电极放在患者股四头肌的股直肌、股内侧肌、股外侧肌的相应体表,可发现步行中健侧和患侧股直肌、股外侧肌的平均波幅差异无统计学意义,而患侧股内侧肌平均波幅显著低于健侧,提示步行时股内侧肌肌肉募集少于健侧。

这对在步行中捕捉肌肉活动电信号,显示运动时肌肉的收缩情况,以开展有针对性的肌肉训练有很大的帮助[20]。

总之,sEMG 是一种简单、无创、容易被受试者接受的肌电检测方法,可用于测试较大范围内的 sEMG 信号,并有助于反映运动过程中肌肉的生理、生化等方面的改变;不仅可在静止状态测定肌肉活动,而且可在各种运动过程中持续观察肌肉活动的变化;不仅是一种对运动功能有意义的诊断评价方法,而且也是一种较好的生物反馈治疗技术[21]。sEMG 因兼备非损伤性、局部性、实时性等优点,为膝关节交叉韧带损伤后的康复治疗及研究提供了重要的依据与评价方法。随着计算机应用及科技的日新月异,膝关节交叉韧带损伤后的表面肌电诊断检查及应用技术也会不断更新,其应用范围将会更加广泛。

三、常用的 sEMG 检测方法

1.股四头肌肌肉力量的测定

(1)目的:通过时域分析 sEMG 电信号以间接反映测试肌肉的力量。

(2)体位:一般取坐位进行测试。测试前可熟悉测试过程,要求被测试者尽可能放松。

(3)电极位置:股四头肌的电极选取应位于髂前上棘和髌骨上缘的中间部位。电极置于肌腹部位最隆起处,且与肌纤维平行。表面电极是用直径在 1cm 以内的 Ag-AgCl 电极作为引导电极。

(4)标准化操作:首先,每次测试之前,应先检查表面肌电仪是否处于待机状态,仪器是否可以正常运行。然后,确定电极安放位置,刮掉电极摆放局部皮肤处的体毛,用细砂纸轻柔地摩擦并用酒精清洁,以降低皮肤的电阻,可用电阻测试仪测量表面电阻,若＞10kΩ,则检查电极放置位置或重新贴放电极。把电极固定在被测定肌肉的表面皮肤上,两个电极沿肌肉纤维走向摆放在肌肉的中间部位,每个记录部位两电极应相距 2cm。在两个电极中间插入了一个参考电极,也称作无关电极,以利于降低噪声,提高对共模信号的抑制能力。最后再开始测量。观察指标包括 iEMG、RMS、MA、MPF 和 MF。

2.腘绳肌肌肉力量的测定

(1)目的:通过时域分析 sEMG 电信号以间接反映测试肌肉的力量。

(2)体位:一般取坐位测试。测试前可熟悉测试过程,要求被测试者尽可能放松。

(3)电极位置:腘绳肌电极应位于坐骨结节和腓骨头之间,每个记录部位两电极应相距 2cm,电极置于肌腹部位最隆起处,且与肌纤维平行。在两个电极中间插入一个参考电极,也称作无关电极,以利于降低噪声,提高对共模信号的抑制能力。

(4)标准化动作:首先,每次测试之前,先检查表面肌电仪是否处于待机状态,仪器是否可以正常运行。然后,确定电极安放位置,刮掉电极摆放局部皮肤的体毛,用细砂纸轻柔摩擦并用酒精清洁,以降低皮肤的电阻,可用电阻测试仪测量表面电阻,如＞10kΩ,则检查电极放置位置或重新贴放电极。把电极固定在被测定肌肉的皮肤上,两个电极沿肌肉纤维走向摆放在肌肉的中间部位,每个记录部位两电极相距 2cm。在两个电极中间插入一个参考电极,也称作无关电极,以利于降低噪声,提高对共模信号的抑制能力。最后开始测量。观察指标包括 iEMG、RMS、MA、MPF 和 MF 等。

3. 股四头肌和腘绳肌疲劳程度的测定

(1)目的:频域分析指标主要有 MPF 和 MF。MPF 和 MF 在反映肌肉功能水平的差异方面具有良好的特异性和敏感性,是临床评价股四头肌及腘绳肌活动时疲劳程度的最常用指标。

(2)标准化动作:在行股四头肌和腘绳肌神经肌电活动测量时,可通过观察受试者的肌肉收缩或在进行膝伸展抗阻等长收缩时触摸肌肉的方法检测电极摆放位置的准确性。用胶布固定电极位置以保证电极与皮肤接触良好,同时将运动噪声减小到最低。用宽约10cm 的弹力绷带将电极线紧紧地固定到皮肤上,以减少外来噪声影响。

(3)观察指标:取运动开始第 1 阶段运动至 1/4,第 2 阶段运动至中途,第 3 阶段运动至 3/4,第 4 阶段以结束/疲劳时为第 5 阶段的肌电图,观测 MPF 和 MF,以评价两组肌肉活动时的疲劳程度。

4. 股四头肌和腘绳肌肌电拮抗比的测定

(1)目的:分别测量拮抗运动中股四头肌和腘绳肌神经肌电活动的指标,其参数可间接反映拮抗肌肉的力量变化。

(2)标准化动作:对股四头肌和腘绳肌神经肌电活动进行测量时,可通过观察受试者的两组拮抗肌肉收缩或在进行膝伸展抗阻等长收缩时检测肌神经肌电活动指标变化并做好记录。

(3)观察指标:取运动开始第 1 阶段运动至 1/4,第 2 阶段运动至中途,第 3 阶段运动至 3/4,第 4 阶段以结束/疲劳时为第 5 阶段的肌电图,观测 MPF 和 MF,以评价两组肌肉活动时的拮抗指标比值。

参考文献

[1]Yasuda K,Kondo E,Iehiyama H,et al. Anatomic reconstruction of the anteromedial and posterolateral bundles of the anterior cruciate ligament using hamstring tendon grafts[J]. Arthroscopy,2004,20(10):1015-1025.

[2]郭世绂.骨科临床解剖学[M].济南:山东科技出版社,2000.

[3]戴敏红,杨振燕,陈学仁,等.膝关节前交叉韧带损伤的 MRI 诊断[J].实用放射学杂志,2002,11(12):709-712.

[4]Cook G J,Ryan P J,Clarke S E,et al. SPECT bone scintigraphy of anterior cruciate ligament infury[J]. J Nucl Med,2003,37(8):1353-1356

[5]陈世益.前十字韧带损伤[J].中国运动医学杂志,1992,11:93-101.

[6]陈鸿辉.263 例前交叉韧带损伤机制分析[J].中国运动医学杂志,1996,3:234.

[7]陈刚,付维力.膝关节后交叉韧带损伤的临床流行病学分析[J].2014COA 论文汇编,2015.

[8]陆裕朴.实用骨科学[M].北京:人民军医出版社,1991.

[9]Schulz M S,Russe K,Weiler A,et al. Epidemiology of posterior cruciate ligament injuries[J]. Arch Orthop Trauma Surg,2003,123:186-191.

[10]Fanelli G C,Edson C J. Posterior cruciate ligament injuries in trauma patients:Part II[J]. Arthroscopy,1995,11:526-529.

[11]Nagamachi A,Ikata T,Katoh S,et al. Spectral analysis of erector spinae muscle surface clectromyography as an index of exercise performance in maximal treadmill running[J]. J Med Invest,2000,47(1-2):29-35.

[12]Nyland J,Bealle D P,Kaufer H,et al. Long-term quadriceps femoris functional deficits following intramedullary nailing of isolated tibial Fractures[J]. Int Orthop,2001,24(6):342-346.

[13]Michael K. Relationship of skeletal muscle atrophy to functional-statusa systematic research review[J]. Biol Res Nurs,2000,2(2):117-131.

[14]Pincivero D M,Salfetnikov Y,Campy R M,et al. Angle and gender-specific quad-riceps femoris muscle recruitmentand knee extensor torque[J]. J Biomech,2004,(37):1698-169.

[15]Lorentzon R. Thigh musculature in relation to chronic anterior cruciate ligament tear:Muscle size,morphology,and mechanical output before reconstruction[J]. Am J Sports Med,1989,17(3):423-429.

[16]Kannus P. Thigh muscle strength in the anterior cruciate ligament deficient knee:Isokinetic and isometric long-term results[J]. J Orthop Sports Phys Ther,1987,9(6):223-227.

[17]Yanagawa T,Shelburne K,Serpas F,et al. Effect of hamstrings muscle action on stability of the ACL-deficient knee in isokinetic exercise[J]. Clin Biomech(Bristol,Avon),2002,17(9-10):705-712.

[18]Ristanis S,Tsepis E,Giotis D,et al. Electromechanical delay of the knee flexor muscles is impaired after harvesting hamstring tendons for anterior cruciate liga-ment reconstruction[J]. Am J Sports Med,2009,37(11):2179-2186.

[19]郑荣强,王予彬,王惠芳.表面肌电在膝关节运动创伤康复中的应用[J].中国康复医学杂志,2008,23:81-83.

[20]马燕红,周俊,梁娟,等.膝前交叉韧带重建术后步态分析初步研究[J].中华物理医学与康复杂志,2007,29:555-556.

[21]王健.sEMG 信号分析及其应用研究进展[J].体育科学,2000,20(4):56-60.

第五节　膝关节置换

一、概　述

晚期膝关节骨性关节炎(Knee osteoarthritis，KOA)可引起明显的膝关节疼痛，限制患者参与日常生活和许多功能性活动，严重危害人类健康。目前，治疗晚期 KOA 最为有效的方法是全膝关节置换术(Total knee arthroplasty，TKA)[1]。TKA 是一种人工关节置换外科手术，是指切除机体已无法自行修复的关节面，用人工关节部件替代损坏的关节，以矫正肢体力线、消除膝关节疼痛、维持关节稳定性、恢复膝关节功能的一种治疗方法。

早在 1863 年，Verneuil 最早尝试将关节囊瓣植入切除的股骨和胫骨之间，防止关节融合，此后也尝试了用包括皮肤、肌肉、脂肪等组织在内的许多内置材料作为隔膜，但均以失败告终。直到 20 世纪 40 年代，Campbell 等人设计了铸型半膝关节假体，包括股骨髁型假体和胫骨平台半膝关节假体。但这种半膝关节假体未对膝关节的另一侧病变进行置换，不可避免地引起了疼痛和早期松动的问题。20 世纪 40 年代，出现了同时置换股骨和胫骨关节面的完全限制型(铰链式)假体，由于这类假体未考虑到膝关节屈伸时股骨和胫骨之间的旋转，因此早期有较高的失败率[2]。20 世纪 50 年代后，出现了半限制性假体，这类假体允许假体连接部有多平面的活动能力，临床效果明显改善，发展迅速，由多心型假体进展为几何型、解剖型、全髁型及后稳定性假体等。其中，髁型假体(包括单髁、双髁、全髁等假体)是目前临床应用最多的人工膝关节[3-4]。

TKA 是缓解 KOA 或类风湿性关节炎患者关节疼痛和改善关节功能最常用的手术方式。在美国，每年 TKA 手术病例高达45 万例。随着人们生活水平的提高、观念的转变、人口老龄化进程以及人们对更高生活质量的追求，越来越多的患者愿意接受 TKA。预计到 2020 年，美国每年的 TKA 手术病例将增加一倍。目前，我国还没有详细的有关 TKA 手术病例的统计数字，如按两国人口比例为 5∶1 推算，中国有 200 万～225 万骨关节炎患者需要行 TKA。

(一)TKA 的适应证与禁忌证

人工 TKA 主要用于严重的关节疼痛、不稳、畸形，日常生活活动严重障碍，经保守治疗无效或效果不显著的病例。

1.适应证

TKA 的适应证包括以下几个方面。

(1)严重关节炎，包括膝关节各种炎症性关节炎，如类风湿性关节炎、骨性关节炎、血友病性关节炎等，少数创伤性关节炎，少数老年人的髌股关节炎等，引起的疼痛经保守治疗无效者,无论是否合并有明显的关节畸形。需排除引起下肢及膝关节疼痛的其他疾病,如腰椎疾病引起的神经根痛、髋关节病变引起的牵涉痛及外周血管病等。

(2)因关节炎引起膝关节软骨过度破坏者。

(3)显著的膝关节不稳定或关节活动度受限者。当膝关节屈曲挛缩超过 30°、有明显步态障碍及难以伸直时,需进行手术治疗。同样,对内翻或外翻严重、膝关节严重不稳,且曾接受治疗非限制性手术治疗而失败的患者,必须使用限制性假体以防止膝关节冠状面出现不稳定的情况。

(4)膝关节严重畸形者。

(5)既往手术失败者。

2.禁忌证

TKA 的绝对禁忌证包括膝关节的急慢性化脓性感染、机体其他部位未愈的感染、伸膝机制受损或功能严重丧失及肌无力引起的反屈畸形。而相对禁忌证数量多且尚存在争议,如不能耐受麻醉、不能配合康复训练、术肢有明显动脉硬化等。总之,任何可能造成手术预后不良的疾病均被认为是 TKA 的相对禁忌证或需要谨慎对待的病例。

(二)手术方法

1.在膝关节屈曲状态下,沿膝关节正中切开皮肤。

2.根据膝关节内翻或外翻畸形的情况,进行内侧或外侧松解术,切除内外侧半月板及引起假体位置异常的骨赘。根据选择的假体类型决定是否保留前后交叉韧带。

3.对胫骨和股骨关节面、髌骨后侧进行截骨处理,重塑关节面,植入假体并用生物学或骨水泥进行固定。

4.缝合伤口。

(三)康复治疗

1.TKA 术前的评估与准备

TKA 的术前评估与准备主要是指对患者心理状况、全身状况及局部条件等方面进行评估与准备。

术前应详细评估患者的情绪,与患者进行良好的沟通,让患者知晓自己的病情、手术目的和方法、术中和术后可能出现的问题及康复治疗计划与安排,消除患者的疑虑,以更好地配合手术和康复治疗。

术前应对患者进行完善的体格检查和辅助检查,明确患者的全身状况,是否耐受手术,是否存在手术禁忌证。必要时,请相关科室予以协助,将患者机体功能调节到最佳状态。

TKA 术前应对包括股四头肌和腘绳肌的肌力、膝关节内翻或外翻的畸形程度、局部软组织的平衡状态及是否存在骨质疏松等在内的局部情况进行详细评估,并据此估算术中可能切除的骨量、软组织的松解情况、假体的固定方式及关节的稳定性。

越来越多的物理治疗师在术前即介入患者的康复训练,指导患者正确使用拐杖或助行器,进行呼吸训练及肌力训练等[5-6]。刘咏芸[7]对全膝关节置换术患者术前开始行康复训练干预的临床效果进行了随机对照研究,结果显示,术前2d开始行踝泵、股四头肌肌力训练的干预组在手术效果和并发症的发生率方面明显优于对照组。

2. TKA 术后的康复治疗

TKA术后康复治疗的主要内容包括早期并发症的预防、术后早期康复(关节活动度训练)和术后晚期康复(肌力增强训练)。

(1)早期并发症的预防:术后为维持关节功能位,可用膝关节支具或伸直位石膏固定膝关节,并将患者置于足高髋低位。由于手术创伤和术中失血,术后患者膝关节肿胀疼痛会比较明显。术后可给患肢穿上弹力袜,对患肢进行由远端至近端的按摩。麻醉消失后,可开始踝关节的主动屈伸活动和股四头肌、腘绳肌的等长收缩训练以促进血液回流,消除水肿,防止深静脉血栓的形成和静脉炎的发生。术后第2天开始可以使用足底静脉泵,并开始口服抗血小板聚集或抗凝的药物,预防深静脉血栓的形成。

(2)术后早期康复:主要是指术后14d以内的康复训练。此期康复训练的主要目的是恢复关节活动度(Range of motion,ROM),至少达到0°~90°,其次是增强肌力。

为了避免关节挛缩,应在患者可耐受的范围内逐渐开始进行被动、助动、主动关节屈伸训练。持续被动关节活动(Continuous passive motion,CPM)是早期膝关节功能锻炼的重要手段。CPM一般从术后第2天开始,每天2次,每次1h,每天增加5°~10°的活动度。曾有人认为,CPM可减轻术后疼痛、促进伤口愈合、减少深静脉血栓形成并缩短住院时间,但大量研究得出的结果并不支持上述观点[8-11]。因此,CPM不能替代运动治疗。另外,疼痛引起的肌肉痉挛也会阻碍术后膝关节ROM的恢复,所以,红外线和超短波等物理因子治疗也被用于减轻肢体肿胀和缓解肌肉痉挛。

此期仍需进行踝泵和股四头肌、腘绳肌的等长收缩训练。用骨水泥固定者,此期应在可耐受的程度下使用腋拐或助行器逐渐增加患肢负重,6周后可完全负重。利用生物学原理进行关节固定者,6周内要限制负重,在腋拐或助行器的辅助下逐渐增加负重,12周后才允许完全负重。

(3)术后晚期康复:术后晚期是指术后14d至6周。如果伤口愈合良好,无严重并发症,一般于术后10~14d拆线出院。此时,膝关节功能并未达到理想状态,患者仍需坚持康复训练。此期康复治疗以增强肌力为主,继续增加关节活动度。

膝伸直肌适当的肌力对膝关节负重活动中的稳定性是至关重要的。股四头肌和腘绳肌多重角度等长收缩、轻度的等张收缩训练是此期肌力恢复的主要措施。同时,髋周肌群,特别是伸髋肌和髋外展肌的肌力训练也需要进行。当允许负重时,闭链的下蹲和弓步练习可以改善膝关节的稳定性和运动控制。

若ROM仍持续受限,则可进行和缓的自我牵张。同时,下蹲和弓步压膝也有助于改善ROM。许多外科医生认为,如2周内ROM达不到90°,即使在麻醉下松动关节,使被动关节活动超过90°,患者术后也很难达到完整的功能性ROM(完整的伸直和至少达95°~100°的屈曲)。

当下肢完全负重后,康复训练的重点是加强患者的体能(Conditioning)。步行活动和上下楼梯可逐渐增加,也可以开始游泳等较为剧烈的运动。12周后,患者应完全恢复正常生活。

二、TKA 的 sEMG 研究现状

随着诊断技术的进步,我们发现许多疾病(特别是骨关节系统疾病)的诊断治疗已经不能单纯地从解剖结构方面着手,越来越多的临床专家开始重视神经肌肉因素的作用。sEMG 作为一种客观评价神经肌肉功能的工具,近年来在 TKA 的术前评估、术后康复治疗及评定方面备受重视。

(一)用 sEMG 评价 TKA 术前肌肉的功能状况

不论患者病因如何,为达到预期的手术治疗效果及指导术后康复,在 TKA 术前对膝关节的解剖结构及其周围肌肉的功能状况进行系统地评价是十分必要的。在运用 sEMG 评价膝关节周围肌肉功能状况的研究中,以 KOA 最多。大量研究证实,在最大等长收缩及下蹲运动等功能性活动过程中,KOA 患者患侧股外侧肌(Vastus lateralis,VL)和股二头肌(Biceps femoris,BF)肌电振幅均值小于健侧,频域指标升高,腘绳肌协同收缩比率高于健侧。这提示在功能活动中,VL 和 BF 肌纤维的募集增加,肌纤维的放电频率增加,而膝关节的稳定性下降。

(二)用 sEMG 评价 TKA 术后肌肉的功能状况

TKA 能有效缓解疼痛,改善膝关节活动度,修正下肢力线,改善患者下肢功能状况,提高患者生活质量。但随着 TKA 受众人群的年轻化,患者对术后功能恢复的要求也越来越高。对 TKA 患者开展的术后长期随访发现,即使接受了手术和术后康复治疗,患者在步行速度、上下楼梯速度、6min 步行实验及自我满意度评价等方面仍不能达到同龄人的水平。

1.TKA 术后患肢股四头肌肌力下降

TKA 术后患者患肢股四头肌肌力较术前下降 62%[12]。6~12 个月后,股四头肌肌力逐渐增加到术前水平,但仍明显低于同龄人[13-14]。Yoshida 等[12]的研究也证实,TKA 术后 3 个月,患肢股四头肌肌纤维的募集较健侧明显减少。股四头肌肌无力与主动运动减少及肌肉萎缩有关[15,16]。TKA 术后 1 个月内,股四头肌无力主要与主动运动减少有关[14]。随着患肢主动运动的增加,术后 1 年股四头肌力量大小更多的是与肌肉横截面积有关[15-16]。而迄今为止,我们对 TKA 患者患肢慢性肌肉萎缩的原因和治疗策略仍知之甚少。

2.TKA 术后患肢腘绳肌协同收缩能力增强

正常情况下,主动肌收缩时,中枢神经系统会控制拮抗肌协调地放松或适当离心收

缩。在进行大负荷运动时,强烈的兴奋可能超过选择性抑制的能力,而引起拮抗肌和远处肌肉的同时收缩。所以,协同收缩率也被用来评价关节的稳定性。TKA 术后患者股四头肌肌力与腘绳肌协同收缩率呈反比。患肢支撑初期,股四头肌肌无力,膝关节屈曲角度变小,伸展时间缩短,而机体会通过代偿性的作用使伸髋角度增加,腘绳肌肌纤维募集增加,用以稳定膝关节[17-18]。腘绳肌协同收缩率升高的可能原因有股四头肌肌无力、术后综合征[19-21]和(或)术前即持续存在的异常步态[22-23]。

3. TKA 术后股四头肌指数下降

股四头肌指数(Quadriceps index,QI)用来描述双下肢相对肌力大小和力量的对称性(QI=Involved torque/Uninvolved torque×100%)。TKA 患者的功能预后与双侧(特别是非术侧)股四头肌肌力密切相关。患者术后数年仍存在下肢功能障碍,可能与长期存在的异常活动方式、双侧股四头肌肌力下降有关。即使经过长期的肌力训练,功能状况达到正常人的水平,很多患者也仍存在双下肢活动不对称的问题。在功能性活动中,患者通过增加膝内收时间和地面支撑反作用力(Ground reaction force),增加非术侧下肢的负重以代偿术侧股四头肌肌无力。这种代偿在非对称性功能活动,如坐站转换(Sit-to-stand)中尤其明显。Mizner 等试图用 sEMG 来评价这种非对称性,但其研究显示,承重期双侧股四头肌积分肌电值(Integrated electromyogram,iEMG)无差别[24]。

(三)用 sEMG 指导 TKA 术后康复训练及疗效评估

利用 sEMG 检测显示,TKA 术后患者支撑初期腘绳肌协同收缩增加、股四头肌肌无力、功能性活动中双下肢活动为非对称,这对于指导 KOA 及 TKA 患者康复治疗意义重大。针对上述研究结果,选择性地制订相对增加术侧股四头肌肌纤维募集、减少腘绳肌肌纤维募集、改善 QI 的康复方案,将有助于患肢功能的恢复。sEMG 在上述康复方案的制订和疗效的评估方面有其独特的优越性[25]。

三、TKA 常用的 sEMG 检测方法

目前,以 TKA 患者作为研究对象的 sEMG 研究较少,研究方法相对单一,通常综合运用等速肌力测试系统及步态分析系统来评估膝关节周围肌群的功能。

(一)肌肉的选择及表面电极的放置位置

1. 股直肌(Rectus femoris,RF):起自髂前上棘,向下形成髌韧带止于胫骨粗隆。表面电极应放置于髂前上棘到髌骨上缘连线的中点,电极之间相距 2cm。此外,两电极之间相距延长至 10~15cm,则可整体评价股四头肌功能。

2. 股外侧肌(Vastus lateralis,VL):起自股骨粗线外侧唇,向下形成髌韧带止于胫骨粗隆。表面电极放置于髌骨外侧缘上方 15cm 肌腹隆起处,两电极片连线与股骨长轴夹角为 12°~15°。

3. 股内侧肌(Vastus medialis,VM):起自股骨粗线内侧唇,止于胫骨粗隆。表面电

极放置于髌骨内侧缘上方 5cm 肌腹隆起处，两电极片连线与股骨长轴夹角为 50°～55°。

4.股二头肌(Biceps femoris，BF)：长头起自坐骨结节，短头起自股骨粗线外侧唇下半部，止于腓骨小头。表面电极放置于坐骨结节与腓骨小头连线的中点。

5.半腱肌(Semitendinosus)：起自坐骨结节，止于胫骨上端内侧。表面电极放置于坐骨结节与胫骨内上髁连线的中点。半腱肌、半膜肌及大腿内侧肌肉结构相对复杂，对肌电信号影响较大，难以真实反映内侧腘绳肌的功能情况，通常不作为分析指标。

绝大多数研究是以股外侧肌和股二头肌作为研究对象的。目前，尚无关于 TKA 术后膝关节疼痛患者膝关节周围肌肉功能状况的研究。由于股内侧肌对髌骨运动轨迹的限制作用，以股内侧肌、股直肌等作为研究对象的 sEMG 研究可能意义重大。

(二)测试体位与表面肌电信号

1.股直肌：患者体位应取坐位伸膝，站立位微蹲。图 7-9 记录的是受试者取坐位屈髋、坐位伸膝及仰卧位直腿抬高时，股直肌的表面肌电信号，可见直腿抬高时股直肌募集最大。

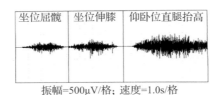

振幅=500μV/格；速度=1.0s/格

图 7-9　受试者不同体位时右侧股直肌原始肌电信号

2.股外侧肌：患者体位应取坐位伸膝，站立位微蹲。

3.股内侧肌：患者体位应取坐位伸膝，站立位微蹲。

4.腘绳肌：患者体位应取俯卧位，抗阻屈膝；站立位屈曲膝关节。

不同体位对不同肌肉的激活程度如图 7-10 和图 7-11 所示。

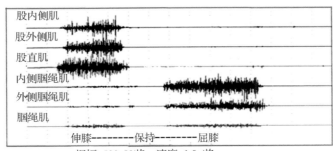

振幅=500μV/格；速度=1.0s/格

图 7-10　受试者膝关节等长屈伸时不同肌肉与腘绳肌的原始肌电信号

多数研究应用等速肌力测试系统测定下肢肌肉的等长收缩功能；少数研究涉及部分功能性活动，如上下楼梯、平地短距离步行等。随着人们对 TKA 患者功能性活动过程中下肢功能状况研究的深入，sEMG 技术一定会得到更广泛的应用。

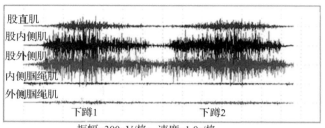

振幅=300μV/格；速度=1.0s/格

图 7-11　受试者两次下蹲动作中,不同肌肉的原始表面肌电信号

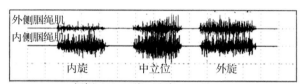

振幅=300μV/格；速度=1.0s/格

图 7-12　受试者俯卧位下肢不同动作时内外侧腘绳肌的原始表面肌电信号

(三)表面肌电信号的处理

迄今为止,所有针对 TKA 的表面肌电研究均以时域分析为基础,所采集的信号均为时域指标,用以评估肌纤维的募集方式。频域分析及非线性分析等方法未被使用,可能遗漏许多宝贵的肌电信息。

(四)数据的标准化

目前,针对 TKA 患者表面肌电信号的标准化方法大致有以下两种:①以肌肉最大自主收缩(Maximal voluntary isometric contraction,MVIC)为标准,对采集到的数据进行标准化,即%MVIC。②应用协同收缩比率进行数据的标准化,即伸展 BF/VL,屈曲 VL/BF。协同收缩比率用来描述相互拮抗的两块肌肉的相对募集情况,该数值是标准化后的数值,可用来做组间或组内对比。其计算公式如下[14]:

$$CCI = \sum_{i=1}^{100} \left[\left(\frac{LowerEMGi}{HigherEMGi} \right) \times (LowerEMGi + HigherEMGi) \right] / 100。$$

综上所述,目前将 TAK 作为对象的 sEMG 研究较少,不论在肌肉的选择、实验的设计,还是在数据采集及处理方面,方法都相对单一。随着矩阵式电极表面肌电测试系统的开发使用及信号分析技术的进步,对 TKA 患者日常生活活动中下肢肌肉功能状况的研究是下一步研究的方向。

参考文献

［1］Petterson S，Snyder-Mackler L．The use of neuromuscular electrical stimulation to improve activation deficits in a patient with chronic quadriceps strength impairments following total knee arthroplasty［J］．J Orthop Sports Phys Ther，2006，36（9）：678-685．

［2］Rand J A，Ilstrup D M．Survival analysisi of total knee arthroplasty［J］．J Bone Joint Surg，1991，73：397．

［3］吴孟超，吴在德．黄家驷外科学［M］.7版.北京：人民卫生出版社，2008．

［4］［美］卡内尔．坎贝尔骨科手术学［M］.卢世璧，译.济南：山东科学技术出版社，2001．

［5］白跃宏．人工全膝关节置换术康复［M］.北京：人民军医出版社，2011．

［6］毕霞．人工全膝关节置换术康复指南［M］.上海：上海科学技术出版公司，2006．

［7］刘咏芸．全膝关节置换术前康复训练干预的效果分析［J］.中国社区医师，2014，30：143-144．

［8］Basso D M，Knapp L．Comparision of two cintinuous passive motion protocols for patients with total knee implants［J］．Phys Ther，1987，67：360．

［9］Lynch A F，Bourne R B，Rorabeck C H，et al．Deep venous thrombosis and continuous passive motion after total knee arthroplasty［J］．J Bone Joint Surg Am，1988，70：11．

［10］Johnson D P．The effect of continuous passive motion on wound healing and joint mobility after knee arthroplasty［J］．J Bone Joint Surg Am，1990，72：421．

［11］Yoshida Y，Mizner R L，Ramsey D K，et al．Examining outcomes from total knee arthroplasty and the relationship between quadriceps strength and knee function over time［J］．Clin Biomech（Bristol，Avon），2008，23（3）：320-328．

［12］Yoshida Y，Mizner R L，Snyder-Mackler L．Association between long-term quadriceps weakness and early walking muscle co-contraction after total knee arthroplasty［J］．J Knee，2013，20（6）：426-430．

［13］Meier W，Mizner R L，Marcus R L，et al．Total knee arthroplasty：Muscle impairments，functional limitations，and recommended rehabilitation approaches［J］．J Orthop Sports Phys Ther，2008，38（5）：246-256．

［14］Rudolph K S，Snyder-Mackler L．Effect of a dynamic stability on a step in ACL deficient individuals［J］．J Electromyogr Kinesiol，2004，14（5）：565-575．

［15］Neptune R R，Zajac F E，Kautz S A．Muscle force redistributes segmental power for body progression during walking［J］．Gait Posture，2004，19（2）：194-205．

［16］Meier W A，Marcus R L，Dibble L E，et al．The long-term contribution of muscle activation and muscle size to quadriceps weakness following total knee arthroplasty

[J]. J Geriatr Phys Ther，2009，32(2)：35-38.

[17]MacWilliams B A，Wilson D R，DesJardins J D，et al. Hamstrings cocontraction reduces internal rotation，anterior translation，and anterior cruciate ligament load in weight-bearing flexion[J]. J Orthop Res，1999，17(6)：817-822.

[18]Petterson S，Barrance P，Marmon A，et al. Time course of quad strength，area and activation after knee arthroplasty and strength training[J]. Med Sci Sports Exerc，2010.

[19]Brander V A，Stulberg S D，Adams A D，et al. Predicting total knee replacement pain：A prospective，observational study[J]. Clin Orthop Relat Res，2003，416：27-36.

[20]Dahlen L，Zimmerman L，Barron C. Pain perceptin and its relatin to functional status post total knee arthroplasty：A pilot study[J]. Orthop Nurs，2006，25(4)：264-270.

[21]Dennis D A. Evaluation of painful total knee arthroplasty[J]. J Arthroplasty，2004，19(4 Suppl 1)：35-40.

[22]Astephen J L，Deluzio K J，Caldwell G E，et al. Biomechanical changes at the hip，knee，and ankle joints during gait are associated with knee osteoarthritis severity [J]. J Orthop Res，2008，26(3)：332-341.

[23]Lewek M D，Rudolph K S，Snyder-Mackler L. Control of frontal plane knee laxity during gait in patients with medial compartment knee osteoarthritis[J]. Osteoarthritis Cartilage，2004，12(9)：745-751.

[24]Mizner R L，Petterson S C，Stevens J E，et al. Early quadriceps strength loss after total knee arthroplasty. The contributions of muscle atrophy and failure of voluntary muscle activation[J]. J Bone Joint Surg Am，2005，87(5)：1047-1053.

[25]McClelland J，Zeni J，Haley R M，et al. Functional and biomechanical outcomes after using biofeedback for retraining symmetrical movement patterns after total knee arthroplasty：A case report[J]. J Orthop Sports Phys Ther，2012，42(2)：135-144.

[26]Mizner R L，Snyder-Mackler L. Altered loading during walking and sit-to-stand is affected by quadriceps weakness after total knee arthroplasty[J]. J Orthop Res，2005，23(5)：1083-1090.

第六节　膝关节骨性关节炎

一、概　述

膝关节骨性关节炎(Knee osteoarthritis，KOA)是一种膝关节的慢性疾病，以膝关软骨的退行性变和继发性骨质增生为主要特征,常以膝关节的疼痛、肿胀和僵硬为主要表现,可分为原发性和继发性两大类;多见于中老年人,女性更为好发。

(一)临床表现

KOA 初起时主要表现为膝关节疼痛,常因关节负重增加或剧烈活动而使疼痛加剧,去重或休息后可有所好转;逐渐出现膝关节僵硬,启动困难,活动数十分钟后常可好转;后期由于膝关节长期活动受限(屈伸不利、下蹲困难等)、关节囊挛缩等而出现关节畸形,常伴膝关节周围肌肉萎缩、膝关节积液、关节弹响等症状。

体格检查可见膝关节肿胀;有积液时,浮髌试验呈阳性;膝关节周围肌肉出现不同程度萎缩,以股四头肌萎缩最为明显;严重者可出现膝关节畸形(如膝内翻)。

辅助检查首选影像学检查。早期 X 线检查可无明显异常;后期 X 线检查可见膝关节间隙变窄,边缘有骨赘形成;晚期 X 线检查可见骨端变形,囊性变,胫股关节面不平整,软骨下骨硬化和囊腔形成,伴滑膜炎时,髌下脂肪垫可模糊或消失。磁共振成像上的特异性表现主要为关节软骨的厚度下降、伴骨赘增生、骨髓信号异常、囊腔形成和骨骼形状改变等,常伴有半月板损伤、韧带撕裂和关节周围肌肉萎缩[1]。

实验室检查无明显特异性,如伴膝关节积液,关节液经实验室检查多为正常,白细胞计数常在 1000 个以内,偶可达几千,红细胞偶尔可见。

(二)流行病学

骨性关节炎(Osteoarthritis,OA)是各类关节炎中最常见的类型,发病率高且易致残。WHO 调查显示,全球 60 岁以上人群中,10% 患有 OA,而这其中有 80% 存在活动受限,25% 生活无法自理[2]。在发达国家,OA 已成为相当常见的致残病因。随着社会人口老龄化的加速,OA 的发病人群呈快速增长趋势。在 50 岁以上人群中,OA 已成为导致男性丧失工作能力的第 2 大疾病,仅次于缺血性心脏病[3]。近年的研究还发现,相较于一般人群,OA 人群的死亡风险更高(标准化死亡比为 1.55,95% 可信区间为 1.41～1.70)[4]。

KOA 则已成为 65 岁以上人群因医学原因而致失能(指行走或爬楼梯时需要帮助)的首要疾病。然而,KOA 也不仅仅是老年人的疾病。基于人口普筛的大规模调查报告认为,6% 的 30 岁以上人群和 13% 的 60 岁以上人群均存在症状性的 KOA[3],这可能与人类活动的范围和强度增加有关。

除年龄因素外,肥胖也是导致 KOA 发生的重要原因。KOA 可使 50～84 岁的非肥胖人群的质量调整寿命年平均降低 1.9 年,肥胖人群则可降低 3.5 年,剩余质量调整寿命年将下降 21%～25%[5]。

此外,女性更易发生 KOA。基于美国大型社区保健计划数据库调查报告显示,70 岁以上人群中,症状性 KOA 的男女发生率分别为 0.8% 和 1.0%[6]。而在男性中,膝关节外伤是继发性 KOA 的第一危险因素,50%～70% 的前交叉韧带断裂病例在 10 年后相继出现 KOA[7]。

OA 的激增直接导致了医疗费用的快速增长。虽然国内迄今尚无大样本多层面的权威调查数据,但西方国家用于关节炎治疗的经费中,OA 已占主要开支。由于 95% 的 OA 患者最终需要手术治疗,因此其直接医疗成本很大部分源于 TKA 的成本。

(三)病　因

目前认为 KOA 的产生与患者生化、代谢和免疫的改变等有关,但确切致病原因至今尚未完全明了。一般共识认为,其发生和发展是一个慢性的长期过程,可能是环境和体内多因素共同作用的结果。已知的高危相关因素包括以下几个方面。

1.年龄:相关性最强,为最高危因素。多数 KOA 与年龄有较大的相关性。随着年龄的增长,软骨细胞的保护能力和组织的自我修复能力均有所下降,软骨黏多蛋白成分减少,厚度变薄,受损概率增大。

2.体重:强相关因素。肥胖患者的 KOA 发病率明显上升。体重指数(Body mass index,BMI)<25 的老年人群中,发生 KOA 的概率为 51.4%;而 BMI≥40 的同龄人群中,KOA 的发生概率则上升至 100%[8]。这可能与肥胖导致膝关节负荷增加有关。因此,减重已被作为预防 KOA 的一级与二级方案。

3.损伤与对线不良:急性运动损伤或职业性重复性过度使用(如职业运动员、搬运工等对膝关节长期反复地进行单一动作活动)可使膝关节承重超负荷,引起膝关节局部排列异常或关节结构不完整(包括半月板损伤、骨髓损伤或韧带断裂等),进而加快 KOA 的发生和发展[9]。

4.肌肉力量:以股四头肌肌无力为明显体征,疼痛导致的失用性萎缩可能是原因之一;股四头肌肌无力亦可引起膝关节减震能力和稳定性减退,继而诱发 KOA。

此外,基因遗传易感性、种族、营养和性别等也是 KOA 好发的相关因素。KOA 通常在有阳性家族史、白种人、黑种人以及女性人群中更易发生[10]。

一般认为,OA 的发病是细胞和生物力学之间复杂的相互作用的结果。当将超负荷的机械力施加于关节时,膝关节组织的破坏和修复之间的动态平衡被打破,可导致 OA 产生。炎症则是生物力学异常的结果,在早期和晚期 OA 患者关节中均存在包括白细胞介素、肿瘤坏死因子-α 等在内的各种炎性因子[11]。白细胞介素-1 和肿瘤坏死因子-α 可能刺激了 OA 患者关节中降解酶、前列腺素和一氧化氮(Nitric oxide,NO)等炎性介质水平的增长。软骨破坏后的产物被滑膜细胞所吞噬,导致滑膜产生炎症,随即诱发促炎介质的产生,蛋白水解酶进一步释放,对软骨的降解破坏作用更甚[11]。受损软骨与滑膜炎症反复发生相互作用,对关节软骨造成不可逆的破坏。

(四)病理机制

KOA 的病理机制极为复杂,涉及关节内生物力学驱动和生化介导过程。其病理特征为进行性的软骨缺失、软骨下骨重塑、骨赘形成和滑膜炎症。关节软骨是最先发生病理改变的结构,随着软骨的退变、磨损、软化与糜烂,逐渐继发滑膜、关节囊和膝关节周围肌肉的变化。可出现相应滑膜炎的表现,以及关节附属结构的改变(比如滑膜的肥厚、增生,关节囊的肥厚,关节周围骨赘的形成等)[1]。

1.关节软骨:正常的关节软骨内,保护性与破坏性细胞因子处于动态平衡状态,一旦发生 KOA,即意味着平衡被打破。促进软骨降解的破坏性细胞因子占优势,保护性细胞因子弱化,进入恶性循环,关节软骨厚度变薄、完整性丧失,逐渐发生碎裂、剥脱,软骨下骨质外露。

2.软骨下骨质:KOA 表层软骨的磨损、脱落,可导致软骨下骨质在活动时摩擦增加,软骨磨损中央部位形成"象牙质改变";外周则因承受应力较小,软骨下骨质萎缩,出现囊样变。磁共振成像上可见骨髓损伤的异常高信号[12]。软骨的边缘形成骨赘,并逐步伴发滑膜积液和骨质增生。

3.滑膜:多出现继发性改变,主要有增殖型滑膜炎和纤维型滑膜炎 2 种病理类型。前者可见大量的滑膜增殖、水肿,关节液增多,呈葡萄串珠样改变;后者关节液较少,多为纤维组织所形成的条索状物。

4.关节囊:可产生纤维变性和增厚,并限制膝关节的活动度。

5.肌肉:KOA 可导致膝关节周围肌肉萎缩,或因疼痛而产生保护性痉挛,后期多出现肌萎缩,以股四头肌萎缩最为明显。

二、KOA 的 sEMG 研究现状

(一)KOA 的生物力学改变

膝关节是人体最大、最强壮的关节,由股骨下端、胫骨上端和髌骨组成;在相邻的关节面上覆有一层软骨,软骨与关节囊共同分泌关节液,不仅能起到润滑膝关节的作用,还能在膝关节做屈伸运动时起到保护和缓冲的作用。由于膝关节构造复杂,又是人体负重的主要关节之一,且在人类生活和运动中使用频率极高,故也是极易受伤的关节。随着人们年龄的增大和膝关节使用频次的累加,膝关节逐渐发生退变,从而逐渐产生 KOA。

虽然现有的医学研究尚无法完全阐明 KOA 的病因和病理机制,但膝关节周围包绕着强大的肌肉和韧带,包括前侧的股四头肌、后方的腘绳肌,以及内部的前后交叉韧带和两旁的内外侧副韧带等,共同维系着膝关节的运动功能和稳定性。肌肉是关节运动的动力,也是膝关节在运动中保持关节稳定的重要因素。肌纤维的收缩性能和肌肉的形态改变均可导致膝关节周围肌群力量的下降。针对 KOA 的股四头肌肌力的横断面研究显示,股四头肌软弱与 KOA 的临床表现之间存在着相关性[13]。并且相比于股四头肌和腘绳肌肌力较强的女性,股四头肌和腘绳肌肌力显著较弱的女性的膝关节负荷显著增高[14]。

目前的研究认为,KOA 患者普遍存在肌肉萎缩、肌力下降,以及屈伸肌之间、内外侧肌之间的肌力不平衡、收缩不协调现象,继而引起疼痛、膝关节活动障碍等一系列临床症状[15]。因此,通过对膝关节力学与周围肌群性能展开研究,对 KOA 的防治具有重要意义。

(二)sEMG 在正常膝关节中的应用

sEMG 是指用表面电极采集肌肉活动所产生的电活动图形。由于其具有无创、简便、实时动态和多靶点测量等优点,近年来被广泛运用于运动医学等领域。通过对 sEMG 所采集的信号进行全波整流后,以及对时域和频域两方面的数据进行分析,来定

量描述肌电信号的变化特征与肌肉功能之间的相关性。均方根值(Root mean square，RMS)和 iEMG 是最常用的时域分析指标；而中位频率(Median frequency，MF)和平均功率频率(Mean power frequency，MPF)则是最常用的频域分析指标。RMS 描述的是一段时间内放电平均变化特征，是放电的有效值，其大小取决于肌电幅值的变化，一般认为与运动单位募集程度和兴奋节律的同步化有关。iEMG 是指在一定时间内，肌肉中参与活动的运动单位的放电总量。在时间不变的前提下，iEMG 大小可在一定程度上反映参加工作的肌肉运动单位数量的多少和每个运动单位放电的大小。MF 是指骨骼肌收缩过程中肌纤维放电频率的中间值。正常情况下，不同骨骼肌的 MF 高低差异较大，主要受快、慢肌纤维组成比影响，快肌兴奋以高频放电为主，慢肌兴奋则以低频电位活动为主。MPF 则是指过功率谱曲线重心的频率，在反映肌肉活动状态和功能状态的敏感性方面，MPF 常优于 MF。

正常人膝关节做最大等长收缩时，在膝关节屈曲 30°～90°过程中，屈肌力矩逐渐减小；伸肌力矩先增大后减小，一般认为 75°为其拐点。相应地，股内侧肌(VM)和股外侧肌(VL)的 RMS 最大值也出现在屈膝 75°时，股直肌的 RMS 最大值出现在屈膝 45°时，股二头肌和半腱肌、半膜肌的 RMS 则逐渐减小[16]。这与既往报道的 RMS 随着肌肉力量的增加呈线性增长，且具有很高的可重复性相符合[17]。但应注意，sEMG 的波幅大小不直接代表肌力大小，一般只表示募集程度，即振幅的不同仅代表参与肌肉收缩的肌纤维数量不同，而非肌肉所产生的力量不同。有研究显示[16]，在各种运动条件下，股外侧肌的放电量均大于股内侧肌，股二头肌的放电量则均大于半腱肌、半膜肌；提示股外侧肌对伸膝的作用比股内侧肌大，而肌二头肌对屈膝的作用比半腱肌、半膜肌大。同时，由于股直肌(RF)为伸膝与屈髋的双关节肌肉，腓肠肌为屈膝与踝跖屈的双关节肌肉，并且在维持膝关节稳定中起重要作用，故 KOA 患者股直肌和腓肠肌失用程度相对较轻，肌肉形态与功能受影响程度亦相对较小；而半腱肌、半膜肌及大腿内侧肌肉结构相对复杂，sEMG 信号受其影响较大，难以反映真实的肌肉活性。因此，临床上多采用肌外侧肌、股内侧肌和股二头肌的 sEMG 数据来进行膝关节的力学分析与研究。

在频域指标方面，王健[18]认为，抗阻负荷过程中某些表面肌电信号特征(主要是MPF)与 Ⅰ 型(慢收缩)肌纤维比例呈线性负相关，与 Ⅱ 型(快收缩)肌纤维比例呈正相关。在静态运动负荷条件下，多数研究认为 MPF 或 MF 随肌肉活动持续时间的延长或活动次数的增加而呈线性规律下降，其下降速度主要与负荷大小或肌肉疲劳程度明显相关，而肌电信号功率谱的总功率或低频/高频比值则相应增加[19]。在动态等速运动负荷条件下，则表现为肌电信号功率谱的总功率增加，但频域指标变化的规律不一致，递增、递减或先增后减、先减后不变等类型均可出现[19]。

(三)sEMG 在 KOA 中的应用

KOA 患者通常存在膝关节周围肌群萎缩、肌力下降和协调性改变等现象。尽管这些变化与 KOA 患者的疼痛、膝屈伸障碍等临床表现之间的因果机制目前尚未完全明晰，但由于 sEMG 信号的时域、频域指标变化与肌肉活动及功能状态之间关联性较好，故通常被作为诊断和评估 KOA 的重要力学参考指标。

1. 评价肌肉功能

(1)肌肉的活动状态：KOA 患者有膝关节周围肌肉功能下降和活动异常现象。肌力下降主要包括关节源性肌肉抑制和肌肉萎缩两方面因素。股四头肌软弱是 KOA 患者的常见现象，在没有膝痛或肌肉萎缩的患者中亦可被发现，提示股四头肌软弱可能是 KOA 进展的一个危险因素[20]。目前大多数研究发现，KOA 患者患侧股外侧肌和股二头肌在做最大等长收缩和下蹲运动时肌电振幅均值小于健侧，腘绳肌共同活动比率高于健侧。多表现为相应肌肉的 iEMG 和 RMS 值下降，RMS BF/VL、RMS BF/BF$_{max}$ 比值增高。这可能是由于快收缩纤维运动单位的萎缩和功能下降导致股外侧肌（Ⅱ型纤维所占比例较高）激活下降，而股二头肌代偿性增加伸髋募集活动来稳定膝关节[21]。此外，KOA 患者也可能通过增加放电频率来增加力量的输出，表现为 MF 和 MPF 的增高。

股内侧肌是股四头肌中最晚发生、最弱的肌肉。在膝关节受损时，股内侧肌常最先发生肌力下降或肌肉萎缩现象。VM 与 VL 激活时间的差异是衡量股四头肌内外侧肌平衡的一个重要指标。正常人 VM 在膝关节启动时通常与 VL 同时或更早被激活；疲劳时，VM 的 iEMG 和 MF 的变化程度亦均较 VL 来得明显。但在 KOA 患者中，发现 VL 的激活反而早于 VM[22]，这可能是因为 KOA 患者选择性Ⅱ型肌纤维萎缩，使 VM 中的Ⅰ型纤维占比更高，导致 VM 启动延迟。VL 的提前激活增加了髌骨外移和髌股关节的接触压力，膝关节疼痛可因此加重。可见，VM 与 VL 的动力平衡在维持髌骨对线中起到重要作用。VM/VL 的平均振幅比值反映了膝关节内外侧肌肉的一个协同模式。在 KOA 患者中，此比值通常较正常值降低。

(2)肌肉的疲劳状态：肌肉疲劳是指肌肉产生最大力量的能力下降。利用 sEMG 的疲劳度指数（主要是 MF 或 MPF 斜率）对 KOA 患者膝关节周围肌群进行疲劳度的研究是较为主流的一个方向。一般认为，肌肉疲劳时，sEMG 的频谱曲线会发生偏移。由于 MPF 与Ⅰ型纤维比例呈线性负相关，与Ⅱ型纤维比例呈线性正相关，故在Ⅱ型纤维成分占比较高的肌肉中，其 MPF 值较高；在疲劳时，MPF 值下降就比较明显。而在Ⅰ型纤维成分占比较高的肌肉中，疲劳时，MPF 值下降就可不明显。在 KOA 患者中，膝周肌肉常表现为选择性Ⅱ型肌纤维萎缩，从而使其总体Ⅰ型纤维比例提高，表现为肌肉耐疲劳能力反而增强。

2. 康复训练指导与疗效评价

通常，肌肉收缩的不协调可能导致关节超过其正常移动范围而增加软骨负荷，KOA 患者膝关节周围神经肌肉功能的减退会影响肌力的分布，继而改变膝关节的力学环境。

KOA 影像学多表现为内侧关节间隙变窄，推测膝内侧负荷势必有所增加，故外侧肌力可能出现代偿性增高，以改善膝关节周围的力学平衡[23]。在 sEMG 上，表现为参与收缩的 VL 肌纤维数目多于 VM；相应地，VM 由于活性降低，参与收缩的肌纤维数目减少，肌肉横断面积亦缩小，肌肉萎缩相对较明显。近年的研究还提示，腘绳肌共同活动比值（RMS BF/VL）在 KOA 患者中显著增高，这可能是股四头肌功能减退和腘绳肌活动增强的共同结果，并把力量产生部位部分转移到相邻的髋关节，引起相应的继发性邻近关节功能改变[24]。

目前,研究认为,针对膝关节周围肌群肌力的强化训练和肌肉平衡训练可提高膝关节的抗负荷能力,增加膝关节的稳定性,从而对 KOA 的进展起到一定防治作用。Nejati 等[25]的一项单盲随机对照试验(Randomized controlled trial,RCT)将 56 名 KOA 患者随机分成治疗组和对照组,治疗组给予膝关节牵伸训练和肌力训练(包括股四头肌、腘绳肌和腓肠肌),而对照组给予常规物理治疗,结果显示,治疗组在训练 1 个月后,在疼痛、关节功能障碍、行走、爬楼和坐站转换速度等方面均较对照组有明显改善,并且疗效持续 1 年以上。Jorge 等[26]对 40～70 岁的疼痛症状较明显的 KOA 妇女进行为期 12 周的渐进性抗阻训练(包括膝伸肌、膝屈肌、髋外展肌和内收肌)后发现,治疗组在疼痛评分、各肌群的负重能力和生存质量评分方面均有显著改善。

sEMG 的客观数据也提示,康复干预不仅应重视相关肌肉肌力的增强训练,而且还应该重视改善膝关节前后、内外侧肌肉的平衡协调功能训练,这对缓解膝关节疼痛和减少患者功能限制非常有意义[27]。也有学者利用 sEMG 实时记录 KOA 患者不同活动状态下的 VM 和 VL 活动情况,结合年龄等基础信息,制订更合理、更个性化的适宜运动处方[28]。

可见,运用 sEMG 的信号不仅可对 KOA 患者进行康复训练前后的膝周肌群检测对比分析(其值量化,具有客观性),还能作为康复疗效评价和下一步康复训练方案制订的参考。如果将 sEMG 的肌电信号引出放大,反馈给 KOA 患者,即可实现信号反馈治疗,增强训练效果。若结合步态分析系统,还可实时分析异常步态的肌电活动情况,有利于早期发现 KOA 患者髋、踝关节的肌群异常活动,并及时进行干预。

要注意的是,在分析测试结果时,尚需判断 KOA 患者是静力性运动还是动力性运动功能减退。由于动力性运动时,KOA 需要更多地募集 VM 肌纤维来保持髌骨在伸膝过程中处于恰当的位置;而静力性运动时,髌骨静止不动,VM 肌纤维的募集可无显著增加,sEMG 信号可表现为以 VL 和 RF 肌纤维的募集增加为主。也有学者由此推测 VM 的功能可能主要是为了保证髌骨的平衡,而非对伸膝肌力起作用[29]。因此,如果是以静力性运动功能减退为主的 KOA,则应重点关注 RF 和 VL 的训练;如果是以动力性运动功能减退为主的 KOA,则更需重点加强 VM 的肌力训练。

此外,闭链运动对下肢的锻炼较为全面,更接近日常生活(如下蹲、起立等),也能同时练习主动肌和拮抗肌,加强各肌群的协调性;但对某些 KOA 患者,如有困难,则可对目标肌群进行开链运动训练(如直腿抬高等)。然而开链运动时,股四头肌与腘绳肌表现为同时收缩,闭链运动时则存在膝屈肌兴奋不足现象,故 RMS BF/VL 或 VL/BF 比值有可能产生不一致的变化。

鉴于 KOA 的生物力学改变与 sEMG 信号之间的高度相关性,国内外相关学者开展的相关研究日益宽泛,针对 KOA 的 sEMG 研究也逐渐深入。但由于不同个体之间骨骼肌的 sEMG 信号值差异较大,故到目前为止,国际上并没有一个统一的标准参考值。本章所列的相关数据尽管已参考了国内外多项 RCT 研究结果,但仍缺乏广泛性与高重复性。因此,我们推荐,如果可能,KOA 患者应尽量进行自身健患侧的数据比较。同时,我们认为,以比值作为对比项更为可靠。

三、KOA 的常用 sEMG 检测方法

目前,对 KOA 的表面肌电研究并不多,大多应用等速肌力测试系统测定下肢肌肉的等长收缩情况,另有部分研究涉及一些功能性活动,如下蹲起立、上下楼梯、平地短距离步行等。考虑到等速肌力测试系统并未普及,本章所选用的测试体位多为常见普通体位,我们对常用的膝周检测肌肉和检测指标归纳如下,实际运用中可根据具体需要选择相应的肌肉和检测数据。

(一)膝周肌肉表面电极的摆放位置

1.股内侧肌(VM):起自股骨粗线内侧唇,止于胫骨粗隆。表面电极放置于髌骨内侧缘上方 5cm 肌腹隆起处,两电极片连线与股骨长轴夹角为 $50°\sim55°$。

2.股外侧肌(VL):起自股骨粗线外侧唇,向下形成髌韧带止于胫骨粗隆。表面电极放置于髌骨外侧缘上方 15cm 肌腹隆起处,两电极片连线与股骨长轴夹角为 $12°\sim15°$。

3.股直肌(RF):起自髂前上棘,向下形成髌韧带止于胫骨粗隆。表面电极放置于髌骨上缘与髂前上棘连线中点。若两电极之间相距延长至 $10\sim15cm$,则可整体评价股四头肌。RF 在 KOA 中受累较轻,可能原因为 RF 为双关节肌肉,同时具有伸膝与屈髋功能;在膝关节受损后,屈髋功能仍正常使用,因此,RF 仍经常被募集,减轻了其失用程度,故常不作为首选测试肌肉。

4.股二头肌(BF):为外侧腘绳肌,长头起自坐骨结节,短头起自股骨粗线外侧唇下半部,止于腓骨小头。表面电极放置于坐骨结节与腓骨小头(胫骨外侧髁)连线中点。BF 也属于双关节肌肉,同时具有屈膝与伸髋功能。

5.半腱肌:为部分内侧腘绳肌,起自坐骨结节,止于胫骨上端内侧。表面电极放置于坐骨结节与胫骨内上髁连线中点;若放置于臀沟至腘窝中点连线的中点,两电极相距 $3\sim4cm$,则可整体评价腘绳肌。但由于半腱肌、半膜肌及大腿内侧肌结构相对复杂,对肌电信号影响较大,难以反映内侧腘绳肌的真实活性情况,故通常不作为分析指标。

(二)测试注意事项

测试注意事项包括:患者需穿宽松短裤;电极安放前需刮掉电极所贴局部的体毛,并用脱脂棉清洁皮肤,以减少皮肤电阻和电极移动对肌电信号的影响;参考电极可置于腓骨小头皮肤表面,电极中心的常规间距为 2cm,固定电极线以免腿部运动时受到干扰。

(三)推荐测试体位与正常膝周肌肉 sEMG 信号参考图谱

推荐测试体位如下。
1.股内侧肌:坐位伸膝;站立位微蹲。
2.股外侧肌:坐位伸膝;站立位微蹲。
3.股直肌:坐位伸膝;站立位微蹲。图 7-6-1 记录的是正常受试者坐位屈髋、坐位伸膝及仰卧位直腿抬高时股直肌的表面肌电信号,图中可见直腿抬高时股直肌的激活程度

为最大。

4.腘绳肌：俯卧位，抗阻屈膝；站立位，屈曲膝关节。

正常人在不同体位下不同肌肉激活程度的原始表面肌电信号可见图7-13～图7-14。

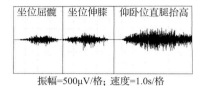

振幅=500μV/格；速度=1.0s/格

图7-13　正常受试者不同体位时右侧股直肌的原始表面肌电信号

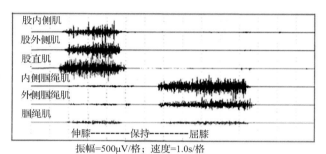

振幅=500μV/格；速度=1.0s/格

图7-14　正常受试者膝关节等长屈伸时不同肌肉和腘绳肌的原始表面肌电信号

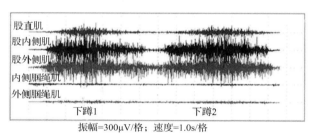

振幅=300μV/格；速度=1.0s/格

图7-15　正常受试者两次下蹲动作中不同的肌肉的原始表面肌电信号

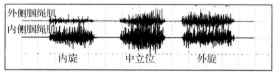

振幅=300μV/格；速度=1.0s/格

图7-16　正常受试者俯卧位下肢不同动作时内外侧腘绳肌的原始表面肌电信号

(四)指标选取与参考意义

1.时域指标

(1)绝对数值：一般以选取 VM、VL 和 BF 的 RMS 绝对值为多见，单位为"μV"。其意义主要表现为在动作持续的某段时间内该肌肉的平均有效放电值，体现了运动单位的募集程度和兴奋节律性。总体来讲，在 KOA 患者中，各肌肉的 RMS 绝对值较正常人下降;但如果有额外的运动单位被募集,也可表现为增高。同一患者健患侧对比或治疗前后对比的意义较大。目前,国际上尚无权威标准值可供参考。

(2)RMS VM/VL:为 VM 和 VL 的一个 RMS 相对比值,主要反映了膝关节内外侧肌肉的一个平衡与协同模式。多数研究认为,在 KOA 患者开链运动中,该比值下降;在闭链运动中,该比值则可能上升。也有部分研究认为,该比值基本处于平衡状态,理由是 KOA 患者肌力通常也呈比例下降。编者根据目前收集到的国内外相关 RCT 研究(不完全)数据整理后,重新计算,结果显示正常人该肌电峰值比约为 $0.7 \sim 1.0$,甚至可 >1.0;而 KOA 患者多数表现为内侧膝关节间隙变窄,甚至膝关节内翻畸形,导致内侧关节负荷增加,外侧肌力代偿性增高,通过增加活性来改善关节周围的力学平衡,因此,VL 最大振幅可明显高于 VM;在重度 KOA 中,RMS VM/VL 比值可 <0.5(以上比值数据仅供参考)。

(3)RMS BF/VL 或 RMS BF/VL:为 BF 和 VL 的协同收缩比率。通常,膝伸展时采用 BF/VL 比值,膝屈曲时采用 VL/BF 比值,主要用于计算腘绳肌协同活动比率,反映了运动中膝关节外侧前后相对面两块肌肉的协同运动方式。以 RMS BF/VL 为例,KOA 患者通常增高明显,根据 KOA 严重程度的不同,比值可有波动。编者根据搜集的不完全数据,整理得出正常人 RMS BF/VL 比值多为 0.3 左右;而 KOA 患者 RMS BF/VL 比值可为正常人的 1.7 倍以上,即 0.5 以上(仅供参考)。原因主要是 KOA 患者腘绳肌的激活增加,而股四头肌的激活下降,其中以 VL 下降更明显(主要为 Ⅱ 型纤维比例下降明显)。

(4)RMS BF/BF$_{max}$:为 BF 的振幅均值与在最大等长随意屈曲收缩过程中的 BF 最大振幅均值之比,代表腘绳肌共同活动比率。此值有助于正确解释 BF/VL 值的变化,鉴别因为股四头肌激活下降(而非不恰当的腘绳肌激活)才导致 BF/VL 值增高的假象。正常人 RMS BF/BF$_{max}$ 约为 0.46,KOA 患者显著增高,可为正常人的 1.4 倍左右(以上比值数据仅供参考)。

2.频域指标

频域指标以疲劳度的检测为主,主要包括 VM、VL 和 BF 的 MF 和 MPF 斜率值。依据多个 MF 或 MPF 值,相关软件可自动计算出 MF 或 MPF 下降的斜率,即肌电疲劳指数。该值越小,说明越容易疲劳;反之,人体耐疲劳能力则越好。

由于目前国际上对 KOA 的相关 sEMG 数据尚无权威标准值范围,本章所提及的各数值多为编者根据国内外多篇相关文献整理所得,仅供参考。鉴于患者的年龄、性别、肌肉力量和 KOA 严重程度等基本情况的不同,以及在实际测试各肌肉时体位和动作选择的不同,测试所得的数值可能出现较大的差异性,请结合实际情况具体分析,并尽量采用同一患者前后对比的形式作为指导临床的参考依据。

参考文献

[1]Wenham C Y. New horizons in osteoarthritis[J]. Age Ageing, 2013, 42(3):

272-278.

[2]World Health Organization. Global Economic and Health Care Burden of Musculo-skeletal Disease(2001-09-16)[2015-11-25]. www. boneandjointdecade. org.

[3]Lawrence R C, Helmick C G, Arnett F C, et al. Estimates of the prevalence of arthritis and selected musculoskeletal disorders in the United States[J]. Arthritis Rheum, 1998, 41(5): 778-799.

[4]Nüesch E, Dieppe P, Reichenbach S, et al. All cause and disease specific mortality in patients with knee or hip osteoarthritis: Population based cohort study[J]. BMJ, 2011, 342: 1165.

[5]Losina E, Walensky R P, Reichmann W M, et al. Impact of obesity and knee osteoarthritis on morbidity and mortality in older Americans[J]. Ann Internet Med, 2011, 154(4): 217-226.

[6]Oliveria S A, Felson D T, Reed J I, et al. Incidence of symptomatic hand, hip, and knee osteoarthritis among patients in a health maintenance organization[J]. Arthritis Rheum, 1995, 38(8): 1134-1141.

[7]Neuman P, Englund M, Kostogiannis I, et al. Prevalence of tibiofemoral osteoarthritis 15 years after nonoperative treatment of anterior cruciate ligament injury: A prospective cohort study[J]. Am J Sports Med, 2008, 36(9): 1717-1725.

[8]Sharma M K, Swami H M, Bhatia V, et al. An epidemiological study of correlates of osteoarthritis ingeriatric population of UT Chandigarh[J]. Indian J Community Med, 2007, 32: 77-78.

[9]Hunter D J. Osteoarthritis[J]. Best Pract Res Clin Rheumatol, 2011, 25(6): 801-814.

[10]Panoutsopoulou K, Southam L, Elliott K S, et al. Insights into the genetic architecture of osteoarthritis from stage 1 of the arcogen study[J]. Ann Rheum Dis, 2011, 70(5): 864-867.

[11]Sellam J, Berenbaum F. The role of synovitis in pathophysiology and clinical symptoms of osteoarthritis[J]. Nat Rev Rheumatol, 2010, 6(11): 625-635.

[12]Hunter D J. Imaging insights on the epidemiology and pathophysiology of osteoarthritis[J]. Rheum Dis Clin North Am, 2009, 35(3): 447-463.

[13]Slemenda C, Heilman D K, Brandt K D, et al. Reduced quadriceps strength relatlve to body weight: A risk factor for knee osteoarthritis in women? [J]. Arthritis Rheum, 1998, 41(11): 1951-1959.

[14]Mlkesky R E, Meyer A, Thompson K L. Relatlonship between quadriceps strength and rate of loading during gait in women[J]. J Orthop Res, 2000, 18(2): 171-175.

[15]Segal N A, Glass N A. Is quadriceps muscle weakness a risk factor for incident or progressive knee osteoarthritis[J]. Phys Sportsmed, 2011, 39(4): 44-50.

[16]李子军.不同形式下膝关节屈伸运动力学特征及主要肌群 sEMG 的变化[D].苏州：苏州大学,2009.

[17]Gabriel D A，Kamen G. Experimental and modeling investigation of spectral compression of biceps brachii sEMG activity with increasing force levels[J]. J Electromyogr Kinesiol，2009，19(3)：437-448.

[18]王健.sEMG 信号分析及其应用研究进展[J].体育科学,2000,20(4):56-60.

[19]王健,刘加海.肌肉疲劳的表面肌电信号特征研究与展望[J].中国体育科技,2003,39(2):4-7.

[20]American College of Rheumatology Subcommittee on Osteoarthritis Guidelines. Recommendations for the medical management of osteoarthritis of the hip and knee：2000 update[J]. Arthritis Rheum，2000，43(9)：1905-1915.

[21]Sharma L，Dunlop D D，Cahue S，et al. Quadriceps strength and osteoarthritls progression in malaligned and lax knees[J]. Ann Intern Med，2003，138(8)：613-619.

[22]师东良,王宁华,谢斌.膝骨关节炎患者股内侧肌、股直肌和股外侧肌间的协调性[J].中国康复理论与实践,2010,16(5):473-477.

[23]Childs J D，Sparto P J，Fitzgerald G K，et al. Alterations in lower limb extremity movement and muscle activation panerns in individuals with knee osteoarthritis[J]. Clin Biomech(Bristol，Avon)，2004，19(1)：44-49.

[24]Patsika G，Kellis E，Amiridis I G. Neuromuscular efficiency during sit to stand movement in women with knee osteoarthritis[J]. J Electromyogr Kinesiol，2011，21(5)：689-694.

[25]Najati P，Farzinmehr A，Moradi-Lakeh M. The effect of exercise therapy on knee osteoarthritis：a randomized clinical trial[J]. Med J Islam Repub Iran，2015，29：186.

[26]Jorge R T，Souza M C，Chiari A，et al. Progressive resistance exercise in women with osteoarthritis of the knee：a randomized controlled trial[J]. Clin Rehabil，2015，29(3)：234-243.

[27]Al-Johani A H，Kachanathu S J，Ramadan H A，et al. Comparative study of hamstring and quadriceps strengthening treatments in the management of knee osteoarthritis[J]. J Phys Ther Sci，2014，26(6)：817-820.

[28]Howe T E，Rafferty D. Quadriceps activity and physical activity profiles over long durations in patients with osteoarthritis of the knee and controls[J]. J Electromyogr Kinesiol，2009，19(2)：e78-e83.

[29]师东良,王宁华,谢斌.膝骨关节炎患者与正常人股内侧肌、股直肌和股外侧肌收缩特征的对照研究[J].中国康复理论与实践,2009,15(6):508-513.

第七节 肩袖损伤

一、概述

肩袖又叫旋转袖，是由冈上肌、冈下肌、小圆肌和肩胛下肌的肌腱组成的，成袖套样附着于肱骨上端的大小结节，其腱性部分在止点处相互交织，形成腱帽样结构。肩袖在前方的冈上肌腱和肩胛下肌腱之间被喙突和肱二头肌长头肌腱穿越，形成肩袖间隙，其中有喙肱韧带加强。在肩袖的上方有肩峰、喙突和喙肩韧带组成的喙肩弓，喙肩弓和肩袖等结构之间有滑囊填充。喙肩弓与肱骨头之间被喙肱韧带分为两个滑囊间隙，即肩峰下间隙（肩峰前缘、喙肩韧带与肱骨头之间）和喙突下间隙（喙突与小结节之间）。肩峰下间隙中有冈上肌腱，喙突下间隙中有肩胛下肌腱、喙肱韧带和肱二头肌长头腱等结构[1]。肱骨头的前方为肩胛下肌腱，上方为冈上肌腱，后方为冈下肌腱和小圆肌腱。这些肌腱的运动可使肩关节进行旋内、旋外和上举活动。但更重要的是，这些肌腱将肱骨头稳定于肩胛盂上，对维持肩关节的稳定和肩关节活动起着极其重要的作用。冈上肌附着于肱骨大结节最上部，经常受肩峰喙肩韧带的磨损。从解剖结构和承受的机械应力来看，该部位为肩袖的薄弱点，当肩关节在外展位做急速的内收活动时，易发生破裂，可因肢体的重力和肩袖牵拉使裂口愈拉愈大，而且不易愈合。

（一）流行病学

肩袖损伤是一类十分常见的肩关节退行性病变，致残率极高。除常发生于以上肢运动为主的运动员外，近年研究还发现，肩袖损伤更常见于 60 岁以上的老年人，且患病率随着年龄的增长而增高。Depalma 等[2]通过尸体解剖发现，50～60 岁死亡人群中，有30％的人存在肩袖损伤，70 岁以上死亡人群中 90％～100％存在肩袖损伤。

（二）病因

关于肩袖损伤的病因，有血运学说、退变学说、撞击学说及创伤学说 4 种主要论点。

1. 血运学说

Codman 最早描述的"危险区"位于冈上肌腱远端 1.0cm 内，该区域无血管，是肩袖撕裂最常发生的部位。尸体标本的灌注研究证实了"危险区"的存在，即滑囊面血供比关节面好，与关节面撕裂高于滑囊面相一致。Brooks 发现，冈下肌腱远端 1.5cm 内也存在乏血管区。但冈上肌的撕裂发生率远高于冈下肌腱。因此，影响肩袖损伤的因素除血供因素以外，应当还存在其他因素。

2. 退变学说

Yamanaka 通过尸检标本研究，描述肌腱退变的组织病理表现：肩袖内细胞变形、坏死、钙盐沉积、纤维蛋白样增厚、玻璃样变性、部分肌纤维断裂,有原纤维形成和胶原波浪状形态消失,小动脉增殖,肌腱内软骨样细胞出现[3]。肩袖止点退化的表现为潮线的复制和不规则,正常的四层结构(固有肌腱、潮线、矿化的纤维软骨和骨)不规则或消失,或出现肉芽样变。这些变化在 40 岁以下的成年人中很少见,但随着年龄的增长呈加重的趋势。Uhtoff 等[4]的研究描述了肌腱止点病变的病理特点:肌纤维在止点处排列紊乱、断裂以及有骨赘形成。肱骨头软骨边缘与冈上肌腱止点间的距离——袖沟的退变程度与袖沟宽度呈正比。肌腱止点变性降低了肌腱的张力,成为肩袖断裂的重要原因。在老年患者中,肩袖断裂的常见原因有肌腱的退化变性、肌腱的部分断裂以及完全性断裂。

3. 撞击学说

肩撞击征(Impingement syndrome of the shoulder)的概念首先由 Neer 于 1972 年提出,他认为,肩袖损伤是由于肩峰下发生撞击所致,这种撞击大多发生在肩峰前 1/3 部位和肩锁关节下面喙肩穹下方[5]。Neer 依据撞击征发生的解剖部位,将其分为冈上肌腱出口撞击征(Outlet impingement syndrome)和非出口部撞击征(Non-outlet impingement syndrome)。他认为,95% 的肩袖断裂是由于撞击征引起的。冈上肌腱在肩峰与大结节之间通过;肱二头肌长头腱位于冈上肌深面,越过肱骨头上方止于顶部或肩盂上粗隆。肩关节运动时,这两个肌腱在喙肩穹下往复移动。肩峰及肩峰下结构的退变或发育异常,或者因动力原因引起的盂肱关节不稳定,均可导致冈上肌腱、肱二头肌长头腱及肩峰下肌腱的撞击性损伤。其早期为滑囊病变,中晚期出现肌腱的退化和断裂。但一些临床研究表明,肩袖撕裂的病例中有相当一部分与肩峰下的撞击无关,而是单纯由于损伤或肌腱退化所致。此外,存在肩峰下撞击的解剖异常的病例也并非都会发生肩袖破裂。因此,肩峰下撞击征是肩袖损伤的一个重要病因,但不是唯一因素。

4. 创伤学说

创伤作为肩袖损伤的重要病因已被广泛接受。劳动作业损伤、运动损伤及交通事故都是肩袖创伤的常见原因。Neviaser 等[6]对 40 岁以上患者的研究发现,凡发生盂肱关节前脱位者,若在复位之后患肩仍不能外展,则其肩袖损伤的发生率为 100%,而腋神经损伤仅占 7.8%。在老年人中,未引起骨折或脱位的外伤也可引起肩袖撕裂。任何移位的大结节骨折都存在肩袖撕脱性骨折。创伤可根据致伤暴力大小而分为重度暴力创伤与反复微小创伤,在肩袖损伤中后者比前者更重要。日常生活活动或运动中的反复微小损伤造成肌腱内肌纤维的微断裂,这种微断裂若无足够的时间修复,将进一步发展为部分或全层肌腱撕裂。这种病理过程在从事投掷运动的职业运动员中较为常见。急性损伤常见的暴力作用形式有:上臂受暴力直接牵拉,致冈上肌腱损伤;上臂受外力作用突然极度内收,使冈上肌腱受到过度牵拉;腋部在关节盂下方受到自下向上的对冲性损伤,使冈上肌腱受到相对牵拉,并在喙肩穹下受到冲击而致伤;来自肩部外上方的直接暴力对肱骨上端产生向下的冲击力,使肩袖受到牵拉而发生损伤。此外,较少见的损伤还有锐器刺伤及火器伤等。

综上所述,肩袖损伤的内在因素是肩袖肌腱随年龄增长而出现组织退化,以及其在解剖结构上存在乏血管区的固有弱点,而创伤与撞击则加速了肩袖退化,促成了断裂的发生。正如 Neviaser 所强调的,4 种因素在不同程度上造成了肩袖的退变过程,没有一种因素能单独导致肩袖损伤,其中的关键性因素应依据具体情况分析得出。

(三)发病机制

肩袖损伤按损伤程度可分为挫伤、不完全断裂及完全断裂 3 类。

肩袖挫伤使肌腱充血、水肿甚至发生纤维样变性,是一种可复性损伤。肌腱表面的肩峰下滑囊伴有相应的损伤性炎症反应,滑囊有渗出性改变。肩袖肌腱纤维的部分断裂可发生于冈上肌腱的关节面(下面)或滑囊面(上面)以及肌腱内部。不完全性断裂若未获得妥善处理或未能修复,则常发展为完全性断裂。完全性断裂是指肌腱全层断裂,使盂肱关节与肩峰下滑囊发生贯通性的损伤。此种损伤多见于冈上肌腱,其次为肩胛下肌腱及小圆肌腱(较少发生)。冈上肌腱与肩胛下肌腱同时被累及者也不少见。

肌腱断裂后,裂口方向与肌纤维方向垂直者,称为横形断裂;裂口方向与肌纤维方向一致者,称作纵形断裂。肩袖间隙的分裂也属于纵形断裂,是一种特殊的损伤类型。根据肌腱断裂的范围,又可分为小型撕裂、大型撕裂与广泛撕裂 3 类。按 Lyons 的分类法:小型撕裂的裂隙大小<3cm;中型撕裂的裂隙大小为 3~4cm;大型撕裂的裂隙大小为 4~5cm;超大型撕裂的裂隙大小>5cm,并有 2 个肌腱被累及。Lo 等[7] 根据撕裂大小、形态和手术难易程度,再将超大型撕裂分成 4 型,即"新月形"撕裂,"U"形撕裂,"L"形撕裂和巨大、退缩、不可回复性撕裂。一般认为,3 周以内的损伤属于新鲜损伤,3 周以上的损伤属于陈旧性损伤。新鲜肌腱断裂断端不整齐,肌肉水肿,组织松脆,盂肱关节腔内有渗出。陈旧性断裂断端已形成瘢痕,光滑圆钝,比较坚硬,关节腔内有少量纤维素样渗出物,大结节近侧的关节面裸区被血管翳或肉芽组织所覆盖。

(四)临床表现

1. 肩关节疼痛

肩关节疼痛是肩袖断裂的早期主要症状。在外伤或无明显原因下出现疼痛,初期呈间歇性,最典型的疼痛为夜间疼痛和"过顶位"活动疼痛(当患肢高举超过头顶时),有时伴有向颈部和上肢的放射性疼痛,患侧卧位疼痛加重,严重影响睡眠。如有慢性肩峰下滑囊炎,则疼痛呈持续性和顽固性。疼痛分布于肩前方及三角区域,疼痛发生与撞击发生的频率密切相关。疼痛常为患者就诊的主要原因,也成为评价治疗的重要参数。

2. 肩关节无力和主动活动受限

根据肩袖损伤部位的不同,肩关节无力可以分别表现为外展无力、上举无力或后伸无力,严重时可出现肩关节不稳感。疼痛和无力使得肩关节主动活动受限,但被动活动范围通常无明显受限。由于存在颈肩部疼痛,甚至伴有患肢的放射性疼痛,故这类疾病常被误诊为"颈椎病"。另外,也可因肩关节主动活动受限(但被动活动度基本正常),而常被误诊为"肩周炎"。

3.盂肱关节内摩擦音

盂肱关节内摩擦音即盂肱关节在主动运动或被动活动中出现摩擦声或轧砾音,常由肩袖断端的瘢痕组织所引起。

4.疼痛弧综合征阳性

患肢外展上举 60°～120°时,由于肩袖受到的应力最大而出现肩前方疼痛,称为疼痛弧综合征阳性。

5.肩坠落试验

被动抬高患臂至上举 90°～120°时,撤除支持,患臂不能自主支撑而发生臂坠落和疼痛,即为肩坠落试验阳性。

6.撞击试验和撞击注射试验

肱骨大结节与肩峰撞击出现疼痛为撞击试验阳性。撞击注射试验使肩部疼痛暂时完全消失,则撞击征可以确立。开展撞击注射试验后,疼痛仅有部分缓解,但机体仍存在肩关节功能障碍,则肩周炎的可能性大。

二、肩袖损伤的 sEMG 研究现状

肩袖是肩关节的重要结构,对肩关节的稳定性和活动性起着重要作用。在肩袖损伤中,冈上肌肌腱损伤最为多见。肩袖损伤通常与疼痛、无力、关节活动受限有关,导致患者上肢功能减退和生活质量降低。目前,对于肩关节运动性损伤的评价依据为患者的受伤史、物理检查及影像学检查结果,而缺乏对动态功能的客观评价。sEMG 是从肌肉表面通过电极引导、记录下来的神经肌肉系统活动时的生物电信号。它与肌肉的活动状态和功能状态之间存在着不同程度的关联性,因而能在一定程度上反映神经肌肉的活动。肌肉运动中产生的生物电通过两个测量电极(相对于参考电极)产生电位差,放大器检测到该信号后,经过放大处理及记录所得到的图形,从而反映静止或运动过程中肌肉的生理、生化等方面的改变。通过将表面电极放置在目标肌肉表面,采集肌肉活动或静止时的肌电信号,并对神经肌肉功能进行定量和定性分析,进而推测神经肌肉的病因。同时,sEMG 作为一种无创电生理检测方法,是对目前检查评估方法的有力补充。

Inman 等[8]多项研究使用 sEMG 监测肩关节屈曲、外展、伸展、内旋、外旋时的肌肉活动,但很少考虑到不同肌肉间和肩关节周围肌群的相互作用。Hawkes 等[9]使用 sEMG 评估三角肌前、中、后部,背阔肌、大圆肌、冈上肌、冈下肌、肩胛下肌、肱桡肌、肱二头肌等肌肉在日常生活活动中的协调运动时发现,三角肌与肩袖肌群、三角肌与内收肌群、内收肌群与肩袖肌群的活动特征有明显的正相关性;三角肌与屈肘肌的活动之间有明显的负相关性;而屈肘肌和内收肌群或肩袖肌群的活动之间没有明显的相关性。

Kelly 等[10]在有症状和无症状巨大肩袖损伤(MRCT)患者的 sEMG 研究中发现,肩

袖肌电活动增加,同时在持重过程中,肩胛下肌电活动亦有增加的趋势。Hawkes 等[11]利用 sEMG 比较 13 个健康受试者和 11 个肩袖损伤受试者发现,肩袖损伤受试者的肱二头肌/肱桡肌、上斜方肌/前锯肌、背阔肌、大圆肌肌群的 sEMG 信号幅度明显增高,背阔肌、大圆肌活动的增强是对肩袖肌损伤的代偿。同时证实,肩袖损伤受试者上肢运动链中肌肉活动改变的目的在于减少盂肱关节的运动。毕然然等[12]研究了 30 名肩袖损伤的运动员在肩关节不同运动过程中,其冈上肌、冈下肌、三角肌、小圆肌等肌肉的肌电信号特征,认为肩袖损伤运动员在外展时冈上肌、冈下肌肌肉募集较差,而三角肌、小圆肌无异常;同时,肩袖损伤后三角肌中束和冈上肌合力作用下降而致肩关节外展能力减弱。Murphy 等[13]研究显示,肩袖损伤患者行肩峰下减压术/锁骨末端切除术后,在治疗师辅助外旋、自我辅助外旋、治疗师辅助抬高、钟摆、等长内旋和内收 6 种运动中,冈上肌保持与静态基线水平一致,而冈下肌则高于基线水平。

Cools 等[14]在肩峰撞击综合征(Subacromial impingement syndrome,SIS)的 sEMG 研究中证明了各肩袖肌群协调运动、同步收缩的重要性;同时证明,肩袖肌肉的性能和协调的变化可能影响正常关节的功能和代偿,导致残疾、生活质量下降。Clisby 等[15]研究有症状的肩峰撞击患者外旋过程中三角肌和冈上肌的最大随意收缩活动(Maximal voluntary isometric contraction,MVIC)发现,在单独外旋和外旋内收过程中,冈上肌在40%MVIC 时的活动明显高于在 10%MVIC 和 70%MVIC 时,三角肌后束在 40%MVIC和 70%MVIC 时的活动明显高于在 10%MVIC 时;无症状患者在单独外旋和外旋内收时,70%MIVC 时的下三角肌中束活动明显高于 SIS 者。Moraes 等[16]通过比较 10 个单侧 SIS 患者和 10 个无症状者肩胛肌的募集模式和潜伏期以及肩关节旋转的等速性能发现,轻度到中度 SIS 患者在抬高上肢时,出现肩胛肌肉募集延迟,而肩旋转肌的肌肉性能未受到影响。肌肉的募集开始为上斜方肌,其次是前锯肌、中斜方肌,最后是下斜方肌。

三、肩袖损伤的常用 sEMG 检测方法

在对肩周各肌肉神经肌电活动进行测量时,首先应进行热身以熟悉测试过程,要求被测试患者尽可能放松,并将电极摆放局部的皮肤体毛刮除,用细砂纸、特殊的磨料或清洁贴祛除皮屑,再用 75%酒精棉球祛除油脂,以降低皮肤的电阻。电极一般选用 Ag-AgCl电极,而 Wet-gel 电极有最好的皮肤阻抗值。电极直径规格一般在 1cm 或更小,每个记录电极相距 2cm,参考电极在记录电极旁 3cm,电极置于肌腹,且与肌纤维平行。测试前用胶布固定电极位置以保证与皮肤接触良好,同时将运动噪声减小到最小。用宽约 10cm 的弹力绷带将电极线紧紧固定到皮肤上,以减少外来噪声的影响,然后将电极线与带宽滤波器为 5~300Hz 的放大器连接,原始信号通过输入箱输入到记忆示波器,通过采样速率 1000Hz 的模拟/数字变频器将原始肌电信号进行数字化处理。

(一)肩周肌肉电极的放置位置[17]

肩周肌肉电极的放置位置如下。

1.斜方肌上部:解剖学定位线是锁骨肩峰端与第 6 颈椎棘突的连线。电极最佳放置

位置在此线自远端到近端 44%～72% 的区间。

2.斜方肌中部:解剖学定位线是第 7 颈椎的棘突与肩峰的连线。电极最佳放置位置在此线自近端到远端 35%～70% 的区间。

3.斜方肌下部:解剖学定位线是第 12 胸椎的棘突与肩胛冈的连线。电极最佳放置位置在此线自上向下 22%～52% 的区间。

4.冈下肌:解剖学定位线是肩胛骨内侧缘中点至肱骨大结节的连线。电极最佳放置位置在此线自内向外 0～40% 的区间。

5.三角肌前束:解剖学定位线是三角肌粗隆至喙突的连线。电极最佳放置位置在此线自上向下 9%～67% 的区间。

6.三角肌中束:解剖学定位线是肩峰与肱骨外上髁连线。最佳放置位置在此线自上向下 17%～34% 的区间。

7.三角肌后束:解剖学定位线是肩峰与肩关节盂中心连线的垂直线。最佳放置位置在此线自上向下 32%～62% 的区域。

8.肱三头肌长头:解剖学定位线是肩峰与肱骨内上髁的连线。最佳放置位置在此线自下向上 48%～76% 的区间。

9.肱三头肌外侧头:解剖学定位线是肩峰与肱骨外上髁的连线。最佳放置位置在此线自上向下 40%～66% 的肌腹上。

10.肱二头肌短头:解剖学定位线是肩峰与肱二头肌短头远端肌腱终点(桡骨粗隆)的连线。最佳放置位置在此线自上向下 61%～79% 的肌腹偏内侧。

11.肱二头肌长头:解剖学定位线是肩峰与肱二头肌长头远端肌腱终点(桡骨粗隆)的连线。最佳放置位置在此线自上向下 62%～80% 的肌腹偏外侧。

(二)肩周肌肉的测试方案

1.静态测试[17]

在静态测试时,每块肌肉均有固定的测试动作,进行测试前首先应指导受试者进行热身运动,使受试者熟悉整个测试过程,每个静态姿势维持 3～5s,然后采集相应肌肉的肌电值。①斜方肌上部:受试者取坐位,肩外展 90°,进行耸肩等长抗阻;②斜方肌中部:受试者取坐位,可抓住所坐椅子的边缘做耸肩动作;③斜方肌下部:受试者取侧卧位,被检查侧在上,肩前屈 90°进行等长抗阻水平外展动作;④冈下肌:受试者取坐位,肘关节屈曲呈 90°做外旋等长抗阻动作;⑤三角肌前束:受试者取站立屈肘位及下肩内旋位,并做等长抗阻前屈动作;⑥三角肌中束:受试者取站立位屈肘,肩外展 45°下做等长抗阻外展动作;⑦三角肌后束:受试者取坐位,屈肘,肩外展 90°,在肘部给予阻力并嘱受试者肩关节做等长水平后伸抗阻动作;⑧肱三头肌长头:受试者取站立位,屈肘 45°下,做等长抗阻伸肘动作;⑨肱三头肌外侧头:受试者取站立位,屈肘 45°下做等长抗阻伸肘动作;⑩肱二头肌短头:受试者可取坐位,肘屈 90°下做等长抗阻屈肘动作;⑪肱二头肌长头:受试者可取坐位,肘屈 90°下做等长抗阻屈肘动作。

2. 动态测试

（1）动态测试一[18]：根据肩关节运动特点，使受试者分别在冠状面、矢状面、水平面上进行运动，运动幅度以受试者未感到不适为宜。各个运动平面上均有 4 个不同动作，动作分别如下。①冠状面：静止中立位，静止外展最大，静止内收最大，从中立位开始运动，至外展最大后，到内收最大，然后回复中立位；②矢状面：静止中立位，静止前屈最大，静止后伸最大，从中立位开始运动，至前屈最大后，到后伸最大，然后回复中立位；③水平面：静止中立位，静止外旋最大，静止内旋最大，从中立位开始运动，至外旋最大后，到内旋最大，然后回复中立位。测试前，先让受试者尽量放松；采集时，受试者听测试者的口令执行动作，完成一组动作后休息片刻，以避免肌肉疲劳带来的影响。

（2）动态测试二[19]：上肢提举强度测试。研究报道，大多数肩部损伤者会在职业活动或运动中频繁进行提举运动，说明肩部损伤与提举运动存在某种关系。在进行上肢提举强度测试前，首先指导受试者做提举运动以测试最大等张肌力。最大等张肌力测试采用1RM 测定。1RM 的负荷即肢体在所设定的运动范围内最多只能完成 1 次的负荷，此负荷可看作最大肌力。1RM 测量是动力性力量测试的金标准，其测试的基本程序包括：以约为 75％的最大负荷热身，重复 8 次，休息1min；增加 15％的负荷，重复 3～4 次，休息3～5min；增加 5％的负荷，重复 1 次，休息 3～5min；增加 5％的负荷，重复 1 次，休息 3～5min。假如受试者完成上一步骤，则增加 2.5％的负荷；假如失败，则减少 2.5％的负荷，重复 1 次，休息 3～5min。找出 1RM 后，在测试开始前，受试者自然站立，两脚分开，两腿伸直，上肢自然放于身体两侧。在测试过程中，受试者被测试一侧手持重物，增加上肢远端的重量。上肢在人体的矢状面内做提举运动，运动范围为 0°～120°，提举频率为 20Hz。上肢负荷以 1RM 为参照，负荷强度分别为 10％－1RM、50％－1RM 和 90％－1RM。测试开始后，被测试侧上肢伸直，在矢状面内做反复的肩关节前屈运动，直到无法继续完成动作方才结束。

3. 等速肌力测试[12]

等速肌力测试采用等速力量测试系统进行。测试前，记录个人信息，并向受试者说明注意事项，同时做适当准备活动，使受试者熟悉整个测试过程。测试前固定患者身体其他部位，避免用力时身体过多晃动。根据仪器要求和测试部位的不同，确定肩关节功能性动作要求：①外展/内收向心运动取侧卧位，将躯干绑在靠背上。将动力臂起始位控制在 0°位，即与躯干平行，外展终止范围控制在 90°。②肩胛平面外展 45°外旋/内旋等速向心运动取仰卧位，肩关节在肩胛平面内外展 45°，肘关节屈曲 90°，前臂中立位（肘以等速仪器佩戴的支架支撑），上臂外旋范围设定止于 90°。分别在 60°/s，90°/s，120°/s 三个角速度下测定肩关节外旋/内旋、外展/内收峰力矩值比，每个动作均反复连续做 5 次，中间休息 5s；不同测试速度之间休息时间为 60s，不同动作间隔 2min。采用系统自带软件设定运动程序。在等速肌力测试的同时记录 sEMG 信号，取均值分析。

（三）常用的肌电分析方法

表面肌电技术在神经肌肉检测方面的应用主要基于以下三个方面的原理，即电信号反映被检测肌肉活动的所谓"开—关"状态,肌电幅度一定程度上反映肌力,肌电信号的频谱可在某种程度上反映肌肉疲劳的状态。常用的参数有时域分析指标——积分肌电值(iEMG)、均方根值(RMS)等;频域分析指标平均功率频率(APF)、中位频率(MF)。

1. 时域分析

时域分析是肌电信号分析最直接的方法。其中,iEMG反映的是一定时间内,肌肉中参与活动的运动单位的放电总量,即在时间不变的前提下,其值的大小在一定程度上反映了参加工作的运动单位的数量多少和每个运动单位的放电大小,体现肌肉在单位时间内的收缩特性。RMS是一段时间内瞬间sEMG振幅平方平均的平方根,是放电有效值,取决于肌肉负荷性因素和肌肉本身的生理、生化过程之间的内在联系。RMS被认为是肌电信号在时域中最可靠的参数,用来衡量肌电幅值,在一定程度上代表信号能量的大小。RMS可以用来判断肌肉活动的开始和停止时间,并估计肌肉产生力的大小,在肌电信号的分析处理中应用广泛。

2. 频域分析

sEMG的频域分析是研究肌肉疲劳的经典方法。其中,MPF是反映信号频率特征的生物物理指标,其高低与外周运动单位动作电位的传导速度、参与活动的运动单位类型以及其同步化程度有关。MF是指骨骼肌收缩过程中肌纤维放电频率的中间值。在正常情况下,人体不同部位骨骼肌之间的MF值高低差异较大,主要受肌肉组织中的快肌纤维和慢肌纤维的组成比例的影响,即快肌纤维兴奋,主要表现为高频放电;而慢肌纤维则以低频电位活动为主。在频域分析中,MF是测量肌肉疲劳的最合适参数。

此外,sEMG的分析方法还有带谱熵、小波包熵及非线性指标复杂度等指标。

参考文献

[1]陈疾忤,陈世益,George-Murrell A C.肩袖损伤的治疗进展[J].国外医学·骨科学分册,2004,25(2):92-94.

[2]Depalma A F. Surgical anatomy of the rotator cuff and the natural history of degenerative periarthritis[J]. Surg Clin North Am, 1963, 43: 1507-1520.

[3]Yamanaka K. Pathological study of the supraspinatus tendon[J]. Nihon Seikeigeka Gakkai Zasshi, 1988, 62(12): 1121-1138.

[4]Uhthoff H K, Sano H. Pathology of failure of the rotator cuff tendon[J]. Orthop Clin North Am, 1997, 28(1): 31-41.

[5]Neer C S. Anterior acromioplasty for the chronic impingement syndrome of the shoulder: A preliminary report[J]. J Bone Joint Surg(Am), 1972, 54(1): 41-50.

[6]Neviaser R J, Neviaser T J. Recurrent instability of the shoulder after age 40[J]. J Shoulder Elbow Surg, 1995, 4(6): 416-418.

[7]Lo I K,Burkhart S S. Current concept in arthroscopic rotator cuff repair[J]. Am J Sports Med，2003，31(2)：308-324.

[8]Inman V T，de Saunders J B，Abbott L C，et al. Observations on the function of the shoulder joint[J]. J Bone Joint Surg Am，1944，26：1-30.

[9]Hawkes D H，Alizadehkhaiyat O，Fisher A C，et al. Normal shoulder muscular activation and coordination during a shoulder elevation task based on activities of daily living：An electromyographic study[J]. J Orthop Res，2012，30(1)：53-60.

[10]Kelly B T，Williams R J，Cordasco F A，et al. Differential patterns of muscle activation in patients with symptomatic and asymptomatic rotator cuff tears[J]. J Shoulder Elbow Surg，2005，14(2)：165-171.

[11]Hawkes D H，Alizadehkhaiyat O，Kemp G J，et al. Shoulder muscle activation and coordination in patients with a massive rotator cuff tear：An electromyographic study[J]. J Orthop Res，2012，30(7)：1140-1146.

[12]毕然然,崔芳,王惠芳,等.运动性肩袖损伤表面肌电及等速肌力测试研究[J].中国运动医学杂志,2015,34(2):193-196.

[13]Murphy C A，McDermott W J，Petersen R K，et al. Electromyographic analysis of the rotator cuff in postoperative shoulder patients during passive rehabilitation exercises[J]. J Shoulder Elbow Surg，2013，22(1)：102-107.

[14]Cools A M，Witvrouw E E，Declercq G A，et al. Scapular muscle recruitment patterns：Trapezius muscle latency with and without impingement symptoms[J]. Am J Sports Med，2003，31(4)：542-549.

[15]Clisby E F，Bitter N L，Sandow M J，et al. Relative contributions of the infraspinatus and deltoid during external rotation in patients with symptomatic subacromial impingement[J]. J Shoulder Elbow Surg，2008，17(Suppl 1)：87-92.

[16]Moraes G F，Faria C D，Teixeira-Salmela L F. Scapular muscle recruitment patterns and isokinetic strength ratios of the shoulder rotator muscle in individuals with and without impingement syndrome[J]. J Shoulder Elbow Surg，2008，17(Suppl 1):48-53.

[17]Barbero M，Merletti R，Rainoldi A. Atlas of muscle innervation zones-understanding surface electromyography and its applications［M］. Italia：Springer-Verlag，2012.

[18]石双双.基于三维运动和肌电信号的肩关节功能分析[D].天津:天津大学,2012.

[19]赵鹏飞,马强,陈学伟,等.提举强度致肩部疲劳的肌电特征分析[J].中华劳动卫生职业病杂志,2012,30(7):501-503.

第八节　肩周炎

一、概　述

肩周炎,又称肩关节周围炎(Periarthritis of shoulder)。早在 1872 年,Duplay 首先使用了"肩周炎"这一名称;针对肩周炎患者的肩关节活动度明显下降,Codman[1] 于 1934 年将其定义为"冻结肩"(Frozen shoulder);1946 年,Neviaser 经过活组织检查研究发现,肩周炎患者存在肩关节囊挛缩、关节囊滑膜下层慢性炎症和纤维化等特征后,提出了粘连性肩关节囊炎(Adhsive capsulitis)的概念,并逐渐被广泛接受。美国肩肘外科医师学会定义肩周炎是一类引起盂肱关节僵硬的粘连性关节囊炎,主要表现为肩关节周围疼痛,肩关节各个方向主动和被动活动度降低,X 线、CT 或磁共振等影像学检查除可见局部骨骼的密度有所减低外,无其他明显异常的疾病。本病的好发年龄在 50 岁左右,所以国内常将肩周炎称为"五十肩";该病在女性中的发病率略高于男性,且多见于体力劳动者。

(一)临床表现

1.肩部疼痛

起初肩部呈阵发性疼痛,多数为慢性发作,尤以夜间静息性痛为主;以后疼痛逐渐加剧,可表现为钝痛或刀割样痛,且呈持续性;气候变化或劳累可使疼痛加重,疼痛可向颈项及上肢(特别是肘部)扩散;当肩部偶然受到碰撞或牵拉时,常可引起撕裂样剧痛。

2.肩关节活动受限

肩关节向各方向的活动均可受限,以外展、上举、内旋、外旋更为明显。随着病情进展,长期失用可导致肩关节囊及肩周软组织粘连,肌力下降,加上喙肱韧带缩短等因素,使肩关节各方向的主被动活动均明显受限。严重时,肘关节功能也可受影响,从而影响日常生活活动。

3.局部压痛

多数患者在肩关节周围可触及明显的压痛点,压痛点多在肱二头肌长头肌腱沟处、肩峰下滑囊、喙突及冈上肌附着点等处。

4.肌肉痉挛与萎缩

因疼痛及粘连所致肩关节活动受限,肩关节周围肌群(如三角肌、冈上肌等肌肉)早期可出现痉挛,晚期可发生失用性肌萎缩,出现肩峰突起、上举或后伸不能等症状。

(二)流行病学

目前,国内外尚没有有关普通人群肩周炎流行病学的权威报道。国外有研究发现肩周炎好发于 40～70 岁的中老年人,该年龄段人群肩周炎的患病率在 2%～5%,且女性较男性多见,左右手之间并无明显差异[2]。事实上,并非所有患者的肩痛症状均是由肩周炎所致的。有研究认为,肩痛的患者中有高达 23% 的人群为肩袖损伤所致。此外,肩关节撞击综合征、冈上肌钙化性肌腱炎、盂肱关节疾病、颈椎疾病、颈神经根或臂丛神经受累等也可以引起肩痛。肩周炎区别于以上疾病的一个重要特点是存在明显的活动受限,而上述疾病肩关节的被动活动度多无明显降低,故仔细的体格检查和进一步影像学检查等在疾病诊断方面是很有必要的。

(三)发病原因

目前,肩周炎的发病原因主要分为原发性和继发性两类。

1. 原发性肩周炎

原发性肩周炎,又称为特发性肩周炎,主要是指原因不明的肩关节疼痛,同时以肩关节广泛的主动、被动活动范围均明显受限为特点。早期,多数学者认为随着年龄的增长,肩关节周围肌肉、肌腱、韧带等组织发生退行性变,肩关节频繁活动导致肩周软组织发生慢性劳损和局部损伤,局部组织出现无菌性炎症反应,最终引起肩周组织出现广泛粘连,形成原发性肩周炎。也有学者发现,部分原发性肩周炎患者存在盂肱上韧带挛缩、关节囊挛缩或肱二头肌腱沟粘连等情况。目前,具体病因尚不明确。

2. 继发性肩周炎

继发性肩周炎是指继发于其他疾病的肩关节周围炎,常由于创伤、制动、滑囊炎或手术等因素所致肩痛和肩关节活动受限。肩部或上肢的急性创伤或骨折、肩袖损伤、韧带损伤等均可导致肩关节周围软组织受损。同时,肩关节较长时间的固定或主动活动下降进一步加重肩关节囊粘连、挛缩。颈椎病等颈源性因素也可影响肩关节活动,导致继发性肩周炎。肩周炎的发病除了与创伤有关外,也与甲状腺功能亢进、缺血性心脏病、糖尿病等疾病的发生密切相关。这些疾病可在一定程度上减少肩关节活动,直接或间接地造成关节囊挛缩与粘连,从而诱导肩周炎的发生与发展。

(四)病理机制

目前,肩周炎的病理机制尚不十分明确。正常人肩关节腔容积约为 28～35mL;而在肩周炎患者中,肩关节腔容积可缩小至 10mL 以下,甚至有些患者缩小至 5～6mL。多数针对肩周炎的病理机制研究发现,肩周炎患者肩关节囊内有广泛的成纤维细胞增生,存在毛细血管扩张充血、关节滑膜水肿、慢性炎性细胞浸润和组织液渗出等情况;且有些肩周炎患者与反射性交感神经营养不良类疾病存在一定相关性。但无论何种原因造成的肩部软组织损伤或炎症表现,最终都使肩关节囊及韧带失去弹性,关节囊增厚而挛缩,滑膜充血,关节腔容积减小,从而导致肩关节活动受限。故局部无菌性炎症所致疼痛和肩关节囊纤维化等原因所致关节腔容量减小是肩周炎病理改变中的重要特征。

(五)自然病程

根据症状的演变,原发性肩周炎分为 3 个时期[3]。

1.疼痛期:持续 2.5～9 个月,表现为逐渐加重的肩关节周围疼痛。

2.僵硬期:持续 4～12 个月,此期肩关节疼痛可明显缓解,但以广泛的主被动肩关节活动度降低为主要特点,其中以肩外旋活动度降低最为明显。

3.缓解期:持续 5～26 个月,肩关节活动度逐渐恢复。

肩周炎有自限性的特点,未经治疗者整个病程为 12～42 个月,平均 30 个月,但约有60％的肩周炎患者患侧肩部活动度仍不能完全达到正常范围,故在肩周炎的发病期间,有必要进行积极的治疗和功能锻炼。

(六)治　疗

肩周炎治疗的主要目的是缓解疼痛和恢复关节活动度。在疼痛期,可用口服药物、物理疗法、局部封闭治疗、局部麻醉、关节扩张法等方法缓解疼痛,尽量保持关节活动度;在僵硬期和缓解期,主要治疗目的为恢复关节主动和被动活动度,除主动功能锻炼外,还可用麻醉下手法松解和手术松解等方法。麻醉下手法松解,即在麻醉状态下,通过手法松解关节周围的粘连组织,以恢复肩关节活动度。手术松解包括开放手术和关节镜微创手术。肩周炎关节镜下松解术主要包括切除肩袖间隙处的炎症滑膜,松解盂肱上韧带、喙肱韧带和前方关节囊,松解肩胛下肌腱,分离肩下方关节囊等。

二、肩周炎的 sEMG 研究现状

肩关节是人体最灵活的关节之一,肩关节活动时,肩部周围肌群有序合理地收缩以维持肩关节活动的平滑准确。各种原因所致的肩周炎多存在肩部活动受限、肩部周围肌群萎缩、肌肉功能下降、肌肉收缩模式异常等情况,导致肩关节稳定性下降和肩关节功能活动受限。sEMG 作为一种实时、无创的检查方法,其原始表面肌电信号经过一定的分析方法所得出的指标可在一定程度上反映神经系统控制下的肌肉功能和肌肉运动模式的变化情况。肩周炎患者肩部周围肌群的表面肌电评估对于其肩部稳定性、肩部周围肌群的激活程度、激活模式的改变情况等进行客观量化的判断及治疗效果的观察有着重要的意义。然而,目前针对肩周炎患者进行表面肌电评估的国内外研究仍较少,该研究领域还处于探索阶段。本节主要针对国内外肩周炎患者进行 sEMG 评估分析的研究进展进行综述。

(一)针对表面肌电在肩周炎运动模式分析的研究

众所周知,肩周炎患者大多数因存在肩关节活动受限、肩周肌群萎缩等情况导致肩关节活动异常,肩周肌群收缩失调,即部分肌群的过度收缩及部分肌群的收缩不充分导致肩周炎患者肩部活动时存在典型的耸肩、肩胛骨过度旋转等情况。

每个肩周炎患者所处的疾病时期不一,其肩部周围肌群的收缩情况也不完全一致,徒手测试很难准确地反映肩周肌群的收缩情况,从而对肩周炎的运动治疗造成一定的困扰。早期有学者发现肩周炎患者肩关节上举活动时,肩胛骨存在过度的上抬和旋转,这可能是肩周炎患者关节囊僵硬后为了补偿盂肱关节活动度缺失的一种代偿性改变[4,5]。但进一步的研究发现,肩周炎患者粘连松解后,盂肱关节活动度的改善并不能明显改善肩胛骨的异常活动情况[6]。这也提示我们,单纯的爬墙运动等肩周炎传统运动疗法并不一定能从根本上改善肩周炎患者的肩部周围肌群的收缩模式。此时,用表面肌电评估肩周肌群的激活模式,从而进行有针对性的运动训练显得十分重要。

斜方肌的收缩对于肩胛骨的运动尤其是肩胛骨的内旋及外旋动作起到一定的作用。Lin 等[7]学者研究了肩周炎患者在肩部前屈及外展 60°或 120°时做最大用力抗阻情况下的上下部斜方肌的激活情况发现,在前屈及外展 60°和 120°时,上部斜方肌群的肌电活动均明显大于正常人;在前屈及外展 120°时,下部斜方肌群的肌电活动也明显大于正常人;上斜方肌与下斜方肌肌电活动比值均较正常人明显升高。分析指出,肩周炎患者的上下斜方肌的激活存在不平衡性,该特征导致了肩周炎患者肩部上抬时肩胛骨产生代偿性的异常活动模式,因此,这提示肩周炎患者在治疗中需加强下斜方肌的训练。Lin 等[8]进一步采用三维运动分析仪器及表面肌电评估技术比较了肩部活动障碍患者和正常对照组在包括肩部前伸、上举等 4 项功能性活动中斜方肌、前锯肌的 sEMG,发现肩部活动障碍患者在 4 项功能性活动中前锯肌的肌电激活程度相对减少,而斜方肌上部及三角肌前部的肌电激活程度代偿性增加,由此进一步证实了肩关节活动障碍患者的肩周肌群存在特定的异常激活模式。前锯肌的肌肉收缩对于肩胛骨的控制起到很大的作用,减少斜方肌的激活同时增加前锯肌的激活对于肩关节活动受限患者的肩胛骨控制能力提升有着重要意义。Ludewig 等[9]通过 sEMG 研究发现,肩部活动受限患者做俯卧撑动作时,前锯肌的激活程度相对较大,且斜方肌与前锯肌的肌电比值更加接近正常平衡状态,从而提示俯卧撑动作练习可能有助于改善肩部异常的肩胛骨活动。然而,肩周炎患者的肩部周围肌群异常激活模式在不同时期并不一致。国内,石双双等[10]研究了肩周炎患者康复过程中肩部运动特征和肌肉功能状态的变化情况,采集了肩部在矢状面、冠状面、水平面的运动角度数据以及胸大肌、肱二头肌、三角肌、冈下肌、背阔肌、斜方肌、肱三头肌 7 块肌肉的表面肌电信号,发现随着患侧肩关节活动度的增大,相关肌肉募集放电单元的能力和抗疲劳性均有所增强,代偿性肌肉激活逐渐减少,肌肉功能状态趋近于健侧。此研究为肩周炎患者肩周肌群异常收缩模式及严重程度判定提供了一个方向。

(二)针对表面肌电应用于肩周炎疗效评估的研究

肩周炎的疗效评估一般根据临床表现及量表等非量化指标来判断。事实上,肩周炎治疗前后肩部周围肌群的激活程度、激活模式及肩部周围肌群在治疗前后的耐疲劳性等变化情况可采用 sEMG 进行实时检查,为治疗方案的疗效判定提供一个量化的指标。

肩周炎患者因疼痛、活动受限等多种原因引起肩部周围肌群出现相应地萎缩,导致肌力和肌肉耐疲劳性下降。Sokk 等[11]学者利用 sEMG 对肩周炎患者进行了 4 周的电疗、按摩、游泳等训练治疗后的肩部周围肌群的肌肉力量和耐疲劳性进行了分析,发现治疗前,患侧肩部屈曲肌群力量均较健康人差,患侧肩部三角肌的中位频率斜率较对照组高，而冈下肌的中位频率斜率较对照组低；4 周治疗后，患侧肩部疼痛明显缓解，肩部屈曲肌群的最大收缩力量增加了 20%，三角肌的中位频率斜率较治疗前升高了 29%。Sokk 等[12]在后来的研究中进一步对 15 例肩周炎患者进行全身麻醉下推拿松解治疗后的肩关节功能进行评估发现，在治疗后 1 个月，在患者疼痛明显缓解的同时，三角肌及斜方肌的中位频率斜率值较治疗前均明显改善；而治疗 6 个月后，肩关节在做静态等长收缩至疲劳情况下，三角肌及斜方肌的中位频率斜率值与自身健侧相比无明显差异。上述研究证实了对肩周炎患者进行松解及康复治疗后，疼痛等临床症状得到缓解的同时，肩部周围肌群的肌肉功能也得到一定的改善。

张红安等[13]研究了对肩周炎患者肩髃、肩前、肩髎、臂臑穴进行针刺治疗时，肩周三角肌的表面肌电积分肌电值（iEMG）变化情况，试图对针刺的治疗效果进行客观量化的表达及寻找合适的治疗方案。结果发现，6 次针刺治疗中，肩髃穴每次行针时肌电值均较针刺前静息状态下表面肌电值明显增大，而对其余常用穴位针刺时并不是每次都出现三角肌表面肌电值的明显变化，肩髎穴甚至在 6 次针刺治疗中没有一次出现三角肌表面肌电值的明显变化，证实了针刺对于三角肌功能的恢复存在着一定的影响，且以肩髃穴最为显著，治疗中可以将肩髃穴作为针刺的主穴，而其他穴位作为配穴进行治疗。池红井等[14]学者采用类似的方法研究了无针型针灸按摩仪对肩周炎患者三角肌 sEMG 的影响，也发现肩髃穴在 5 次无针型针灸按摩仪按摩后三角肌积分肌电值均变化明显，从而提出将肩髃穴作为治疗肩周炎的主要穴位。在上述研究中，sEMG 对针刺及按摩仪治疗后肩周炎后三角肌的肌电值变化情况进行了量化评估，为治疗方案的选择提供了一定的依据。谢烽等[15]对比了功能锻炼法和太极拳锻炼法对肩周炎患者的疗效，发现虽然两组患者主动肌的积分肌电值均明显升高，但太极拳组在治疗后拮抗肌的积分肌电值明显升高，而功能锻炼组治疗前后拮抗肌的积分肌电值并无明显差异，提示太极拳组可同步加强主动肌、拮抗肌的锻炼，两组肌肉协同发展，可使背阔肌、斜方肌等肌肉代偿性募集收缩减少。利用 sEMG 的客观评估手段与中医针刺、按摩等传统医学手段相结合的方法来评估及选择治疗方案和判定治疗效果也许是未来的发展方向之一。

三、肩周炎的常用 sEMG 检测方法

目前，国内外关于 sEMG 应用于肩周炎评估的方案尚无统一标准，测试的方向也不一样。有的测试方案侧重于肩关节功能动作时的肩周肌群表面特征分析，有的方案侧重于肩关节不同活动度情况下的肩周肌群表面肌电特征，有的方案则评估肩周肌群在不同干预情况下的即刻表面肌电特征。以下推荐一些方案供参考，具体的测试方案还需根据评估的目的有计划地实行。

（一）肩关节临床症状及功能评估

对肩周炎患者，在进行表面肌电评估前，一般先进行身高、体重、年龄等基本信息的采集。此外，还需进行肩关节功能及临床表现的评估，如疼痛程度、关节活动度等临床表现，以及肩关节功能量表评估等。有的研究需同时进行 sEMG 与肩关节三维活动度评

估。三维运动测量系统一般是应用红外线测量技术,通过捕捉运动目标的三维坐标和6个自由度,可用于测量振动、运动轨迹、位移、速度、加速度、方位、角度、距离等参数。运动参数测量时,一般将标记点分别贴在受试者的骨性标志上。

(二)肩周炎表面肌电评估方案

1. 表面肌电电极贴布

根据测试目的的不同,采集不同目的肌肉的表面肌电信号。电极贴布时,一般分为记录电极和参考电极。记录电极的贴布位置一般有固定要求,因其贴布位置会对测试结果的准确性产生一定影响。参考电极的应用主要是减少测试过程中的影响因素,如心电信号、非受试肌肉收缩产生的肌电信号影响以及仪器等其他信号影响,故参考电极的贴布位置在以往不同的研究中并无固定标准,但原则为贴布在非待测肌肉上以避免影响测试结果。目前,很多研究将参考电极放置在健手手腕关节尺侧处[16]。常见的肩周肌群表面肌电测试所选取的肌肉包括斜方肌上部、斜方肌下部、冈下肌、胸大肌、肱二头肌、肱三头肌、三角肌、背阔肌等,具体电极贴布位置详见附件一"常用表面肌电电极体表定位(表)"。

2. 表面肌电的标准化

每个患者的原始肌电值并不具备个体之间的可比性,故我们需要对患者的每块肌肉进行标准化计算以获得肌肉的激活程度进行个体之间或资料前后的对比。肌电的标准化即将每块肌肉测试时所获得的表面肌电值除以该肌肉做最大等长收缩时所获得的表面肌电值后,从而反映肌肉的激活程度。故在进行测试之前需对每块待测肌肉进行最大等长收缩测试,以获得每块待测肌肉的最大肌电值。最大等长收缩测试动作一般为时3~5s,重复3次,每次间隔至少5min,以避免肌肉疲劳对测试结果的准确性产生影响,将3次测试所得最大肌电值的平均值作为待测肌肉的最大肌电值,一般采用表面肌电平均肌电值(AEMG值)或均方根值(RMS值)进行计算。以下列举了肩周肌群常见的最大等长收缩测试动作以供参考(见表7-2)[17]。

表7-2　常见肩周肌群最大等长收缩测试动作参考

待测肌肉		最大肌力测试动作
斜方肌	上部	受试者取坐位,外展上肢90°,在抗阻情况下做最大用力耸肩的等长收缩动作
	下部	受试者取健侧卧位,患肢前屈90°,在抗阻情况下做最大用力上臂水平外展的等长收缩动作
冈下肌		受试者取坐位,上肢前屈90°,在抗阻情况下做最大用力前臂外旋动作
胸大肌		受试者取站位,上肢外展30°,在抗阻情况下做最大用力上肢内收动作
肱二头肌		受试者取站位,屈肘90°并将上肢置于身旁,抗阻情况下做最大用力屈肘动作
肱三头肌		受试者取站位,屈肘90°并将上肢置于身旁,抗阻情况下做最大用力伸肘动作
三角肌	前部	受试者取坐位,屈肘并上肢外展90°,在抗阻情况下做最大用力上臂后伸动作
	中部	受试者取坐位,屈肘并上肢外展45°,在抗阻情况下做最大用力上臂外展动作
	后部	受试者取站位,屈肘并将上肢置于躯干旁,在抗阻情况下做最大用力上臂前屈动作
背阔肌		受试者取坐位,上肢前屈90°,抑制肩部活动,同时在抗阻情况下做最大用力上肢外展动作

3. 推荐的表面肌电测试方案

(1)推荐方案 1:肩带肌肉耐力测试(Shoulder girdle muscle endurance test)。

肩周炎患者的肩部周围肌群因疼痛、活动受限等情况可出现肌肉的萎缩,从而出现肩周肌群的肌力以及肌耐疲劳性的下降,故可有针对性地对肩周肌群在不同角度下的肌力和肌耐力进行表面肌电评估,以明确肩周炎所致肩周肌群功能下降的情况。以下推荐近年来应用较为广泛的肩带肌力测试方案供参考[12]。

①准备工作:测试前一般先进行受试者基本信息(如姓名、性别、年龄、病程等)的采集,采用量表或体格检查对患者的临床情况进行记录和检查。

表面肌电仪器的一般参数设置:采样频率为 1000Hz,共模抑制比(Common mode rejection ratio,CMRR)为 110dB,输入阻抗为 10GΩ,增益为 1000,噪声<1μV,信号 AID 转换为 12bit。

向受试者解释测试目的、测试过程和注意事项,使其充分理解并合作,必要时签署测试知情同意书。

②表面电极的贴布:皮肤清洁时患者取站位,双脚与肩同宽,双手自然下垂,用 75% 酒精清洁电极所接触的局部皮肤,以清除皮肤表面油脂,减少电阻,增加表面电极与皮肤之间的导电性。测试前要对皮肤阻抗进行检测。

电极选用一次性 Ag-AgCl 表面电极,等到皮肤完全干燥后,用导电膏将电极充填好,然后固定在已经处理好的皮肤上;将一般记录电极贴布在待测肌肉肌腹的最饱满处。两个记录电极一般相距 2cm,参考电极放置在非待测肌肉上或骨性标记上,具体的记录电极和参考电极的贴布可参考本书附件一。

③肩带肌肉耐力测试动作:受试者取端坐位,肘关节完全伸直,肩关节前屈 45°,外展 45°,手握一定重量的物体(一般男性手握 5kg 重量的物体,女性手握 3kg 重量的物体)直至受试者疲劳至不能保持该动作为止。

(2)推荐方案 2:侧重于肩关节功能活动的表面肌电评估。

肩周炎的恢复包括肩关节活动度、肩关节周围肌群肌力和耐力的恢复。肩关节功能的恢复是最终的目标。故对肩周炎患者进行肩关节功能活动下的表面肌电评估有着重要的意义。Cook 等[18]学者研究了肩关节功能不同难度测试量表(Flexilevel scale of shoulder function,FLEX)的可靠性,发现该量表可充分反映肩关节在进行不同难度测试动作时的具体功能情况。Lin 等[19]从 FLEX-SF 量表(Self-reported flexilevel scale of shoulder function)中选取了 4 个具有不同难度的代表性动作进行肩周炎患者肩关节功能测试并取得了满意的效果。故推荐该测试方案作为参考。

①准备工作:测试前一般先进行受试者基本信息(如姓名、性别、年龄、病程等)的采集,采用量表或体格检查的方式对患者的临床情况进行记录和检查。

表面肌电仪器的一般参数设置:采样频率为 1000Hz,CMRR 为 110dB,输入阻抗为 10GΩ,增益为 1000,噪声<1μV,信号 AID 转换为 12bit。

向受试者解释测试目的、测试过程和注意事项,使其充分理解并配合,必要时签署测试知情同意书。

②表面电极的贴布：皮肤清洁时患者取站位，双脚与肩同宽，双手自然下垂，用75%酒精清洁电极要接触的皮肤，以清除皮肤表面油脂，减少电阻，增加表面电极与皮肤之间的导电性。测试前要对皮肤阻抗进行检测。

电极选用一次性 Ag-AgCl 表面电极，等到皮肤完全干燥后，用导电膏将电极充填好，然后将其固定好在已经处理好的皮肤上；一般记录电极贴布在待测肌肉肌腹的最饱满处，两个记录电极一般相距 2cm，参考电极放置在非待测肌肉上或骨性标记上。

③测试动作：肩周炎患者执行如表 7-3 所示的 4 个功能性动作，4 个动作的顺序是随机安排的，当患者熟悉每个测试动作后对其进行表面肌电原始数据采集，每个动作持续时间在 2～3s。其中的 FLEX-SF 测试量表由 33 个肩关节功能性动作所组成，可分为 5 个难度级别：简单任务，简单至中等难度任务，中等难度任务，中等难度至高难度任务以及高难度任务。本测试选取了其中具有不同难度代表性的 4 个动作作为测试动作。表 7-3 为不同测试动作的描述。

表 7-3　4 个肩关节功能性动作的描述[19]

任务类型	具体动作
任务 A：头顶以上水平的活动（高难度任务）	受试者坐于高 45cm 的凳子上，利用患手拿起 30cm 以外凳子上的装满 0.45L 水的瓶子，并将其举起高过头顶
任务 B：肩部水平的活动（常规任务）	受试者端坐在椅子上，用患手拿起某一物体并举起高过肩部水平
任务 C：滑动箱子活动（中等难度任务）	受试者端坐在椅子上，用患手推动一个重约 4.5kg 的箱子绕过一个高约 76cm 的凳子并将其推向尽量远的位置
任务 D：伸手拿盐活动（简单任务）	受试者端坐在椅子上，受试者伸手越过高约 76cm 的凳子并拿取一个重约 0.3kg 的盐瓶到自己面前

（3）推荐方案 3：侧重于关节活动度的表面肌电评估。

肩关节的活动度下降导致肩关节功能受限是肩周炎患者的一个重要特征。故针对肩周炎患者不同关节活动度情况下以及随着疾病恢复过程中不同角度下肩部周围肌群的表面肌电变化特征进行分析有着重要的意义。

①准备工作：测试前一般先进行受试者基本信息（如姓名、性别、年龄、病程等）的采集，采用量表或体格检查的方式对患者的临床情况进行记录和检查。

表面肌电仪器的一般参数设置：采样频率为 1000Hz，CMRR 为 110dB，输入阻抗为 10GΩ，增益为 1000，噪声＜1μV，信号 AID 转换为 12bit。

向受试者解释测试目的、测试过程和注意事项，使其充分理解并合作，必要时签署测试知情同意书。

②表面电极的贴布：皮肤清洁时患者取站位，双脚与肩同宽，双手自然下垂，用75%酒精清洁电极要接触的皮肤，以清除皮肤表面油脂，减少电阻，增加表面电极与皮肤之间的导电性。测试前要对皮肤阻抗进行检测。

电极选用一次性 Ag-AgCl 表面电极，等到皮肤完全干燥后，用导电膏将电极充填好，然后将其固定好在已经处理好的皮肤上；一般记录电极贴布在待测肌肉肌腹的最饱满处，两个记录电极一般相距 2cm，参考电极放置在非待测肌肉上或骨性标记上。

③测试动作：本测试方案采集了肩关节在矢状面、冠状面、额状面活动至最大关节活

动度时的表面肌电值。肩关节不同运动面的运动幅度以患者未感到不适为标准。

各个动作分别为：冠状面上，肩关节处于静止中立位，静止外展至最大角度并维持5s，静止内收至最大角度并维持5s，从中立位开始运动至外展最大角度后到内收最大角度，然后回复中立位。矢状面，肩关节处于静止中立位，静止前屈至最大角度并维持5s，静止后伸至最大角度并维持5s，从中立位开始运动至前屈最大角度后到后伸最大角度，然后回复中立位。水平面，肩关节处于静止中立位，静止外旋至最大角度并维持5s，静止内旋至最大角度并维持5s，从中立位开始运动至外旋最大角度后到内旋最大角度，然后回复中立位。每个动作速度应缓慢平稳，以患者自觉舒适为宜。

4. 影响因素

表面肌电测定的影响因素较多，其中电极的摆放、电磁的干扰等都可能影响原始肌电值的收集。故患者在进行测试期间，应尽量远离手机、电脑等仪器以减少干扰，此外，前后测试的电极摆放位置应一致，最好由同一个测试者完成全部的测试工作。在进行肌肉屈伸动作测试时，皮肤可出现拉伸及收缩导致电极的脱落而出现原始肌电值不稳，故电极贴布可在微屈状态下进行，以避免电极的脱落。肩周炎患者的关节活动度存在差异，故动作的设计应根据具体情况而有所变化。

5. 肌电值的获取及计算

一般在进行动态或静态动作时，采取的肌电值在经过软件分析后提取出不同动作期间的RMS值、AEMG值进行分析。也有一些针对肌肉疲劳的研究采集了肌肉疲劳过程中的MF值、MPF值进行分析。在进行RMS值和AEMG值分析时，因不同受试者的AEMG值激活程度不同，在进行组间对比和治疗前后对比时，需进行肌电值的标准化，即所测得的肌电值除以测试肌肉最大用力收缩时获得的肌电值后所得出的比值，用％MVC来表示。在进行肌肉疲劳的对比分析时，可采用频域指标的变化程度，如MF进行组间和治疗前后的对比。在进行肩周肌群活动的协调性分析时，可采用主动肌AEMG值和拮抗肌的AEMG值的比值作为参考，如肩关节进行内旋、外旋动作所测得主动肌群和被动肌群的表面肌电比值，可在一定程度上反映肢体活动时的协调性和顺应性。

6. 注意事项

肩关节进行表面肌电评估时，因肩周炎属于慢性疾病，入选的患者一般存在肩关节疼痛伴活动受限至少4周。有的研究中因特定动作需要，患者的患手需能独立上抬超过头部，测试时一般以患者未感到不适为基础，故不可硬性要求不能完成相应动作的患者完成测试动作。所有患者均须签署知情同意书及伦理检查同意书。当肩周炎患者合并有明显的颈部症状或明显的颈椎病，伴有上肢的麻木、刺痛或外伤病史导致相关肩部症状，或伴有盂肱关节、肩锁关节脱位以及肩关节手术史时，常导致肩周肌群所测得的表面肌电特征异常，故进行肩周炎患者肩部肌群表面肌电测量时一般需排除以上情况。

四、总　结

肩周炎患者的表面肌电测试方案根据测试目的的不同而有明显的差异，同时也根据受试患者的情况不同而有不同的设计方法，但为了保证可比性，一般来讲需保证测试动作的前后一致性。sEMG作为一种客观可靠的评估方法，可以对肩周炎患者肩周肌群的激活程度、激活模式、耐疲劳性进行测试。作为运动分析、肌肉功能判断和疗效判定的一种有效手段，目前国内外尚较少见对肩周炎患者活动时不同肌群的触发时间和触发顺序的研究。根据评估目的的不同，我们可以设计更多简便、实用且可靠的测试方案。

参考文献

[1]Codman E A. The Shoulder[M]. Boston：Thomas Todd，1934.

[2]Bunker T D. The pathology of frozen shoulder：A Dupuytren-like disease[J]. J Bone Joint Surg Br，1995，77(5)：677-683.

[3]Pearsall A W，Speer K P. Frozen shoulder syndrome：diagnostic and treatment strategies in the primary care setting[J]. Med Sci Sports Exerc，1998，30(4)：33-39.

[4]Babyar S R. Excessive scapular motion in individuals recovering from painful and stiff shoulders：causes and treatment strategies[J]. Phys Ther，1996，76(3)：226-238.

[5]Hannafin J A. Adhesive capsulitis：A treatment approach[J]. Clin Orthop Relat Res，2000，372：95-109.

[6]Vermeulen H M，Stokdijk M，Eilers P H，et al. Measurement of three dimensional shoulder movement patterns with an electromagnetic tracking device in patients with a frozen shoulder[J]. Ann Rheum Dis，2002，61(2)：115-120.

[7]Lin J J，Wu Y T，Wang S F，et al. Trapezius muscle imbalance in individuals suffering from frozen shoulder syndrome[J]. Clin Rheumatol，2005，24(6)：569-575.

[8]Lin J J. Functional activity characteristics of individuals with shoulder dysfunctions[J]. J Electromyogr Kinesiol，2006，15(6)：576-586.

[9]Ludewig P M. Relative balance of serratus anterior and upper trapezius muscle activity during push-up exercises[J]. Am J Sports Med，2004，32(2)：484-493.

[10]石双双.基于三维运动和肌电信号的肩关节功能分析[D].天津：天津大学，2012.

[11]Sokk J. Shoulder muscle strength and fatigability in patients with frozen shoulder syndrome：The effect of 4-week individualized rehabilitation[J]. Electromyogr Clin Neurophysiol，2007，47(4)：205-213.

[12]Sokk J，Gapeyeva H，Ereline J，et al. Shoulder muscle function in frozen shoulder

syndrome patients following manipulation under anesthesia：A 6-month follow-up study[J]. Orthop Traumatol Surg Res，2013，99(6)：699-705.

[13]张红安.针刺对肩周炎患者三角肌表面肌电信号的影响[J].中国针灸,2014,34(2)：152-154.

[14]池红井,司玉广,杨静茹,等.无针型针灸按摩仪对肩周炎患者三角肌表面肌电信号的影响[J].河北医学,2015,(1),174-176.

[15]谢烽.太极拳运动与功能锻炼对肩周炎康复效果的对比研究[D].上海:上海体育学院,2014.

[16]Perotto A，Delagi G，Edward F. Anatomical guide for the electromyographer：The limbs and trunk[M]. America：Charles C. Thomas，1994.

[17]Barbero M，Merletti R，Rainoldi A. Atlas of Muscle Innervation Zones. Understanding Surface Electromyography and Its Applications[M]. Berlin：Springer，2012.

[18]Cook K F，Roddey T S，Gartsman G M，et al. Development and psychometric evaluation of the flexilevel scale of shoulder function[J]. Medical Care，2003，41(7)：823-835.

[19]Lin J J，Lim H K，Soto-Quijano D A，et al. Altered patterns of muscle activation during performance of four functional tasks in patients with shoulder disorders：Interpretation from voluntary response index[J]. Orthop Traumatol Surg Res，2006，16(5)：458-468.

第八章

盆底功能障碍

第一节 概 述

盆底功能障碍（Pelvic floor dysfunction）是指主要由盆底肌肉功能障碍和结构改变，而非盆腔器官功能障碍所引起的一系列包括疼痛、尿失禁、大便失禁、性功能障碍在内的功能障碍，其多见于老年女性及产后妇女。盆底肌肉（Pelvic floor muscles，PFM）无论在结构上还是功能上都是人体最复杂的肌肉单位之一。在功能方面，盆底肌肉起到支持腹部、盆腔器官，控制排尿、排便、性交，方便分娩以及体位支持、协助运动的作用。盆底肌肉结构和功能受累引起的一系列功能障碍给患者的生活质量造成显著影响，并会导致心理疾病的出现。尽管男性和女性都会出现盆底功能障碍，但女性的发病率高于男性。每两位女性中就有一位会经受某些类型的盆底功能障碍所带来的困扰[1]。

一、临床表现

盆底功能障碍的临床表现主要有以下几个方面。

1. 尿失禁

尿失禁是指由于盆底肌肉松弛、无力，导致膀胱充盈或腹内压增高引起膀胱内压力增高而出现漏尿的现象。国际尿控协会（The International Association for Urinary Control，IAUC）将尿失禁定义为"任何非自主性漏尿行为"。尿失禁包括压力性尿失禁（Stress urinary incontinence，SUI）、急迫性尿失禁、混合性尿失禁和遗尿症。SUI是指在用力、打喷嚏或咳嗽时出现的不自主性漏尿。目前，还没有公认的SUI分类标准。急迫性尿失禁是指伴随尿急或由尿急所致的非自主性漏尿,可表现为排尿期间出现的频发少量漏尿或非自主性的膀胱完全排空。膀胱病变,如膀胱逼尿肌过度活跃可能是其发生的原因之一。混合性尿失禁是指发生在尿急之后和用力、打喷嚏、咳嗽之后的不自主漏尿。遗尿症是指连续性的尿失禁和其他的尿失禁。充盈性尿失禁一词,根据国际尿控协会的标准化定义已不再被推荐使用。

有研究结果显示,半数尿失禁女性患者表现为压力性尿失禁的症状。单纯的急迫性尿失禁仅占 1/10,混合性尿失禁占 1/3。SUI 在中青年女性中多见;而急迫性尿失禁在年轻女性和老年女性中多发;混合性尿失禁在年轻女性人群中发生比例较高,并且比例随年龄增长而有所增加。不同类型尿失禁的严重程度从轻到重依次为压力性尿失禁、急迫性尿失禁和混合性尿失禁。各种类型尿失禁的严重性均随年龄增长而增加。

2. 大便失禁

大便失禁是指患者无法控制肠道内容物的释放而导致粪便和(或)肠道气体的排泄失控。对大便失禁的评价主要有 Parks 评分和克利夫兰佛罗里达失禁评分(CCF-FIS),见表 8-1 和表 8-2。

表 8-1　大便失禁的 Parks 评分

等级	标准
Ⅰ级	控便正常
Ⅱ级	粪便或排气控制不良
Ⅲ级	水样便难控制
Ⅳ级	固体便难控制

表 8-2　克利夫兰佛罗里达失禁评分(CCF-FIS)

失禁类型	频率				
	从不	罕见	有时	经常	总是
成形便难控制	0	1	2	3	4
稀便难控制	0	1	2	3	4
气体难控制	0	1	2	3	4
需要使用衬垫	0	1	2	3	4
生活方式改变	0	1	2	3	4

3. 盆腔器官脱垂

盆腔器官脱垂是临床常见病,据统计,50 岁以上的女性中,有超过 30% 的人受此问题困扰,主要表现为阴道穹窿或子宫、膀胱、直肠的脱垂,最常见的伴随症状是患者感觉有一些东西从阴道、尿道或肛门脱出来。其症状常随疾病的进展而加重,进而出现会阴部和下腰部疼痛。子宫或阴道穹窿脱垂是中盆腔异常病变。阴道脱垂是指阴道穹窿下降至低于耻尾线以下,50% 的经产妇患有子宫阴道脱垂,其中 20% 的患者有临床症状。脱垂程度分为轻、中和重度(阴道穹窿或子宫颈延伸到耻尾线以下<3cm 为轻度,3～6cm 为中度,≥6cm 为重度)。膀胱脱垂,也称膀胱突出症,是最常见的前盆腔病变,常见于绝经后的老年女性,定义为膀胱底下降至耻骨联合以下,表现为盆腔器官通过前盆腔相应的裂隙脱垂,可导致盆腔坠胀、阴道干燥不适、膀胱排空困难等症状,常伴发其他的中盆

腔及后盆腔异常情况。后盆腔异常包括直肠前突、直肠内套叠、直肠黏膜脱垂和肠疝。直肠前突为直肠壁的膨出;直肠脱垂为直肠壁的内翻折叠;肠疝为腹膜囊疝出到耻尾线以下的直肠阴道或者直肠膀胱陷凹内,生殖道脱垂的分期见表8-3。

表 8-3　生殖道脱垂

分期	标准
0 期	无脱垂
Ⅰ 期	脱垂最远端距离处女膜缘上 1cm
Ⅱ 期	脱垂最远端距离处女膜缘上下＜1cm
Ⅲ 期	脱垂最远端距离处女膜外侧＞1cm
Ⅳ 期	整个下生殖道脱垂

4. 盆腔疼痛

盆腔疼痛是女性常见的、可导致某些功能障碍的疾病,包括膀胱疼痛综合征、妇科原因的急慢性盆腔痛、结直肠疾病相关的盆底痛。疼痛特点可以表现为下腹牵拉痛、性交疼痛、外阴疼痛、膀胱疼痛综合征等。膀胱疼痛综合征是一种有尿急、尿频和膀胱区或骨盆区疼痛的综合征,病因尚不清楚,90％以上的患者为女性,目前也被认为是盆底功能障碍之一,是导致慢性盆腔疼痛的主要病因之一。妇科原因相关的盆腔痛包括急性盆腔痛和慢性盆腔痛。急性盆腔痛要注意与急腹症鉴别,慢性盆腔痛分为与月经周期相关的周期性慢性疼痛和与月经周期无关的非周期性慢性盆腔痛。与结直肠疾病相关的盆底疼痛可见于炎症性肠病、功能性疾病、盆底肿瘤、术后并发症等。膀胱及尿道疼痛影响前盆腔,外阴阴道疼痛影响中盆腔,肛门直肠疼痛影响后盆腔。

二、病　因

盆底功能障碍与老龄化、妊娠与分娩、中枢及周围神经损伤、肥胖均有密切关系[2-8]。

1. 老龄化因素

老龄化会引起尿路功能及解剖上的改变,随着年龄的增长,体内性激素水平下降,盆底支持组织松弛,张力减退。绝经后性激素减退,由于雌激素缺乏,尿道上皮萎缩,黏膜下血管减少,引起尿道闭合障碍;胶原纤维减少,对尿道及膀胱的支撑力下降,影响尿控及增加盆底膨出的风险。

2. 妊娠及分娩造成盆底损伤

妊娠和分娩使机体激素分泌出现变化,从而引起盆底结缔组织胶原代谢改变,导致盆底支持组织松弛。妊娠及分娩过程可造成盆底肌肉损伤、盆底神经损伤和盆内筋膜损伤。经产妇尿失禁、盆腔器官脱垂的发生率高于非经产妇。

3. 中枢神经损伤

盆底运动控制需要中枢神经支配会阴区域、盆底肌肉完整以及前、中和后盆腔器官的协调运动,任何一个环节的异常都会导致盆底功能障碍。脑及脊髓损伤会导致盆底肌肉整体功能活动的协调控制障碍。

4. 周围神经损伤

腰骶神经根损伤、马尾神经损伤及会阴神经损伤都会引起盆底肌肉失神经支配,从而造成盆底肌肉弛缓性瘫痪。

5. 肥　胖

有研究证实,肥胖症与尿失禁存在相关性。Hunnskaar 通过文献回顾性分析认为,肥胖症是女性尿失禁的危险因素之一。体重指数(BMI)过高、腰臀比过大和腹型肥胖可能是女性尿失禁的独立危险因素。

6. 长时间腹压增加

慢性咳嗽、习惯性便秘、盆腔肿瘤及重体力劳动等均可使腹内压力增加,导致盆腔器官脱垂和尿失禁。

7. 疾　病

高血压、糖尿病、慢性呼吸系统疾病等均可诱发或加重尿失禁。

8. 吸　烟

吸烟与尿失禁的发病有明显关系。Bump 等[2]研究发现,每天吸烟 20 支以上者发生尿失禁的风险高于不吸烟者和吸烟量少者。烟草中的尼古丁可刺激膀胱不稳定收缩。吸烟可干扰胶原合成,同时吸烟引起慢性咳嗽可增加腹压,导致尿失禁的发病率增高。

三、盆底功能障碍的病理生理

1. 盆底肌肉的解剖

盆底由多层肌肉组织和支持它们的筋膜组成。这些组织跨越盆腔,形成一个强大的水平方向的平台。这些软组织层在尿生殖裂孔或骨盆出口区域从前向后分别有尿道、阴道和直肠通过[9-10]。

骨盆肌肉被分为三个不同的层面:浅肌层、尿生殖膈和盆膈。①浅肌层:具有协助性功能的作用,但对盆腔器官没有支持作用,包括坐骨海绵体肌(协助男性阴茎和女性阴蒂的勃起)、球海绵体肌(收缩男性尿道和女性阴道口)和会阴浅横肌(帮助支持会阴)。②尿生殖膈和会阴体:这部分肌肉形成一个协调的单位。盆腔器官支持系统由含有尿道、膀胱的前室和含有肛门、直肠的后室组成。会阴体则代表尿生殖膈两个半部之间的中央连接。③盆膈:包括肛提肌及覆盖的筋膜,这两者对女性盆腔器官的支持都起到关键的作用。

肛提肌包括耻尾肌、耻骨直肠肌和尾骨肌三个部分。①耻尾肌:由一对"U"形吊带状肌肉组成,起于耻骨,形成一个内侧围绕直肠、阴道的吊带,止于对侧耻骨,起到支持肛管和缩小泌尿生殖裂孔的作用。该肌肉大部分内侧的肌纤维插入阴道壁,后部的肌纤维则进入肛门直肠,以巩固这些结构并关闭生殖裂孔。耻尾肌的前部肌纤维附于阴道前壁,形成耻骨阴道肌;一部分附于会阴体,更多后部肌纤维附于直肠后壁,形成耻骨直肠肌。耻尾肌收缩时的作用好比一条束带,将直肠、阴道、尿道压缩向耻骨,以确保泌尿生殖开口的关闭。②耻骨直肠肌:形成另一对带状肌肉,从耻骨连接到肛门直肠角,对肛门括约功能起重要作用。③尾骨肌:位于肛提肌的后部分,是一块薄片状肌肉,起于骨盆的侧壁,进入直肠后面的骨盆出口,从每个盆腔侧壁肛提肌腱弓插入到尾骨和肛门尾骨缝。相比于耻尾肌和耻骨直肠肌,尾骨肌形成了一个"提板",作用相当于一个不动的肌肉板(而非吊索机制)。在耻骨直肠肌收缩将内脏移向耻骨的过程中,尾骨肌也为内部器官提供了支持。过去认为尾骨肌是盆腔隔膜的一部分,然而现代解剖学认为尾骨肌和梨状肌属于靠近盆腔后壁的肌肉。

横截面观,骨盆上方形成一个空腔,类似一个内部的隔室,由两侧壁、前后壁以及盆底围成。较短的前壁由耻骨构成;后壁靠近梨状肌和尾骨肌;两侧壁由闭孔内肌形成,由肛提肌腱弓分开(盆膈的起源);盆底由肛提肌的水平部分组成,形成承托内部脏器的平台。

2. 盆底肌肉的生理学

盆底肌肉自发的、集中的收缩产生了上抬和挤压尿道、阴道和直肠的作用。据估计,70%的尿道外括约肌关闭尿道的压力来自于肛提肌和尿道括约肌的收缩,其余30%起源于横向会阴肌。由于肛提肌的位置水平,因此行走、奔跑、高冲击活动中增加的重力作用以及打喷嚏、咳嗽、上提过程中腹腔内压力增加均会对该肌肉造成影响。咳嗽、Valsalva动作、用力排便增加的压力比举起5kg重物增加的压力高出4～5倍。在重力、腹腔内压力波动变化期间,肛提肌通过收缩或舒张肌肉以调节静息状态下的压力变化。在这种动态调节过程中,提肌板会上升或下降2～3cm。

3. 病理生理

(1)盆底肌肉损伤:妊娠期间,子宫对生殖裂孔有一个垂直向下的压力,腹内压力矢量向前,典型表现为脊柱前凸过度。这种状态下,会阴盆底不利于肛提肌收缩和放松。同时,妊娠的子宫在会阴前部薄弱区域产生一个持续的异常压力,在分娩过程中使会阴后部伸展延长,导致肛提肌、耻骨直肠肌和尾骨肌损伤。有研究对有压力性尿失禁和盆腔器官脱垂症状的经产妇行MRI检查发现,肛提肌体积明显减小,肛提肌裂隙宽度明显增大[6]。

(2)盆底神经损伤:骨盆的直接压迫和分娩时产道的伸长牵引损伤易造成盆底神经损伤,引起盆底肌肉的失神经支配而出现无力。

(3)盆内筋膜损伤:筋膜不易伸展而容易断裂,重力作用和腹腔内压力通过骨盆肌肉传递,带给盆内筋膜长期的过度负荷时容易产生损伤。泌尿生殖裂孔形成了一个盆底中心的薄弱点。如果创伤或外伤导致肛提肌的完整性受到损伤，它支持内部脏器的功能就会被削弱而出现盆腔器官脱垂。妊娠本身会使盆底筋膜拉伸，使盆底筋膜变得更薄弱，而分娩过程更可能导致盆底筋膜的断裂。

（4）盆底肌肉挛缩及过度活跃：盆底肌肉挛缩、延展性降低可导致阴道口狭窄和对压力的过度敏感，这可能是外阴疼痛的机制之一。肌肉高张力引起阴道口开放受限、尿生殖膈狭窄，不仅导致阴道口狭窄，也可能导致局部缺血和周围组织的感觉敏感性增加。慢性过度活动的肌肉失去弹性和延展性，会引起括约肌静息功能减退，导致膀胱排空时负荷增加以及痔疮和肛裂的发生风险提高。盆底肌肉的过度活动同样导致大肠蠕动功能受到抑制，影响排空。此外，肌肉过度活动引起局部缺血、缺氧、代谢产物形成（乳酸、钾、花生四烯酸）、肌肉内血流改变、增敏剂释放（如缓激肽、5-羟色胺）、炎症、红斑、水肿形成、肌肉硬化，都属于导致疼痛的机制。

参考文献

[1]Minassian V A，Drutz H P，Al-Badr A. Urinary incontinence as a world problem [J]. Int J Gynec Obstet，2003，82(3)：327-333.

[2]Bump R S，Mcclish D M，Jingu K，et al. Cigarette smoking and pure genuinestresss incontinence of urine：A comparison of risk factors and determinants between smokers and nonsmokers[J]. Am J Obstet Gynecol，1994，170(2)：579-582.

[3]Brown J S，Grady D，Ouslander J G，et al. Prevalence of urinary incontinence and associated risk factors in postenopausal women[J]. Obstet Gynecol，1999，94：66-70.

[4]Hunskaar S，Lose G，Sykes D，et al. The prevalence of urinary incontinence in women in four European countries[J]. BJU Int，2004，93：324-330.

[5]Aukee P，Penttinen J，Ajraksinen O. The effect of aging on the electromyogramphicactivity of pelvic floor muscles：A comparative study among stresss incontinence patients and asymptomatic woman[J]. Maturitas，2003，44：253-257.

[6]Parente M P，Natal-Jorge R M，Mascarenhas T，et al. Deformation of the pelvic floor muscles during a vaginal delivery[J]. Int Urogynecol J，2008，19：65-71.

[7]Mommsen S，Foldspang A. Body mass index and adult female urinary incontinence [J]. World J Urol，1994，12：319-322.

[8]Aukee P，Penttinen J，Airaksinen O. The effect of aging on the electromyographic activity of pelvic floor muscles：A comparative study among stress incontinent patients and asymptomatic women[J]. Maturita，2003，44：253-257.

[9]Delancey J. Functional anatomy of the pelvic floor and urinary continence mechanism. In：Schussler B，Laycock J，Norton P，et al. (eds.) Pelvic Floor Re-education：Principles and Practice[M]. London：Springer-Verlag，1994.

[10]Ashton-Miller J A，Delancey J L．Functional anatomy of the female pelvic floor [J]．Ann NY Acad Sci，2007，1101：266-296．

第二节　表面肌电图在盆底功能障碍中的应用

近年来,随着表面肌电信号检测技术的进步和推广,其在盆底功能障碍评估中的应用越来越受到人们的重视。盆底是不可直视的部分,但其盆底肌肉收缩是可感触的。盆底肌肉收缩引起的会阴体运动,可通过肌肉表面肌电信号来测量。表面肌电图(sEMG)作为评估肌肉功能的主要方式,能够协助诊断异常的盆底肌肉状态引起的盆底功能障碍,是早期检测和预测盆底肌肉松弛性疾病的有效方法。sEMG 应用于盆底功能障碍评定,主要优点是非侵入性、客观,适用于保守治疗[1]。

一、尿失禁的 sEMG

sEMG 被广泛应用于尿失禁的诊断和治疗,具有安全、无创、费用低的优点。sEMG 可以区分不同类型的失禁。盆底肌肉的 sEMG 评估具有良好的可靠性和预测价值。前后多次评定,其结果稳定可靠。有研究结果提示,间隔 4 周测试盆底肌肉的 sEMG,两次评估结果具有显著的相关性[2]。

有研究发现,与盆底具备自控能力的女性相比,压力性和急迫性尿失禁女性患者表现出明显的盆底肌肉收缩力量下降[3]。相比于未生育女性,经产妇盆底肌肉表现得更加无力[4]。围绝经期和绝经后未使用激素替代治疗的盆底肌肉张力相较于更年期对照组和绝经后使用激素替代治疗的女性更弱[5]。

在一项观察 173 名健康人和 144 名尿失禁女性的研究中,研究者利用阴道 sEMG 以明确盆底肌肉功能变化是否与年龄、分娩相关[6]。该研究发现,多年保持盆底自控能力的女性拥有正常的盆底功能,而压力性尿失禁、急迫性尿失禁、混合性尿失禁的女性患者表现出 sEMG 活动随着年龄的增长而依次减少。在该研究中,不同尿失禁患者组之间没有显著的差异,可能存在共同的病理生理机制。sEMG 结果提示尿失禁患者盆底-阴道神经肌肉功能进一步恶化。

在一项严格对照的研究中比较了 57 名 SUI 患者组与相同年龄、BMI、生产次数、子女出生体重的对照组的盆底肌肉收缩情况,sEMG 表现出快速收缩峰值(SUI 患者组为 $14.56\mu V$,对照组为 $21.67\mu V$)的显著差异[7],提示盆底肌肉功能的 sEMG 评估有助于预测和诊断 SUI,具有重要的临床应用价值。

另一项研究比较了 31 名真性 SUI 患者和 35 名对照组,同样发现了 sEMG 读数在仰卧位、站立位的快速收缩时有明显差异[8]。取仰卧位时,患者组 sEMG 值为 $17.0\mu V$,对照组为 $19.5\mu V$;取站立位时,患者组 sEMG 值为 $12.9\mu V$,对照组为 $18.2\mu V$。sEMG 评估显示,尿失禁患者活动减少,尤其在站立位时。在回归分析中,两组的 sEMG 值都与年龄相关,而与分娩情况、BMI、会阴侧切无关。其他研究则显示,sEMG 对分娩敏感。结果的差异可能源于不同的实验设计中测量盆底肌肉活动的类型(例如强直对应相位收缩)以及所用设备的敏感性[9]。

肌肉反射在骨盆肌肉静息状态的调节中起到重要作用。在健康人身上,骨盆肌肉的sEMG活动在患者上举、咳嗽或者快速体位变化之前有所增加。咳嗽时,sEMG研究显示尿道内压力和肛门外括约肌的激活时间要优先于肋间、腹部肌肉的收缩100～240ms。这种活动的增加似乎是预先计划的,并根据活动的强度进行调整。这种反射的减弱或者缺失会导致括约肌活动的预期准备延迟,并与压力性尿失禁相关[10-11]。

二、外阴疼痛的 sEMG

许多 sEMG 研究已经明确骨盆肌肉功能障碍和会阴疼痛症状之间的联系[12]。早期研究侧重于外阴疼痛中盆底高张性和肌肉不稳定性。其后的研究重在反映 sEMG 特征表现与外阴疼痛的关系。研究发现,88%的外阴疼痛可通过 sEMG 进行鉴别。76%外阴疼痛的女性表现出静息基线增高超过 2.0μV(高张性);65%表现为低收缩振幅(无力);93%表现为更高的静息标准差读数,定义为超过 0.20(不稳定性);87%显示收缩后募集恢复减弱,0.2s 或更少(应激性);以及 69%受试者中,肌肉募集的特点是低频肌纤维活动(疲劳)。该研究中,88%的患者至少需满足前面提到的标准中的 3 条,诊断方可明确。满足以下 3 条:①肌肉的不稳定性;②应激性;③高张性;再加上一条其他可选标准:④疲劳;⑤肌无力。

sEMG 研究可以明确肌肉激活的异常模式。研究发现,90%有性交痛的女性被证实存在盆底病变。外阴疼痛患者发现有常见的其他并存病,及与盆部潜在的高张力相关。另一项最近的研究利用 sEMG 评估了 529 名外阴疼痛患者,进一步解释了肌肉过度反应和外阴疼痛症状的潜在关系,通过比较治疗前后盆底肌肉静息基线,以标准偏差数据衡量的静息时肌肉稳定度、时相性和强直性收缩波幅,评估盆底肌肉功能状态[13]。伴随 sEMG 协助下的盆底肌肉再训练,治疗前后的数据中有意义的差异包括以下几个方面:①肌肉静息基线降低;②肌肉不稳定性降低;③强直收缩的波幅增加;④时相性收缩的波幅增加。这些变化确认盆底肌肉功能正常化与外阴疼痛症状减轻相关。但 sEMG 读数与疼痛严重程度并无关联,即通过 sEMG 读数不能直接推断疼痛严重程度,只能反映肌肉活动。

三、阴道痉挛的 sEMG

在 sEMG 研究中,阴道痉挛则被定义为"持续至少 1min 的收缩,无法自主缓解,伴随sEMG 读数相较于静息基线至少有 15μV 的上升"。早期的一项以痉挛为基准的阴道痉挛诊断标准的可靠性研究,检测了对盆底肌肉自主控制的水平[14]。该研究利用阴道内sEMG 探测针评估盆底肌肉功能,以及利用 sEMG 电极监测周围肌群的活动(臀肌、内收肌、腹部肌肉),对比观察在轻微收缩、保持 10s 的收缩、逐渐收缩时,67 名阴道痉挛患者与 43 名对照组的自主控制能力。研究结果显示:阴道痉挛患者组与对照组的静息基线没有差异(两组平均值均为 1.36μV);轻微收缩时,波幅无明显差异[对照组为(4.48±2.4)μV;患者组为(3.7±2.6)μV];保持 10s 的收缩时,波幅无明显差异;随时间的推移两组都有明显肌肉疲劳;辅助肌肉加入时,两组盆底收缩波幅都有所上升[15]。

参考文献

[1]Glazer H I, Romanzi L, Polaneczky M. Plevic floor muscle surfaceelectromyography: Reliability and clinical predictive validity[J]. J Reprod Med, 1999, 44: 779-782.

[2]Gunnarsson M, Mattiasson A, Gakkai B, et al. Female stress, urge and mixed urinary incontinence are associated with a chronic and progressive pelvic floor/vaginal neuromuscular disorder: An investigation of 317 healthy and incontinent women using vaginal surface electromyography[J]. Neurourol Urodynam, 1999, 18: 613-621.

[3]Zhang Q, Wang L, Zheng W. Surface electromyography of pelvic floor muscles in stress urinary incontinence[J]. Int J Gynecol Obstet, 2006, 95: 177-178.

[4]Resende A P, Petricelli C D, Bernardes B T, et al. Electromyographic evaluation of pelvic floor muscles in pregnant and nonpregnant women[J]. Int Urogynecol J, 2012, 23(8): 1041-1045.

[5]Pauliina A, Jorma P, Paula I, et al. Intravaginalsurface EMG probe design test for urinary incontinence patients[J]. Acupunct Electrother Res, 2002, 227(1): 37-44.

[6]Noblett K L, Jesen J K, Ostergrad R. The relationship of body mass index to intraabdominal pressure measured by multichannel cystometry[J]. Int Urogynecol J Pelvic Floor Dysfunct, 1997, 8: 323-326.

[7]Stüpp L, Resende A P, Petricelli C D, et al. Pelvic floor muscle and transversusabdominis activation in abdominal hypopressive technique through surface electromyography[J]. Neurourol Urodyn, 2011, 30(8): 1518-1521.

[8]Giralte B F, Bakker E, Grise P. Evaluation of the electromyography activity of pelvic floor muscle during postural exercises using virtual video games Wii Fit Plus: Analysis and perspectives in rehabilitation[J]. Prog Urol, 2014, 24(17): 1099-1105.

[9]Grape H H, Dedering A, Jonasson A F. Retest reliability of surface electromyography on the pelvic floor muscles[J]. Neurourol Urodyn, 2009, 28(5): 395-399.

[10]Madill S J, Harvey M A, McLean L. Women with stress urinary incontinence demonstrate motor control differences during coughing[J]. J Electromyogr Kinesiol, 2010, 20(5): 804-812.

[11]Deffieux X, Hubeaux K, Porcher R, et al. External muscle and external anal

sphincter electromyographic recordings during cough in healthy volunteers and in women presenting with stress and urinary incontence[J]. Int Urogynecol J, 2007, 18(Suppl 1): S9-S10.

[12]Thompson J A, O'Sullivan P B, Briffa N K, et al. Altered muscle activation patterns in symptomatic women during pelvic floor muscle contraction and Valsava-manoeuvre[J]. Neurol Urodyn, 2006, 25: 268-276.

[13]Engmann M, Lindehammar H, Wijma B. Surface electromyography diagnosis in women with partial vaginismus with or without vulvar vestibulitis and in asymptomatic women[J]. J Psychosom Obstet Gynecol, 2004, 25: 281-294.

[14]Glazer H I, Jantos M, Hartman E H, et al. Electromyographic comparisons of the pelvic floor in women with dysestheticvulvodynia and asymptomatic women[J]. J Reprod Med, 1998, 43: 959-962.

[15]Gee A S, Jones R S, Durdey P. On-line quantitative analysis of surface electromyography of the pelvic floor in patients with faecal incontinence[J]. Br J Surg, 2000, 87(6): 814-818.

第三节　临床常用表面肌电图检测方法

sEMG 评估过程中,采用阴道/肛门内电极探头评估骨盆肌肉功能。患者通常取半仰卧位进行收缩、放松活动,由专业人员指导患者收缩盆底肌肉。检测患者在膀胱截石位时的盆底肌肉表面肌电信号,包括盆底左右两侧肌肉收缩时的峰值及舒张时的静息值。

常用的 Glazer 盆底 sEMG 评估方案是由 Glazer 提出的,为盆底肌肉活动的测量提供了一种标准的模式,也为正常人及伴有盆底肌肉功能障碍的人提供了一种描述表面肌电的数据库,称为 Glazer 记录法[1]。

一、目　的

1. 基线测试:了解静息状况下盆底肌肉的变动情况。
2. 快速收缩测试:评估阶段性抽动的速度,分析快速活动肌纤维。
3. 兴奋型肌纤维活动测试:帮助判断快肌及慢肌纤维的功能。
4. 肌纤维耐力测试:帮助确定参与持久性收缩的肌纤维的类型。
5. 评估在一系列的收缩后,休息时肌电的幅度和变化性。

二、动作模式

1. 放松测试 60s(基线测试)

放松测试 60s(基线测试)即 60s 的基线记录。在安静状态下,测量盆底肌肉 sEMG

在平均振幅、标准差、方差(例如信号振幅的标准差)等的基线水平。这是在安静状态下对盆底肌肉 sEMG 的振幅及其变动情况进行最初的评估。

2.快速收缩 5 次/放松 10s(快速收缩测试)

一系列的 5 次快速收缩或抽动,每次收缩前休息 10s,并做以下测量记录,包括休息期间的 sEMG 平均振幅和标准差、快速收缩时的最高峰的平均值以及产生收缩所需的时间,从而可记录和评估收缩时 sEMG 的最大幅度和阶段性抽动的速度,并能评估快速活动肌纤维对静息电位的影响。

3.收缩 10s/放松 10s(兴奋型肌纤维活动测试)

一系列的 5 次快速收缩,每次收缩前休息 10s。测量休息和收缩期间信号的平均幅度、标准差和均方,同时也测量收缩时的功率密度谱频的中位数以及肌肉收缩和松弛发生所需的平均时间。这可用于测验兴奋或紧张性肌纤维活动,能帮助确定参与收缩的肌纤维类型、收缩的程度以及兴奋收缩对静息电位的影响。

4.连续 60s 收缩(收缩前后都放松 10s,肌纤维耐力测试)

一次持续 60s 的收缩,在收缩前后均休息 10s。测量:休息和收缩期间信号的平均幅度、标准差和均方,收缩时的功率密度频谱的中位数以及在收缩期间信号幅度的下降情况。这部分被称为肌纤维耐力测验,它有助于评估参与持久性收缩的肌纤维的类型。在评估期间,临床学家和治疗师都能看到一个偏离正常的读数。但正常值会因所使用的硬件、信号产生过程以及所使用的软件类型不同而不同。一般来说,在基线前和基线后的平均静息电位为 $2\mu V$,标准差为 $0.2\mu V$;收缩时,信号的高峰平均值为 $30\sim35\mu V$,产生收缩的时间为 0.2s。兴奋性(紧张性)收缩时,信号的高峰平均值为 $20\sim25\mu V$,标准差为 $2.5\mu V$,产生收缩和恢复所需的时间不到 1s。一般来说,兴奋性收缩期间的静息电位幅度的平均值不会超过兴奋性收缩电位幅度的 10%。持久性收缩的幅度为 $20\mu V$,在整个 60s 持久性收缩期间,信号的振幅不下降或几乎不下降。在测量前,应该让患者观看阴道或肛门传感器,并且给患者详细介绍传感器的插入方法,其中包括传感器插入的方向以及润滑油的合理使用等。

5.再次 60s 的基线记录

持续收缩 60s,让患者休息一段时间,在休息期间测量信号 sEMG 的平均振幅、标准差及其均方。这部分测量记录的目的是确定在进行一系列的收缩试验以后,休息时肌电的幅度及其变化性。

参考文献

[1]Glazer H I,Romanzi L,Polaneczky M. Pelvic floor muscle surface electromyography:Reliability and clinical predictive validity[J]. J Reprod Med,1999,44(9):779-782.

第九章

步态分析

第一节　步态分析相关介绍

一、步态分析的概念

步行指在神经系统控制下,下肢肌群有规律地收缩,通过双脚的交互动作,移行机体的人类特征性活动。而步态是一个很复杂的运动学问题,主要是指人类步行的行为特征,受人类行为习惯、职业、教育、年龄、性别或疾病等因素的影响,是身体各部位多种运动协调的结果[1]。

步行周期是指从一侧足跟着地到该侧足跟再次着地的时间过程,主要分为支撑相和摆动相两个时相[2]。支撑相主要包括足跟接地、足掌着地、支撑中期、足跟离地、足趾离地 5 个环节。摆动相由加速期、摆动中期、减速期这 3 个环节构成。在一个正常的步行周期中,支撑相约占 60% 的时间,其中 10% 的时间为双支撑相,摆动相约占 40% 的时间。

步态分析(Gait analysis,GA)就是研究人类步行规律的检查方法,旨在通过生物力学和运动学等手段,揭示导致步态异常的不同影响因素,从而指导康复评估和治疗等[1]。临床上,通过观察运动的对称性和平稳性,测量步幅的长度、宽度和节奏等参数,对患者进行步态分析,可以评估患者是否存在异常步态以及步态异常的模式和程度,为分析异常步态产生的原因和矫正异常步态制订治疗方案提供必要的依据,甚至可用于协助制订手术方案等。

对正常人在常速步行下的步态分析主要关注髋、膝、踝关节的屈伸运动,身体重心的运动,骨盆的运动,肌肉的运动以及步行能耗情况。步行中,多组肌肉的协调收缩起到平衡身体、加速、减速及吸收震动的作用,利用多导联的动态肌电图可以观察各组肌肉的工作,分析肌肉收缩的时机和程度。目前,一套完整的步态分析系统主要包括动态肌电活动分析、运动学分析、运动力学分析及能耗评测及时间-距离参数评测等方面。

二、步态异常与常见异常步态

步态异常的常见分类有支撑相障碍和摆动相障碍。支撑相障碍主要包括支撑面异常、肢体不稳或躯干不稳等;摆动相障碍主要包括肢体廓清障碍、肢体行进障碍等。多数情况下,异常步态常合并存在,但也可以孤立存在。常见的异常步态主要分为以下几种[2]。

1. 肌肉软弱步态

周围神经损伤或其他多种因素所致的部分肌肉选择性软弱,可导致特定典型的异常步态。

(1)胫前肌无力:患者出现足下垂,廓清障碍,患肢摆动相屈髋、屈膝代偿性增大,称为跨槛步态。若患者胫前肌无力较轻,则患者在支撑早期因控制欠佳可出现足掌拍地的情况。

(2)小腿三头肌无力:患者因支撑相后期足后蹬无力而出现对侧步幅缩短,患肢离地时间延迟,髋下垂。

(3)股四头肌无力:患者出现支撑期膝关节被动过伸,严重者可出现膝关节被动伸膝机制受损,常见用手后压大腿使膝关节被动过伸从而使下肢得到支撑,也称为扶膝步态。

(4)臀大肌无力:患者因支撑期出现伸髋无力,故常需后仰躯干以维持被动伸髋动作,同时也控制身体惯性前冲动作,称为挺胸凸肚步态。

(5)臀中肌无力:患者因髋关节侧向稳定欠佳,故在支撑期身体需侧向患肢以增加患侧髋关节的稳定性,同侧利于对侧摆动相的启动,如两侧臀中肌受损,则身体左右摇摆,出现典型的鸭步。

2. 肌痉挛步态

上运动神经元损伤等原因所致的肌张力增高常常可以引起不同的步态变化。

(1)偏瘫步态:脑卒中患者常可出现典型或不典型的偏瘫步态,患者足下垂内翻,膝过伸,下肢摆动相外展、外旋呈现画圈步态,同时因患侧肢体无力,步行时身体常常偏向患侧以维持躯干的稳定。

(2)交叉步态:常见于脑瘫患者及高位截瘫所致双下肢肌张力增高患者,又称为剪刀步态。患者因双侧内收肌痉挛出现步行时双膝交叉,步宽或足支撑面缩小,致使平衡困难,同时影响摆动相地面廓清和肢体前向运动,严重者甚至不能步行。

3. 关节挛缩步态

步行时,下肢髋、膝、踝关节产生一定的运动角度以维持正常的步态。下肢关节活动度缩小至一定角度时,可引起步态改变;关节挛缩时,步态改变更加明显。

(1)髋屈曲挛缩:可见代偿性腰椎过伸及对侧步幅缩短;髋关节屈曲挛缩至30°以上时,可出现短腿步态。

(2)膝伸直挛缩:患者因膝关节屈曲不充分,可出现患肢摆动相下肢外展或骨盆上抬。

(3)踝跖屈挛缩:患者因足跟不能着地而出现马蹄足,可出现患肢摆动相代偿性髋膝过度屈曲,也称为跨槛步态。该类患者支撑期可出现小腿上端被动后摆,久之可出现膝过伸步态。

4. 关节不稳步态

如髋关节脱位患者因髋关节不稳,导致患者在摆动期出现下肢控制障碍,出现步行时左右摇摆如鸭步等情况。

5. 短腿步态

如一侧下肢缩短3cm以上,在患肢支撑相可见同侧骨盆及肩部下垂,常见患肢跖足代偿性步行。

6. 疼痛步态

患者患侧疼痛时,常为了减轻疼痛而缩短患侧支撑相,对侧下肢摆动相速度加快、步长缩短,也称为短促步。

7. 其他步态

(1)共济失调步态:患者因小脑或前庭功能受损,出现步行间距大小不一,步幅、步数不规则等情况,步行时全身不稳,又称为醉酒步态。

(2)帕金森步态:患者呈现短而急促、阵发性加速及不能随意停止等步态,称为慌张步态或前冲步态。

参考文献

[1]励建安,孟殿怀.步态分析的临床应用[J].中华物理医学与康复杂志,2006,28(7):500-503.

[2]周士枋.实用康复医学[M].南京:东南大学出版社,1998.

第二节　步态障碍的表面肌电研究现状

相对于针极肌电图的有创性和采集范围限制等缺点,sEMG由于具有无创性、整体性、多导测量等优点,近年来不仅被用于基础科学的研究,而且被广泛应用于临床评估、术前评估和手术方案的制订等,例如人工关节置换术前后、脑瘫患儿矫正术前后的评定,假肢、矫形器和其他辅助器具功效的评价,以及对运动损伤、偏瘫步态、足下垂步态等病理步态的评定等[1]。

一、正常人步态分析的表面肌电评估

步态分析是一个十分复杂的分析系统,要了解步态异常患者的下肢表面肌电特征,首先需对正常人步行时的下肢表面肌电特征有一定的了解。目前,国内外已有不少学者对正常人步行时的表面肌电特征进行了一定的研究。

sEMG 原始波形可显示肌电活动的发生和静息情况,在不考虑波幅的情况下可分析肌电活动的起始和结束关系。早在 1976 年,国外学者 Duto 等[2]对正常人步行时表面肌电特征的分析研究中就发现,步行时,受试者胫前肌在支撑相早期和摆动相早期存在两个肌电峰值,小腿三头肌仅仅在支撑相足蹬地时出现一个肌电峰值。腘绳肌则在摆动相的减速期出现一个活动峰值,股外侧肌则在摆动相到支撑相转换时出现一个肌电峰值,在步行周期中,摆动相大约占 39.6% 的时间,而支撑相则大约占 60.4% 的时间。这个研究结果与后来的研究结果基本一致[3]。但该研究者在采用最大肌肉收缩时的肌电值对受试者步行时各个肌群的肌电活动程度进行标准化分析后发现,个体间各个肌群的肌肉激活程度差异仍然很大。1984 年,Yang 等[4]进一步研究了正常人步行时下肢表面肌电在不同的标准化方法后肌肉激活程度的个体之间差异,发现特定的标准化方法如某一肌肉肌电活动总体均值的峰值或平均值作为标准化后得到的肌肉激活程度在个体间的差异明显减少。因此,也提示适当的肌电标准化方法可以在一定程度上减小步行时肌肉激活的个体间差异,从而增加表面肌电作为步态分析工具的灵敏度。

国内学者李青青等[5]发现健康人正常步行时胫前肌几乎呈持续激活状态,但在支撑相早期和摆动相早期存在两个活动高峰。此外,胫前肌群肌电活动存在着优势侧与非优势侧的微小差异。胫后肌群在摆动终末期可检测到一个较小的肌电活动波形,说明摆动终末期胫后肌群存在一定的肌电活动。黄萍等[6]近年研究了正常青年人自然步行时下肢的肌电活动特征,发现下肢肌肉肌电活动随步态周期呈活动与静止周期性变化、左右侧同名肌肉交替活动。其中,股直肌在着地反应期和最终摆动期活动状态,在其他时间处于电静息状态;股二头肌在着地反应期和最终摆动期处于活动状态,在其他时间处于电静息状态;胫前肌在着地反应期和摆动相的肌电处于活动状态,在其他时间的肌电处于电静息状态;腓肠肌内侧在站立中末期和摆动前期即在全足着地至足趾离地前存在明显活动,在着地反应期和摆动期则处于较长的静息状态。

总之,正常人常速步行时,在支撑相早期,足跟着地,踝关节发生跖屈,胫前肌群发生离心收缩以控制跖屈时的稳定性,股二头肌向心收缩及股直肌离心收缩,使膝关节缓慢屈曲,身体重心线前移,故此时股直肌、股二头肌、胫前肌的肌电活跃,腓肠肌肌电不活跃;完全跖屈后,踝关节发生背伸,腓肠肌群离心收缩控制踝背伸稳定,因此,在支撑相中晚期和摆动相前期可见腓肠肌肌电活跃,股直肌、股二头肌、胫前肌的肌电处于都息状态;在摆动相时,踝关节再次背伸,胫前肌发生向心性收缩,在摆动相后期,股直肌和股二头肌相互收缩控制下肢摆动,故此时股直肌和股二头肌肌电处于活跃状态[7]。

近来也有研究发现,正常年轻人步行时,腓肠肌和胫前肌的协调收缩出现在支撑相早期、中期和摆动相中,仅仅在约 1/5 的步态周期时间中两者单纯独立收缩[8]。由此提示,两者相互拮抗的协调收缩效应在维持正常步行的稳定性和协调性方面有着重要的作用。

由此可见,正常人在步行时下肢肌群的肌肉收缩模式虽然有一定差异,但是采用运动学、运动力学和动态肌电分析等手段仍可发现一些共性的规律。只有了解正常人的步态特征和步行时动态肌电特征,才能对异常的步态特征进行更有针对性地评估和指导。

二、异常步态的表面肌电评估

如前所述,常见的异常步态分类较多,可由肌肉痉挛、肌肉软弱或关节挛缩等因素所致。故不同的异常步态常表现为不同的肌肉收缩模式。对这些异常的肌肉收缩情况进行表面肌电评估分析,明确不同肌肉活动与步态周期时相之间的关系,为异常步态成因查找、疾病的评估和治疗方案的制订提供更多有利的信息。

不同病种的异常步态常以一定的模式出现。如脑卒中患者的偏瘫步态常表现为下肢外展、外旋,同时伴有足下垂和足内翻;而足内翻不仅可见于脑卒中患者,也可见于脑瘫患儿,以及某些导致胫前肌群和胫后肌群协调收缩失调的疾病患者。然而,我们在研究一个患者的异常步态时常需要进行整体考虑,如足内翻异常可导致膝关节、髋关节屈伸控制甚至骨盆倾斜角度的变化,故在翻阅国内外大量文献后,本文对异常步态的介绍还是基于不同的疾病特点下的异常步态模式。以下就介绍一些常见的异常步态的表面肌电特征研究分析。

1. 偏瘫患者步态的表面肌电研究

脑卒中后偏瘫患者最主要的功能障碍之一就是步行能力的下降。偏瘫患者因中枢性病变造成患侧上肢屈肌和下肢伸肌痉挛,而导致整个步态周期中髋、膝伸直痉挛,髋内旋,足下垂及内翻,易出现足外侧或足前部着地导致廓清障碍,行走时患肢沿弧线摆动经外侧回旋向前,形成典型的"画圈"步态。所以步态的不对称性及胫后肌群等下肢伸肌群的过度活动是偏瘫步态的最主要特点。

早在 1952 年,Hirschberg 等[9]学者就曾采用表面肌电研究了偏瘫患者的下肢臀中肌、长收肌、半腱肌、股外侧肌、内侧腓肠肌、胫骨前肌等肌肉的激活情况,发现大部分下肢肌群的激活程度较正常人减少,其中股四头肌和腘绳肌激活时间明显延长,而臀部肌肉的激活模式与正常人的模式相近。然而,脑卒中患者损伤部位、范围、类型不同以及患者所处的恢复时期不同,使得偏瘫步态所呈现的模式也不同。Chen 等[10]研究发现,不同 Brunnstrom 分期的脑卒中患者的患侧下肢肌肉激活模式并不一致。其中,在 Brunnstrom 分期 V 和 VI 期的患者中,下肢肌群的肌肉激活模式更为多样化。

主动肌和拮抗肌的协同收缩是正常人步行时控制下肢稳定的一个重要机制。在正常步态中,小腿肌群主动肌和拮抗肌的协同收缩时间略短,而大腿肌群的协调收缩时间稍长。目前普遍认为,偏瘫侧下肢拮抗肌群的协同收缩运动失调为偏瘫步态的主要特征,常表现为腓肠肌的过度激活与胫前肌的激活减弱。研究发现,偏瘫步态单腿支撑期肌肉共激活持续时间缩短与步行的稳定性下降相关,且健侧下肢出现共激活过度表现,共激活时间较正常人长[11]。国内研究发现,偏瘫患者进行10m自由步行时,患侧腓肠肌群摆动期静息状态消失,代之以近乎连续的许多小波;患侧腓肠肌群支撑期的波幅较正常显著减小,收缩时间缩短;患侧胫前肌群的2个肌电活动高峰均不明显,几乎在健侧腓肠肌的每个摆动中期均可见一个小的梭状波[12],说明健侧摆动相对于不必要的活动显著增多。近年来,国外学者Rybar[13]的研究发现,偏瘫患者因远端肌力下降和运动控制障碍,容易出现屈髋肌群的过度活动。sEMG记录到股直肌的肌电活动在步行中明显增加的结果证实了该观点。但进一步的疲劳后,随着屈髋角度和速度的下降,患者的股直肌肌电值并未出现明显的调整。而在健康人中,随着疲劳的发展,神经募集程度会进一步增加而出现表面肌电时域指标肌电值进一步增大的情况。

对偏瘫患者下肢的步态分析提示,患者不仅存在共激活持续时间的改变,而且步态周期中不同时期的肌肉激活时间也存在提前或延后的特征。Correa等[14]对比了15例健康人和15例脑卒中患者支撑相早期足跟着地时肌肉的激活情况发现,偏瘫步态患者臀中肌、股直肌、腘绳肌、胫骨前肌和腓肠肌的肌肉激活较正常人提前,且腘绳肌、股直肌、胫骨前肌和腓肠肌的激活持续时间较正常人长。Den Otter等[15]进一步分析了偏瘫患者步行中各个周期的肌电活动发现,在单腿支撑相时,健侧及患侧股二头肌和股直肌的激活时间均较正常人延长,因此,股二头肌和股直肌的共激活时间在单腿支撑相也较正常人明显延长,且患侧肢体股二头肌和股直肌在支撑早期的共激活时间较正常人明显延长;在小腿肌肉中,支撑相早期患侧腓肠肌的激活时间延长,摆动相患侧胫骨前肌的激活时间延长,但摆动相患侧胫骨前肌的肌肉激活时间略短。

也有很多研究分析了偏瘫步态经不同的干预方法和治疗后的肌电变化特征。国外Tureblood[16]研究发现,6~8周的减重状态下跑台训练对偏瘫步态患者下肢股四头肌和胫骨前肌的正常化有着一定的治疗效果。Buurke等[17]则发现,步行时手杖的应用可以缩短患侧胫骨前肌的异常激活时间,同时手杖和视角手杖的应用可以使患侧股外侧肌和胫骨前肌异常增大的肌电波幅明显下降。国内黄美玲等[18]则在研究偏瘫患者早期使用踝足矫形器后发现,早期4周治疗后,踝关节胫前肌群协同收缩率明显下降,步态参数改善。在近来的研究中,Boudarham等[19]则发现一种角度可变的动态踝足矫形器不仅可以改善偏瘫步态中痉挛性马蹄足的背伸角度,同时也可使支撑相和摆动相的踝背伸肌肉肌电活动增加,支撑相末期的踝跖屈肌肉肌电活动增加。Pilkar等[20]的研究则发现,用4周的功能性电刺激治疗偏瘫步态足下垂后在患者胫骨前肌上所记录到的表面肌电激活情况更接近于正常人的模式。

由此可见,虽然每个偏瘫步态患者的步态模式不固定,每个患者有特定的步态特点,但仍然存在着一些共性的肌电活动,且偏瘫步态患者不仅仅在患侧下肢存在肌电活动的异常,健侧下肢往往也存在着一定的肌肉激活改变。早期经过适当的干预方法和治疗后,异常的步态模式不仅在运动学或生物力学上达到一定的改变,而且能在肌肉激活程度及模式上也能得到一定的纠正。

2. 脑瘫患者步态的表面肌电研究

脑瘫患者常出现运动功能尤其是粗大运动功能的障碍，如步行障碍。粗大运动功能分级（Gross motor function classification，GMFCS）等量表的评估常常难以准确体现患者具体的运动障碍模式，如具体步行过程中肌肉的动态激活情况，故难以为个体化治疗方案的制订提供具体参考。痉挛型脑瘫患儿因跖屈肌牵张反射亢进、腓肠肌痉挛，导致在支撑相早期足尖或足掌首先着地，患儿重心前移机制受损，站立相时间延长，步速减小，股四头肌痉挛等情况所致控制能力减弱，出现膝关节过伸；在支撑相晚期，脑瘫患儿因跖屈肌群痉挛及跖屈角度受限，所致小腿三头肌蹬地动作发力减小；在摆动相，髋、膝、踝关节的屈曲角度减小及足下垂等原因可产生足趾拖地甚至绊倒等可能，也使其在步长、步速下降的同时增加步行能耗。然而，脑瘫按照临床表现不同进行分类，不仅有痉挛型，还有不随意运动型、共济失调型、肌张力低下型、强直型和混合型等分型。因此，脑瘫患儿步行时的下肢表面肌电表现个体差异较大，也使临床上对此类患儿下肢的步态分析变得尤为复杂。

1982年，Berger等[21]研究了10例正常儿童和10例脑瘫患儿步行时踝关节角度变化和下肢肌群表面肌电特征，发现患侧下肢肌群的主动肌与拮抗肌协同收缩明显增加，且受累下肢肌群的肌电波幅明显下降。1985年，Papariello等[22]报道了sEMG用于评估脑瘫步态的下肢肌群启动与停止时间，发现脑瘫患儿的步态启动较慢，且持续时间较长，经分析这可能与脑瘫患儿步行时下肢肌肉痉挛等情况有关。而Crenna等[23]采用类似方法在随后的研究中发现，脑瘫步态周期的延长并不完全是由痉挛因素决定的，也可能与瞬时的肌肉弛缓、肌肉的协同收缩和其他非神经源性因素有关。Rose等[24]则发现，脑瘫步态表面肌电记录的下肢股四头肌和小腿三头肌启动时间与正常步态有着一定差别；且在坐位做伸膝动作时，脑瘫患儿的小腿三头肌和股四头肌共激活时间明显较正常人增大。Lauer等[25]采用sEMG中的小波分析方法，对比了脑瘫患儿与正常发育儿童的下肢肌群在步行时的肌电特征，发现两者的瞬时平均频率值（Instantaneous mean frequency，IMNF）有着明显的差别，由此提出小波分析方法可以作为脑瘫患儿步行时评估下肢功能的一种生理学方法。Steele等[26]通过分析发现，脑瘫患儿在执行步行等动作时，肌肉的协调收缩控制较正常人明显下降，且协调收缩的模式较为刻板，这与脑卒中后协调收缩失调的模式有着一定的相似之处。

肉毒毒素注射可在一定程度上缓解肌肉的痉挛。Bandholm等[27]研究发现，在进行下肢肉毒毒素注射后可明显改善脑瘫患儿的下肢踝背伸肌肌力，同时减少拮抗肌的作用，从而可以改善步行时的协同收缩。长期的活动受限常常导致脑瘫患儿的跟腱及股后侧肌群等的挛缩。因此，肌腱延长术常作为改善脑瘫步态的一种常用手段，而术前及术后进行表面肌电评估可为手术方案的制订和手术效果的评估提供一些参考。然而，已有的关于术前和术后的对比研究认为，脑瘫步态的下肢肌肉激活模式在术后并未出现明显的改变[28]。而近来的研究发现了不同的观点，Buurke等[29]发现肌腱延长术对患者的半腱肌、股外侧肌的激活时间可产生一定的影响，半腱肌的激活延迟及股外侧肌的持续激活时间下降较为明显。Patikas 等[30]分析了18例双瘫及16例偏瘫的脑瘫患儿术后的下肢表面肌电特征,发现脑瘫患儿比目鱼肌、腓肠肌外侧头及胫前肌的肌肉激活模式更加接近于同龄儿童,从而为手术纠正脑瘫步态提供了进一步的依据。同时他又进一步提出,虽然相较于运动学分析,下肢动态肌电评估对手术效果的评估显得不甚重要,但也是一个不容忽视的评估手段。

3. 帕金森患者步态的表面肌电研究

帕金森病患者主要有静止性震颤、肌强直、动作迟缓、姿势不稳及步态障碍等临床表现。其中,步态障碍作为帕金森病主要的临床功能缺损之一,可出现起步困难、转向困难、步行时支撑相延长、步幅缩短等特征,俗称"冻结步态",常出现在 Hoehn-Yarh 分级 3 级的患者中,与疾病严重程度有着一定的关系。虽然帕金森患者的冻结步态可存在步行启动和停止机制,但常存在步行阶段肌群肌肉协调性差而导致的控制能力减弱,且步态冻结常常突然发生,故常导致患者跌倒等损伤发生。因此,明确帕金森病患者步态异常的原因及步行时下肢肌肉的激活模式特征,对于康复训练的指导和步态的改善有着重要的作用。

国外有不少学者研究及分析了帕金森患者步态的表面肌电特征。Cioni 等[31]研究发现,帕金森病患者在未服药时,摆动相后期至支撑相早期的胫前肌肌电活动明显减弱,支撑相后期腓肠肌肌电活动减弱以及下肢近端肌群的激活时间延长;而在给予左旋多巴控制后,下肢远端肌群的激活时间和波幅较接近于正常状态,但下肢近端肌群的反应欠佳,甚至仍然存在过度激活的情况。Caliandro 等[32]利用 sEMG 结合步态分析,研究了服用左旋多巴药物和未服药的帕金森患者步行时下肢胫前肌和腓肠肌的激活情况:未服药的帕金森病患者在摆动相后期至站立相早期,胫前肌的肌电活动明显减弱,且步幅有28%～83%左右的下降;而服药后,其胫前肌肌电活动可有一定程度的改善,同时发现对左旋多巴敏感的患者在未服药时胫前肌的激活程度下降更加明显。Accardo 等[33]的研究则发现,帕金森病患者出现冻结步态前,胫前肌和腓肠肌在摆动前期就过早地出现摆动期应有的肌电活动,在臀大肌和臀中肌肌电活动检测中也观察到了类似时间上提前的变化情况,与此同时,摆动相时同侧和对侧肌肉的激活模式出现反转现象,这也在一定程度上描述和解释了冻结步态的发生。

Moore 等[34]的研究发现了一个频率比值可以在一定程度上描述冻结步态的特征,该频率比值为下肢感受器记录到的帕金森病患者步行时冻结步态情况下垂直方向上 3～8Hz 的频率谱的面积与 0.5～3.0Hz 的频率谱面积的比值。在其研究中发现,冻结步态出现时,该频率比值相对较高。Mancini 等[35]对 21 例存在冻结步态、27 例非冻结步态和21 例健康人进行起立-行走试验下的下肢肌群特征进行分析,发现冻结步态患者的频率比值较非冻结步态帕金森病患者和正常人均来得高,可以很好地区别处于冻结步态的患者。

国内学者 Wang 等[36]近来的研究中试图采用腓肠肌表面肌电激活情况和血浆 α-突触核蛋白水平来区别冻结步态帕金森病患者、非冻结步态帕金森病患者和正常人,结果发现,冻结步态的帕金森病患者腓肠肌的激活明显较其他两组减弱,而血浆 α-突触核蛋白水平仅在帕金森患者和正常人之间有鉴别意义。

Pourmoghaddam 等[37]则在最新的研究中采用了表面肌电非线性分析方法 SYNER-

GOS 对帕金森病患者进行分析发现，非线性指标可以很好地区别服药及未服药时不同步行速度下帕金森病患者下肢肌肉激活的变化情况，但非线性等指标在帕金森病的评估研究中还处于探索阶段。

4.膝关节骨性关节炎患者步态的表面肌电研究

膝关节骨性关节炎患者常因疼痛而导致关节运动角度等参数发生改变，使步态周期中支撑期所占时间延长。Lewek 等[38]研究了膝关节炎患者的步态和下肢肌群表面肌电特征发现，膝关节炎患者不仅存在额状面上的不稳，而且下肢股直肌-腓肠肌的协同收缩时间较正常人明显增加，提示膝关节炎患者存在特定的下肢肌群肌肉激活模式。Hubley 等[39]研究了 43 例膝关节炎患者在膝关节置换前 1 周和置换后 1 年膝下肢步行时的肌肉激活情况，发现膝关节置换后患者大腿前后肌群的肌电波幅整体降低，支撑中晚期肌肉激活减少，而腓肠肌在支撑相后期激活明显增加，从而证实了膝关节置换术后下肢肌肉的激活模式更接近于正常人。然而，Lee 等[40]研究了老年女性患者关节置换术后下肢步行时的肌电活动特征改变情况，发现关节置换术后患者的步速等参数较正常同龄老年女性明显下降，同时股直肌的肌肉激活延迟且持续激活时间延长。

除对上述常见异常步态的动态肌电进行评估研究以外，sEMG 还可以在疼痛步态、单一肌肉无力步态、肢体短缩等情况下与三维步态分析系统以及足底压力分析方法一起进行定量地评估。不同的疾病有着不同的异常步态，而一些异常的步态也可出现在不同的疾病中。我们可以根据疾病的特点具体分析所累及的肌肉和关节做屈伸活动时的变化情况，从而更有效地进行异常步态的整体分析。

参考文献

[1]Harris G F，Wertsch J J. Procedures for gait analysis[J]. Arch Phys Med Rehabil，1994，75(2)：216-225.

[2]Dubo H I，Peat M，Winter D A，et al. Electromyographic temporal analysis of gait：Normal human locomotion[J]. Arch Phys Med Rehabil，1976，57(9)：415-420.

[3]Ordin M，Victor H. Basic biomechanics of the musculoskeletal system[M]. 2nd ed. Philadephia：Lippincott William&Milkins，2001.

[4]Yang J F，Da W. Electromyographic amplitude normalization methods：Improving their sensitivity as diagnostic tools in gait analysis[J]. Arch Phys Med Rehabil，1984，65(9)：517-521.

[5]李青青,吴宗耀.步行中胫前后肌群的表面肌电图[J].神经损伤与功能重建,2007,2(2):116-119.

[6]黄萍,齐进,邓廉夫,等.正常青年人自然步态下肢肌的表面肌电图分析[J].中国组织工程研究,2012,16(20):3680-3684.

[7]Massaad F，Lejeune T M，Detrembleur C. The up and down bobbing of human

walking：A compromise between muscle work and efficiency[J]．J Physiol，2007，583(1)：789-799.

[8]Di N F，Mengarelli A，Maranesi E，et al．Assessment of the ankle muscle co-contraction during normal gait：A surface electromyography study[J]．J Electromyogr Kinesiol，2014，25(2)：347-354.

[9]Hirschberg G G，Nathanson M．Electromyographic recording of muscular activity in normal and spastic gaits[J]．Arch Phys Med Rehabil，1952，(4)：217-225.

[10]Chen C L，Wong M K，Chen H C，et al．Correlation of polyelectromyographic patterns and clinical upper motor neuron syndrome in hemiplegic stroke patients[J]．Arch Phys Med Rehabil，2000，81(7)：869-875.

[11]Lamontagne A，Richards C L，Malouin F．Coactivation during gait as an adaptive behavior after stroke[J]．J Electromyogr Kinesiol，2000，10(6)：407-415.

[12]李青青,吴宗耀.步行中胫前后肌群的表面肌电图[J].神经损伤与功能重建,2007,2(2):116-119.

[13]Rybar M M，Walker E R，Kuhnen H R，et al．The stroke-related effects of hip flexion fatigue on over ground walking[J]．Gait Posture，2014，39(4)：1103-1108.

[14]Corrêa F I，Soares F，Andrade D V，et al．Muscle activity during gait following stroke[J]．Arq Neuropsiquiatr，2005，63：847-851.

[15]Den-Otter A R，Geurts A C，Mulder T，et al．Abnormalities in the temporal patterning of lower extremity muscle activity in hemiparetic gait[J]．Gait Posture，2007，25(3)：342-352.

[16]Trueblood P R．Partial body weight treadmill training in persons with chronic stroke[J]．Neuro Rehabil，2001，16(3)：141-153.

[17]Buurke J H，Hermens H J，Erren-Wolters C V，et al．The effect of walking aids on muscle activation patterns during walking in stroke patients[J]．Gait Posture，2005，22(2)：164-170.

[18]黄美玲,杨万章,范佳进,等.早期使用踝足矫形器对脑卒中偏瘫患者步行功能影响的表面肌电信号研究[J].中国康复医学杂志,2014,29(9):446-450.

[19]Boudarham J，Pradon D，Roche N，et al．Effects of a dynamic-ankle-foot orthosis (Liberté03) on kinematics and electromyographic activity during gait in hemiplegic patients with spastic foot equinus[J]．Neuro Rehabil，2014，35(3)：369-379.

[20]Pilkar R，Yarossi M，Nolan K J．EMG of the tibialis anterior demonstrates a training effect after utilization of a foot drop stimulator[J]．Neuro Rehabil，2014，35(2)：299-305.

[21]Berger W，Quintern J，Dietz V．Pathophysiology of gait in children with cerebral palsy[J]．Electroencephalogr Clin Neurophysiol，1982，53(5)：538-548.

[22]Papariello S G，Skinner S R．Dynamic electromyography analysis of habitual toe-walkers[J]．J Pediatr Orthop，1985，5(2)：171-175.

[23]Crenna P. Spasticity and 'spastic' gait in children with cerebral palsy[J]. Neurosci Biobehav Rev, 1998, 22(4): 571-578.

[24]Rose J, Martin J G, Torburn L, et al. Electromyographic differentiation of diplegic cerebral palsy from idiopathic toe walking: Involuntary coactivation of the quadriceps and gastrocnemius[J]. J Pediatr Orthop, 1999, 19(5): 677-682.

[25]Lauer R T, Stackhouse C, Shewokis P A, et al. Assessment of wavelet analysis of gait in children with typical development and cerebral palsy[J]. J Biomech, 2005, 38(6): 1351-1357.

[26]Steele K M, Rozumalski A, Schwartz M H. Muscle synergies and complexity of neuromuscular control during gait in cerebral palsy [J]. Dev Med Child Neurol, 2015.

[27]Bandholm T, Jensen B R, Nielsen L M, et al. NeuroRehabil with versus without resistance training after botulinum toxin treatment in children with cerebral palsy: A randomized pilot study[J]. Neuro Rehabilitation, 2012, 30(4): 277-286.

[28]Dreher T, Brunner R, Vegvari D, et al. The effects of muscle-tendon surgery on dynamic electromyographic patterns and muscle tone in children with cerebral palsy [J]. Gait Posture, 2013, 38(2): 215-220.

[29]Buurke J H, Hermens H J, Roetenberg D, et al. Influence of hamstring lengthening on muscle activation timing[J]. Gait Posture, 2004, 20(1): 48-53.

[30]Patikas D, Wolf S, Döderlein L. Electromyographic evaluation of the sound and involved side during gait of spastic hemiplegic children with cerebral palsy[J]. Eur J Neurol, 2005, 12(9): 691-699.

[31]Cioni M, Richards C L, Malouin F, et al. Characteristics of the electromyographic patterns of lower limb muscles during gait in patients with Parkinson's disease when OFF and ON L-Dopa treatment[J]. Ital J Neurol Sci, 1997, 18(4): 195-208.

[32]Caliandro P, Ferrarin M, Cioni M, et al. Levodopa effect on electromyographic activation patterns of tibialis anterior muscle during walking in Parkinson's disease [J]. Gait Posture, 2011, 33(3): 436-441.

[33]Accardo A, Mezzarobba S, Millevoi M, et al. Quantitative Analysis of the Activation Strategies During Freezing in Parkinson'S Patients[M]. 14th. Nordic-Baltic Conference on Biomedical Engineering and Medical Physics. Heidelberg: Springer Berlin, 2008.

[34]Moore S T, Mac-Dougall H G, Ondo W G. Ambulatory monitoring of freezing of gait in Parkinson's disease[J]. J Neurosci Meth, 2008, 167(2): 340-348.

[35]Mancini M. Quantifying freezing of gait in Parkinson's disease during the instrumented timed up and go test[C]. Conf Proc IEEE Eng Med Biol Soc, 2012: 1198-1201.

[36]Wang X Y, Kang W Y, Yang Q, et al. Using gastrocnemius sEMG and plasma α-

synuclein for the prediction of freezing of gait in Parkinson's disease patients[J]. PLoS ONE，2014，279(2)：893-853.

[37]Pourmoghaddam A，Dettmer M，O'Connor D P，et al. Identification of changing lower limb neuromuscular activation in Parkinson's disease during treadmill gait with and without levodopa using a nonlinear analysis index[J]. Parkinsons Dis，2015，25(9):1-8.

[38]Lewek M D，Rudolph K S，Snyder-Mackler L. Control of frontal plane knee laxity during gait in patients with medial compartment knee osteoarthritis[J]. Osteoarthritis Cartilage，2004，12(9)：745-751.

[39]Hubley-Kozey C L，Hatfield G L，Astephen-Wilson J L，et al. Alterations in neuromuscular patterns between pre and one-year post-total knee arthroplasty[J]. Clin Biomech，2010，25(10)：995-1002.

[40]Lee A，Park J，Lee S. Gait analysis of elderly women after total knee arthroplasty[J]. J Phys Ther Sci，2015，27：591-595.

第三节　临床常用的 sEMG 检测方法

目前,已经有较多的研究将 sEMG 应用于临床步态疾病或步态异常的下肢肌群动态肌电评估。但动态肌电参数仅是完整的步态分析系统中的一部分。因此,目前大多数的步态障碍表面肌电研究需要在三维步态分析系统、摄影技术、足底压力感受系统等的配合下完成。步态分析是一个复杂的分析系统,每一个步行周期在时间控制、角度变化和肌肉激活上都有着或多或少的差异,不可能完全重复。因此,一个相对标准的评估方案可以尽量减小步行中不稳定因素对检测的影响,从而提高步态分析的准确性。如下列举了一些近年来常见的应用于步态分析研究动态 sEMG 方案,但具体的步态分析方案需根据研究目的和实际情况进行选择。

一、准备工作

进行步态分析时的材料准备包括以下几个方面:三维步态分析系统,足底压力感受器,计时器,sEMG 仪器及相关电极,红外线摄影机,10m 左右标有刻度的空旷地面,以及酒精棉球等准备材料。在测试前,需检查仪器的完整性和可用性。

步态障碍患者在进行动态肌电评估之前,一般先采集身高、体重、年龄等基本信息,此外还需对疼痛程度、痉挛程度等临床表现进行评估,对有些疾病的患者还需进行量表评估或 X 线评估等。操作前需向受试者解释测试目的、测试过程和注意事项,使其充分理解并配合,必要时签署测试知情同意书。

二、表面电极的贴布

在进行步态测试前,需要安装三维步态分析系统传感器、足底压力感受器以及贴布表面电极。根据测试目的的不同,采集不同目标肌肉的表面肌电信号。电极贴布时一般分为记录电极和参考电极。记录电极的贴布位置一般有固定要求,因其贴布位置会对测试结果的准确性产生一定影响;参考电极的应用主要是减少测试过程中的影响因素,如心电信号、非受试肌肉收缩产生的肌电信号以及仪器其他信号等的影响,故参考电极贴布位置在以往不同的研究中并无固定标准,但原则为贴布在非待测肌肉上以避免影响测试结果。步态分析过程中,主要采集下肢肌群的表面肌电信号,包括股直肌、股外侧肌、股二头肌、半腱肌、胫骨前肌、腓肠肌、比目鱼肌,具体的电极贴布位置可参考附件一。

三、表面肌电的标准化

虽然大多数的下肢肌群表面肌电研究采取肌肉激活起始或结束时间、肌肉激活持续时间等参数,但也有些研究需对不同肌肉的激活程度进行分析。然而,每个患者的原始肌电值并不具备个体之间的可比性,故我们需要对患者的每块肌肉进行标准化计算,以获得肌肉的激活程度,从而方便个体之间的对比。肌电的标准化即将每块肌肉测试时所获得的表面肌电值除以该肌肉最大等长收缩时所获得的表面肌电值后,获得肌肉激活程度。故在进行测试之前需对每块待测肌肉进行最大等长收缩测试,以获得每块待测肌肉的最大肌电值。最大等长收缩测试动作一般为时 3~5s,重复 3 次,每次间隔至少 5min以避免肌肉疲劳对测试结果的准确性产生影响。将 3 次测试所得的最大肌电值的平均值作为待测肌肉的最大肌电值。一般采用表面肌电平均肌电值(AEMG 值)或均方根值(RMS 值)进行计算。表 9-1 列举了下肢肌群常见的最大等长收缩测试动作供参考[1]。

表 9-1　常见下肢肌群最大等长收缩测试动作参考

待测肌肉	最大肌力测试动作
股直肌	患者取坐位,在膝关节屈曲 80°情况下做最大抗阻伸膝动作
股外侧肌	患者取坐位,在膝关节屈曲 80°情况下做最大抗阻伸膝动作
股二头肌	患者取俯卧位,在膝关节屈曲 45°并外旋时做最大抗阻屈膝动作
半腱肌	患者取俯卧位,在膝关节屈曲 45°并内旋时做最大抗阻屈膝动作
胫骨前肌	患者取坐位,在膝关节屈曲 90°情况下做最大抗阻等长背伸踝动作
腓肠肌	患者取俯卧位,在膝关节伸直情况下做最大抗阻跖屈踝动作
比目鱼肌	患者取俯卧位,在膝关节屈曲 20°情况下做最大抗阻跖屈踝动作

四、下肢步态分析常见的表面肌电评估方案

1. 推荐方案 1:10m 自由步行试验

10m 自由步行试验是步态分析中最常见的一种分析方法,其主要是让受试者在常速

情况下自由步行10m左右距离,并记录其下肢运动学参数、足底压力参数和下肢肌群动态肌电参数,从而做进一步的分析[2]。

(1)测试方案:在患者足后跟及足大跗趾脚掌面处粘贴压力感受器,用于判断足跟着地时的支撑相早期和足趾离地的摆动相早期。足底压力感受器根据压力的大小会出现一个曲线,曲线越高,压力越大。国外学者采取曲线最高值的2%作为阈值[2],超过这个阈值则说明足底压力感受器开始工作。妥善放置表面肌电记录电极和参考电极。在一个长约15m的空旷房间内,地面刻有行走距离刻度,有时地面可铺有足底压力感受地毯,嘱患者常速步行,尽量保持步幅和步速一致,行走的同时用三维步态分析系统记录各个关节角度变化、足底压力变化信息、下肢步态肌群原始肌电值,配合红外线摄影技术记录患者不同步态周期,用计时器计算步行时间。一般采取患者第3个步态周期开始后的3~5个步态周期的数据作为分析数据;也有研究采取除去开始和最后2个步态周期后中间的步态周期的数据进行分析或第3~13米的步态周期数据进行分析。一般患者需重复3次10m自由步行试验,取3次的平均值作为计算值。而在脑瘫患者中,步行次数可能需增加至5~10次。所有患者均尽量在无辅助情况下完成步行测试;如有必要,可在适当的辅助下进行步行测试。

(2)表面肌电值分析:步态分析中表面肌电值的获取较为容易,但分析较为复杂。一般来讲,主要分析的数据包括各个周期的持续时间、关节活动角度及相应情况下的肌肉激活时间和程度,此外还包括下肢肌群的共激活时间等数据,在与正常步态的对比中可发现一些异常的表现。对不同的疾病也有不同的分析方法。如对帕金森病患者[3],在收集其表面肌电原始数据时,将滤波器设置在7.5~50Hz,主要分析摆动相晚期至支撑相早期以及支撑相晚期至摆动相早期的肌电值中最大均方根值(RMS值)的变化情况[3]。在胫前肌的研究中,采用摆动相晚期至支撑相早期胫前肌的最大RMS值除以支撑相晚期至摆动相早期的最大RMS值得到的比值进行研究。当该比值在5%~50%时,则表示摆动相晚期至支撑相早期胫前肌激活下降;而小于5%时,则表示胫前肌激活消失。在对脑瘫患者的步态分析中,较为常见的是对原始肌电值进行小波分析以得到时间频率谱,进而用于分析步行时肌肉激活程度的大小。

2. 推荐方案2:站立-行走试验

站立-行走试验[4]在步行的稳定性和移动能力评估中应用较为广泛,主要包括坐位站起、步行7m、转身回复至坐位的一个过程。之前的评估中,常用于评估站立-行走试验的指标为完成试验所需时间;但近来的研究中常结合步态分析及下肢动态肌电分析等方法进行研究。

患者取坐位,双手放在双膝关节上,在接到指令后从无扶手的椅子上站起,按照常规步行速度向前步行7m,然后转身返回椅子上坐下,并由专人记录下患者步行所需时间。在步行过程中,同样采用三维步态分析技术记录下肢相关步态参数,用sEMG记录下肢肌群的肌电活动,用红外线摄像机记录全过程,以便进行步态分析参数和表面肌电活动的对应分析。目前,该研究方案在帕金森病患者冻结步态方面的应用较多,所得到的肌电值经过频率谱分析后得到的3~8Hz频率谱面积与0.5~3Hz频率谱面积的比值在冻结步态患者中明显高于正常人。但该方案在偏瘫步态、剪刀步态等异常步态中的研究尚较少见。

五、总　结

步态异常的表面肌电分析是整个复杂的步态分析系统中重要的一部分评估内容,可以为步行过程中下肢肌群的动态活动提供实时的信息参考。目前,针对正常人以及许多偏瘫、脑瘫、帕金森病等步态异常明显的疾病患者步行时下肢动态表面肌电变化特征分析已较为广泛。但步行是一个非常复杂的多个机制共同协调的下意识的过程。本章内容所涉及的仅仅是在常速步行情况下的下肢肌电特征。不同的步行速度、跑步等状态的步态特征和下肢肌电活动特征与常速步行时有着很大区别,且不同步态的表面肌电评估方法也不限于以上两种。根据实际情况设计合理实用的步态分析方案仍很有必要。

参考文献

[1]Barbero M，Merletti R，Rainoldi A. Atlas of Muscle Innervation Zones：Understanding Surface Electromyography and its Applications[M]. Heidelberg：Springer Berlin，2012.

[2]Nadeau S，Arsenult A B，Gravel D. Analysis of the clinical factors determining natural and maximal gait speeds in adults with a stroke patients[J]. Am J Phys Med Rehabil，1999，78(2)：123-130.

[3]Caliandro P，Ferrarin M，Cioni M，et al. Levodopa effect on electromyographic activation patterns of tibialis anterior muscle during walking in Parkinson's disease[J]. Gait Posture，2011，33(3)：436-441.

[4]Mancini M. Quantifying freezing of gait in Parkinson's disease during the instrumented timed up and go test[C]. Conf Proc IEEE Eng Med Biol Soc，2012：1198-2201.

第十章

肌电生物反馈康复治疗

第一节　肌电生物反馈临床研究进展

生物反馈治疗技术是从 20 世纪 60 年代开展应用的一项技术。该技术通过传感器，将采集到的体表或者内脏器官等的活动信号进行放大处理后，通过现代科技手段，转换成视觉或听觉信号，并通过屏幕显示、扩音器等渠道将所采集的信号反映出来，让患者可以动态地获取被采集部位的生理活动，并且经过专业的训练，使患者逐步建立一定的条件反射，人为控制部分靶组织的生理病理活动来调节和治疗躯体疾病。生物反馈治疗技术的诞生，打破了传统观念所认为的自主神经不能随意控制的枷锁，并逐步发展了脑电反馈、心率反馈、呼吸反馈、血压反馈、皮温反馈、皮电反馈及肌电反馈等技术。随着科技的不断进步，信号反馈系统由早期的曲线性信号及声波强弱等单一信号，逐步发展为视觉、听觉、触觉等感觉器官同步接受信息的复杂信号，能够充分调动患者的主观能动性，提高训练过程中的趣味性。

肌电生物反馈是生物反馈治疗技术中的一个分支，它是指通过贴在靶肌肉或者组织表面的电极片采集肌电信号，并将采集到的肌电信号进一步放大，转换成可以被人体感官所接收的视觉、听觉等信号，并将信号反馈给人体控制中枢，控制中枢根据治疗需要进一步调整肌肉收缩强度，由此来进行自主控制性训练，调控肌肉组织生物电活动，以达到训练目的。目前，肌电生物反馈发展迅速，主要用于治疗各种原因引起的肌力下降、肌张力障碍及肌肉功能失调等。

一、肌电生物反馈在脑卒中患者中的应用

脑卒中发生后多将遗留肢体功能障碍、吞咽障碍、肢体痉挛等，给患者身心带来了巨

大的痛苦,同时给社会、家庭增加了额外的负担。因此,最大化地解决患者身心功能的残疾,使患者早日实现功能独立,不仅能够减轻社会和家庭的经济负担,而且也能够促进社会的和谐稳定。

有学者探讨了康复训练联合肌电生物反馈治疗对脑卒中偏瘫患者的肢体功能恢复的影响,对照组和观察组均给予神经内科药物及开展早期康复训练,观察组加用肌电生物反馈治疗,并采用简化 Fugl Meyer 评分(FMA)、Barthel 指数评分予以评定。结果表明,治疗4周后,观察组 FMA 及 Barthel 指数评分均较治疗前及对照组明显提高[1]。目前,很多研究将运动想象疗法及虚拟现实技术与生物反馈治疗相结合,探讨对脑卒中偏瘫患者功能恢复的影响。研究表明,给予两者相结合的治疗后,患者肢体功能 FMA、Barthel 指数均较前有显著提高,治疗效果显著优于单一治疗组及常规康复治疗组[2,3]。江容安等[4]的研究发现,早期应用肌电生物反馈电刺激能促进脑卒中偏瘫患者上肢功能的改善。许林海等[5]研究对脑卒中后患者进行功能强化训练的同时,结合肌电生物反馈对急性脑卒中患者上肢功能的影响,并通过对两组患者分别于治疗前和治疗 4 周后进行 Brunnstrom 分级上肢评定、FMA、功能独立性评定(Functional independence evaluation,FIM)、肩外展及腕背伸主动活动范围(Active range of wrist back,AROWB)测定、主动肩外展和腕背伸时三角肌和桡侧腕长伸肌做等长收缩时的 iEMG 测定。研究表明,肌电生物反馈电刺激结合功能强化训练能有效改善急性脑卒中偏瘫患者的上肢运动功能,降低患者神经缺损程度,提高日常生活活动能力。

吞咽功能障碍是患者脑卒中后遗留的另外一种重要疾病。长期吞咽功能障碍易引起吸入性肺炎、窒息、死亡等严重后果。目前,大量学者围绕吞咽功能障碍展开了相关研究。陈慧芳[6]回顾性观察了以生物反馈配合门德尔松手法为主的综合康复疗法对脑卒中患者假性延髓性麻痹致吞咽障碍的临床疗效,治疗组施以生物反馈配合门德尔松手法为主的综合康复疗法,对照组以生物反馈配合综合康复疗法对吞咽障碍进行康复训练,并分别于治疗前、治疗后,用洼田俊夫饮水试验评价两组患者吞咽功能的变化,结果表明治疗组患者吞咽功能的改善优于对照组。谢镇良[7]比较了肌电生物反馈疗法与神经肌肉电刺激(Neuromuscular electrical stimulation,NMES)治疗脑卒中后吞咽功能障碍的疗效,将 90 例吞咽功能障碍患者随机分为对照组、NMES 组和反馈组,每组各 30 例,对照组进行常规吞咽训练,NMES 组加用 NMES 治疗,反馈组加用肌电生物反馈治疗,比较 3 组临床疗效,反馈组总有效率高于 NMES 组及对照组,NMES 组高于对照组。研究表明肌电生物反馈训练应用于脑卒中后吞咽障碍的治疗效果优于神经肌肉电刺激疗法。

王洪艳等[8]利用肌电生物反馈技术治疗脑卒中偏瘫患者下肢痉挛,将电极片贴于痉挛肌肉肌腹上,并用意识来放松痉挛肌肉,使者有意识地控制痉挛肌肉的放松程度,从而达到痉挛肌肉放松的目的。研究结果证实,治疗 1 个月后,患者改良 Asworth 分级、Fulg-Meyel 分级均较治疗前明显改善。于永红等[9]研究发现,简易上肢屈肌痉挛抑制器结合肌电生物反馈治疗对降低脑卒中后手指痉挛有明显的效果,患者肢体功能较前明显改善。马建强等[10]观察肌电生物反馈联合运动疗法对脑卒中后跖屈肌痉挛的疗效,观察组和对照组两组均给予常规性康复训练,观察组加用肌电生物反馈治疗,治疗后观察组的踝关节主动背伸角度优于对照组。研究表明肌电生物反馈联合运动疗法能明显改善脑卒中后跖屈肌的痉挛。

二、肌电生物反馈在周围神经病变中的应用

与上运动神经元病变不同,周围神经病变会引起病变神经所支配的肌肉萎缩、肌肉无力,从而导致相应肢体功能障碍。这些情况下的肌肉无力可以表现为肌肉横截面积减小、血管效率低下、生化和生理功能损害。李剑锋等[11]采用肌电生物反馈配合经皮神经电刺激治疗髋臼骨折、髋关节脱位所致坐骨神经损伤,治疗组采用肌电生物反馈技术配合经皮神经电刺激治疗,对照组主要采用药物治疗,治疗前及治疗 6 个疗程后对患者进行 FIM 运动功能项及 FMA 下肢功能评分评定。结果表明,肌电生物反馈技术配合经皮神经电刺激治疗可以有效改善髋臼骨折、髋关节脱位所致坐骨神经损伤患者的下肢运动功能。赵文汝等[12]用操作性肌电生物反馈技术治疗陈旧性颈脊髓损伤零肌力肌肉,观察操作性肌电生物反馈是否能够治疗陈旧性颈脊髓(C_1—C_5)损伤患者上肢零肌力肌肉的自主肌电信号和肌力,探讨临床检查的零肌力与零肌电信号间的差别,以及对该肌肉自主活动恢复的意义。77 例患者中,采用 Lovett 肌力评估的 343 块零肌力肌肉均接受 1 个疗程的治疗。分别记录治疗前后的零肌力的三角肌、肱二头肌、肱三头肌、腕伸肌、腕屈肌、指伸肌和指屈肌的肌电信号和肌力测定分级数据。治疗后,患者的自主肌电信号和肌力均较治疗前有明显提高。结果表明,肌电生物反馈治疗能够提高陈旧性颈脊髓(C_1—C_5)损伤患者上肢零肌力肌肉的自主肌电信号和肌力,临床评估的零肌力并不意味着该肌肉为零肌电信号,治疗后仍有功能恢复的可能。

三、肌电生物反馈在盆底肌训练中的应用

对于中老年女性及产妇来说,盆底肌功能障碍常常引起尿失禁,给患者生活、社交造成巨大的影响,严重干扰了患者的正常生活及工作。盆底肌的肌电反馈治疗主要用于大小便功能障碍,如产后尿失禁、老年女性尿失禁、子宫脱垂等。田立新[13]选择产后 42d 来院复查中有轻、中度尿失禁的产妇 76 例,采用法国杉山盆底康复治疗仪进行电刺激生物反馈治疗,每周 2～3 次,每次 20～30min,10～15 次为 1 个疗程,同时结合 Kegel 盆底肌锻炼法,疗程结束后通过国际尿失禁咨询委员会尿失禁问卷表(ICI-Q-SF)问卷调查及尿垫试验进行疗效评价。结果显示,76 例患者中,有 45 例轻度尿失禁患者完全治愈(占 59.2%);31 例中度尿失禁患者中,有 21 例患者治愈(占 27.6%),有 10 例患者症状得到改善(占 13.2%)。因此,应用电刺激联合生物反馈盆底肌锻炼治疗和改善产后压力性尿失禁的疗效显著,且安全、有效。诸多学者在产后尿失禁方面采用肌电生物反馈治疗后同样取得较好的疗效[13-18]。

陈志琴[19]探讨了生物反馈电刺激联合盆底肌锻炼治疗女性压力性尿失禁(Stress urinary incontinence,SUI)的临床效果。治疗组采用生物反馈电刺激治疗,2 次/周,共 10 次,之后盆底肌锻炼 20min/d;对照组仅行盆底生物反馈电刺激治疗。结果显示,两组治疗后漏尿量均较治疗前减少,症状改善,表明生物反馈电刺激联合盆底肌锻炼治疗女

性轻、中度 SUI 安全、有效,且治疗后如能继续坚持盆底肌锻炼有助于预防尿失禁的复发。陈勤艾[17]通过对产后 42d 的产妇盆底肌肌力的筛查,对肌力小于 3 级的产妇进行 1 个疗程的电刺激联合生物反馈盆底康复训练,以增强患者盆底肌收缩力,并分别测定治疗前及治疗 1 个疗程后盆底Ⅰ类肌纤维、Ⅱ类肌纤维的肌力。结果显示:产后电刺激联合生物反馈进行盆底肌训练 1 个疗程后,盆底Ⅰ类肌纤维和Ⅱ类肌纤维的肌力均较训练前显著改善,表明产后电刺激联合生物反馈进行盆底康复训练能够显著提高盆底肌收缩力,促进产后康复,值得在临床上做进一步推广。

四、小　结

肌电生物反馈在临床康复工作中应用广泛,对神经康复、骨科康复等领域治疗均有显著效果,是临床用来提高靶肌肉肌力、控制靶肌肉痉挛程度、改善功能障碍的有效手段。同时,使用肌电生物反馈治疗临床疾病的同时,给予康复治疗及其他相关电刺激等理疗,可以增强肌电生物反馈的治疗效果,增加其应用领域及范围。目前,国内尚且缺乏对肌电生物反馈疗效评价的相关基础研究,这是我们工作中的又一项艰巨任务。

参考文献

[1]胡可慧,李阳安,熊高华,等.康复训练联合肌电生物反馈治疗对脑卒中偏瘫患者运动功能的影响[J].中国康复,2013,28(1):37-38.

[2]胡永林.运动想象疗法结合生物反馈治疗脑卒中偏瘫的疗效[J].中国康复,2013,28(1):17-19.

[3]王丽菊,陈立早,欧艺,等.镜像视觉反馈和肌电生物反馈对脑卒中偏瘫患者上肢功能的影响[J].中国康复理论与实践,2015,21(2):202-206.

[4]江容安,武永飞.生物反馈的早期应用对脑卒中偏瘫患者上肢功能的影响分析[J].中国社区医师,2015,31(2):14-15.

[5]许林海,韩丽雅.功能强化训练结合肌电生物反馈对急性脑卒中患者上肢功能的影响[J].中国康复,2015,30(3):185-188.

[6]陈慧芳,廖玉明,王博禹,等.生物反馈配合门德尔松手法对脑卒中合并假性球麻痹致吞咽障碍的康复治疗的研究[J].中国医药导刊,2015,17(1):20-21,23.

[7]谢镇良,聂金莺,邓土保,等.肌电生物反馈疗法与神经肌肉电刺激治疗脑卒中后吞咽障碍的疗效比较[J].中国康复,2013,28(2):99-102.

[8]王洪艳,张恩达,张玲.肌电生物反馈疗法治疗脑卒中偏瘫患者下肢痉挛疗效观察[J].中国冶金工业医学杂志,2013,30(3):349-350.

[9]于永红.简易上肢屈肌痉挛抑制器结合肌电生物反馈治疗对脑卒中后手功能康复的影响[J].临床和实验医学杂志,2013,12(21):1754-1756.

[10]马建强.肌电生物反馈联合运动疗法对脑卒中跖屈肌痉挛的疗效观察[J].中国康

复,2014,29(3):212-213.

[11]李剑锋,闫金玉,张旭,等.肌电生物反馈配合经皮神经电刺激治疗髋臼骨折、髋关节脱位所致坐骨神经损伤的临床研究[J].中国康复医学杂志,2010,25(6):561-564.

[12]赵文汝.操作性肌电生物反馈治疗陈旧性颈脊髓损伤零肌力肌肉的疗效分析[J].中国康复医学杂志,2004,9(9):13-16.

[13]田立新.电刺激联合生物反馈盆底肌锻炼治疗产后压力性尿失禁的效果观察[J].中国医药指南,2015,13(1):3,5.

[14]杜霄.生物反馈联合电刺激及盆底肌锻炼对产后盆底康复的疗效观察[J].中国妇幼保健,2015,25(16):2586-2589.

[15]曾娟,黄宇艳,杨丽媚.生物反馈联用盆底肌训练对产后压力性尿失禁患者生活质量的影响[J].中国医药导报,2015,2(2):130-132,136.

[16]梁日新.盆底肌功能锻炼与电刺激联合生物反馈对产后盆底功能障碍的干预效果[J].中国妇幼卫生杂志,2015,6(1):53-55.

[17]陈勤艾.电刺激联合生物反馈产后盆底康复训练对提高盆底肌收缩力的观察[J].中外医学研究,2014,12(5):122-123.

[18]李荔.生物反馈电刺激联合盆底肌锻炼在产后盆底功能康复治疗中应用效果观察[J].昆明医科大学学报,2014,35(2):90-92.

[19]陈志琴,林美姜,刘佳华.生物反馈联合盆底肌锻炼治疗女性压力性尿失禁的临床研究[J].当代医学,2014,20(6):77-78.

第二节　临床常用肌电生物反馈治疗的方法

一、肌电生物反馈治疗的临床操作步骤

(1)皮肤的准备:训练前用75%酒精棉球清洁表面皮肤皮脂,以减少皮肤电阻。

(2)电极片的正确摆放:将3个电极呈一条直线等距离置于靶肌肉表面皮肤上,电极间相距约1cm,中间为参考电极,两边为肌电反馈电极。靶肌肉根据治疗的要求来选择,如瘫痪肌肉、萎缩肌肉或需放松的肌肉等。

(3)反馈模式选择:可以选择视觉、数字、灯光、声音等反馈模式,患者取卧位或坐位,要求能看清反馈仪荧光屏上的肌电值,且能听到扬声器发出的声音信号。

(4)反馈训练讯号敏感度的设定:阈值设定。

(5)反馈训练讯号与动作控制关系解说:操作者应告知患者如何视听靶肌肉所产生的肌电反馈信号,以便使患者逐渐通过反馈信号控制靶肌肉的功能。

二、肌电生物反馈主要的应用方法

肌电生物反馈主要的应用方法包括下调训练(系统性放松)、上调训练和协调训练。

下调训练主要用来降低过度活跃的肌肉收缩,若是精神因素引起的过度紧张则需进行系统性放松治疗。上调训练相对容易控制,要求患者做指定的动作或者启动目标肌肉及肌肉群,主要用于训练被抑制的肌肉或者因创伤、制动、错误动作而引起的肌肉萎缩。协调性训练则是在很好地完成上调和下调训练之后的更高要求的训练内容,主要训练患者如何很好地控制主动肌与拮抗肌。

1. 靶肌肉单独收缩

肌电生物反馈首先可以帮助患者定位功能缺失的肌肉,如脑卒中踝背屈的胫前肌,目标是学会将其与周围或者协同肌肉分离开来,学会单独收缩。患者一旦学会很好地分离特殊肌肉,即可开始协调性训练。

2. 放松性下调训练

肌电生物反馈可以运用于帮助患者学会控制肌肉的兴奋及放松,目前可以用于治疗心身疾病以及相关的神经肌肉功能障碍。应用时,将贴片置于能够体现患者情绪的肌肉(如前额、颞部或者斜方肌),测定肌电水平并记录肌电基础平均值,然后训练患者学会逐渐放松,并且可以运用时间滚轴来观察该放松技术随着时间的作用效果。

肌电生物反馈作用的效果取决于治疗师的指导和患者的依从性。患者如果能够充分理解该治疗方法并积极配合,则能够取得良好的治疗效果。

3. 阈值导向的上调和下调训练

以阈值为导向的肌电生物反馈训练应用是一种目标获得性训练模式,要求患者努力收缩或放松特定的肌肉或肌群,患者能够看到平滑化或者处理过的肌电信号,治疗师设定一个肌电值,如果患者努力收缩肌肉或放松肌肉达到阈值时即可获得声音或者视觉的反馈,或正在训练的治疗师会以"好"来激励患者。患者一旦能够在 80%～90% 时间段内达到阈值,治疗师会提高阈值来获得更好的治疗效果。放松训练则与之不同,如果患者在 50% 时间段内不能达到放松的阈值,治疗师则会上调阈值以确保患者能够达到目标。

4. 阈值导向的张力认知训练

阈值可以用来形成各种所需的肌电信号行为,其中包括能够准确地让患者感知肌肉的紧张程度。事实证明,那些有问题的肌肉源性的疼痛和紧张也会让患者对肌肉的紧张程度失去本体感觉。换句话说,他们通常不知道是否存在肌肉紧张。

张力识别技术不同于上调和下调训练,阈值线代表了患者努力匹配的目标水平而不是超越或者低于的水平。这里要求患者一遍又一遍接受系统训练控制肌电信号到 $5\mu V$。我们的目标是训练患者能够从各种静息状态和各种姿态本能下知道 $5\mu V$ 肌电信号究竟是怎样的感觉。这种训练被认为是一种锚定,让患者更准确地感觉到肌肉是在该阈值以上紧张或以下放松。这种感觉基础下的张力区分训练往往优于之前的下调训练,能够在慢性疼痛治疗中取得良好的治疗效果。

5.失活训练

失活训练是所有表面肌电训练程序的基础。它主要训练患者能够在肌肉收缩后"关闭"激活的肌电活动。停止肌电活动所需的时间往往是需要训练的内容。

6.肌电触发神经肌肉电刺激

肌电触发神经肌肉电刺激的功能需要一个精确的程序,这个程序不仅可以监测肌肉收缩的信号,而且可以运用刺激器来刺激周围运动神经而达到肌肉的全收缩[1-2]。该功能与阈值导向下的上调训练内容相似。唯一不同的是当患者达到预先设置的阈值时,患者将受到电刺激从而使肌肉达到全募集状态。通常该技术运用于明显萎缩和肌力较差的肌肉。

7.左右侧的平衡训练

当进行对称性运动时,若观察到左右侧对称肌肉出现不对称运动,则需要我们对此进行左右侧的平衡训练。如:当头部前屈时,应该对称性地募集胸锁乳突肌,但是没有进行对称性运动则说明发生了错误的运动模式。对称性训练需记录左右侧对称肌肉的肌电信号。对称的表面肌电信号用相同的灵敏度和扫描时间的双通道信号来表现。当治疗师判断出差异所在时,会应用多种治疗技术训练较弱一侧使其有更高的对称性募集,而肌电生物反馈训练就是重要的治疗手段之一。

8.运动复制训练

运动复制训练是一个比较先进的协调训练处方,常用于有单侧疾患的患者(如脑卒中)。其首先生成并存储健侧一个动作的肌电募集模式,放置在屏幕上作为模板;然后要求患者患侧努力去"复制"模板。换句话说,就是以健侧为模板教导患者如何使患侧达到"标准化"。

9.肌电反馈下的姿势控制训练

肌电反馈下的姿势控制训练的程序相对比较直接,运用一个时间滚轴展示所关注的与姿势相关的肌肉,治疗师帮助患者做出更自然、更正常的姿势,患者通过肌电生物反馈可以看到改善后的姿势能耗更少并更强调骨骼肌的活动。

10.肌电生物反馈指导下的运动训练

在运动训练中,患者由治疗师安排训练特定肌肉或肌肉群。用一个时间滚轴显示最初的运动募集模式,运用重复运动来验证是否是所需训练的肌肉。当康复锻炼时,患者会不经意间运用肌肉替代模式来达到所要指定的训练动作。使用肌电监测则可发现患者出现的替代,反馈信息将提示其是否按照要求来训练。

11.肌电生物反馈功能性运动

初期,肌电生物反馈训练通常以"静止"状态开始,且等长收缩较动态运动更容易完成和复制。一旦患者很好地掌握了等长收缩运动,就应努力去实践更大范围的、更快、更具有活力的功能运动。而之前的所有训练技术都应以功能运动为最终目的,引入真实、多样的活动场景,即更真实地模拟现实活动与运动。

三、肌电生物反馈在临床上的应用

1. 肌电反馈治疗肌无力

肌无力可能是由于神经根、神经丛、脑血管病变或肌病等引起的失用性肌肉萎缩;也可能是由于损伤或手术后的制动造成的;还可能是由于不良运动习惯的累积效应或运动减少而引起的。这些情况下的肌无力可以表现为肌肉横截面积减小、血管效率低下、生化和生理功能受损害等[3]。

脑卒中的偏瘫肢体功能障碍,主要表现为偏瘫侧肌力下降、肌肉调节能力降低、运动与平衡能力失调,严重影响患者的日常生活自理能力。治疗方法:将电极置于瘫痪肌肉的表面皮肤上,上肢可取三角肌、肱三头肌、腕背伸肌及手部肌肉,下肢可取股内侧肌、胫前肌。三角肌做上臂向外上方平举运动,肱三头肌做伸肘运动,腕伸肌做腕部的伸展运动,手部肌肉做手指各关节的伸、屈运动;股内侧肌做大腿上抬运动,胫前肌做踝背屈运动[4]。如果患者暂时不能完成这些运动,也要尽量让患者产生支配偏瘫部位的运动意识,并在其大脑中反复想象并强化这些运动意识;同时应不断地鼓励患者,使其坚信一定能使偏瘫部位恢复功能。亦可将两对电极片分别贴于双侧股四头肌并采集肌电信号,将协调训练的图像显示给患者,图像显示双侧下肢在进行坐—站转移整个过程中的力量分配情况,指导患者通过调整自身的双足摆放位置、身体的对线、躯干前驱的姿势及角度等来达到转移的正常模式[5]。

骨折、损伤以及手术后的制动会引起肌肉萎缩,同时关节疼痛、炎症和损伤等可以通过相关节段的脊髓前角细胞传出信号,保护性抑制关节周围肌肉功能活动而造成跨越罹患关节的肌肉变弱及肌力下降,这就是由反射抑制所造成的肌肉软弱、肌肉募集能力降低导致关节源性肌肉抑制。若在肌肉力量训练的基础上辅以肌电生物反馈治疗或者肌电诱发电刺激治疗,则患者的神经肌肉功能恢复较单纯肌力训练疗效好[6-7]。采用肌电生物反馈训练强化股四头肌肌力特别是股内侧肌肌力,有利于增强关节的稳定性,提高伸膝动力,纠正生物力学紊乱,促进膝关节整体功能的恢复[8]。治疗方法:将电极置于萎缩肌肉的表面皮肤上,给予适当的预期目标并指导患者进行靶肌肉的等长收缩,尽可能使仪器上的肌电数值更高,同时打开听觉开关,让患者同时接受视觉及听觉反馈,并可以根据患者的训练效果自动或者手动提高阈值[7-9]。

2. 肌肉反馈治疗心身疾病

心身疾病是一组发生发展与心理社会因素密切相关,但以躯体症状表现为主的疾病。当患者精神紧张或情绪激动时,交感神经活性增强,血压、心率、皮温、肌电等会发生相应变化。肌电变化的机制:交感神经兴奋,精神性发汗增加,皮肤电阻降低,皮肤电反应升高。因此,肌电生物反馈可以对心身疾病进行针对性地评估和治疗。

治疗时,将贴片贴于能够被患者紧张情绪所影响的肌肉(如前额、颞部或者斜方肌)上,测定肌电水平并记录基准肌电平均值,然后训练患者逐渐放松,并记录肌肉放松时的最低肌电平均值。治疗中,若反馈仪蜂鸣器发出声响[10],或者用16位反馈信号电指示灯显示放松的程度,分别用1~16阿拉伯数字表示每个灯,肌肉紧张时高位数字区域灯亮,提示患者肌肉紧张,嘱其静神用意念松弛肌肉[11]。

患者通过学习与控制仪器所提供的外部反馈信号,调节内部心理变化能够起到治疗的作用。同时,肌电生物反馈治疗还可以提高患者对自身疾病的认知,从而达到进一步控制自己精神状态而维持治疗的效果。

3.肌肉反馈治疗关节活动障碍

骨折、关节损伤后,由于关节制动而导致关节粘连,对于软组织挛缩及粘连最有效的治疗方法是牵伸。牵伸时,部分患者常常因不能掌握主动放松的技巧,再加上牵伸时关节周围可产生疼痛而导致肌肉紧张,如果处于紧张状态的肌肉受到持续牵引,则有可能产生轻微损伤,因此,牵伸中肌肉处于放松状态尤为重要。肌电生物反馈可以促进肌肉的主动放松。其治疗方法:对活动受限关节牵引时配合肌电生物反馈,训练患者掌握肌肉放松的技术。患者可以方便地目视数字读数、光标显示,并清楚地听到反馈声响。在牵伸过程中,尽量保持上述反馈信号处于低水平状态,同时体会肌肉的放松状态[12]。

4.肌肉反馈治疗运动性疲劳

运动性疲劳的消除是运动员成绩提高的关键,除了按摩、牵伸等放松方式外,肌电生物反馈是一种新的治疗手段。将患者的额部用酒精擦过后,放置涂有导电膏的电极,打开开关,采集电极就采集额部肌电强度输入肌电反馈仪,这样就能将采集出的肌电信号转变成患者所感知到的听觉信号。声音越强,说明额部肌电活动越强,反之,额部肌电活动越弱。这样,患者可以根据声音的强弱反馈来进行自我调节,使额部肌肉放松。肌电强度值越小,说明肌肉越放松。同时也可以定量观察躯干肌肉的放松程度[13]。

5.肌电生物反馈治疗盆底肌功能障碍

盆底肌的肌电反馈治疗主要用于大小便功能障碍,如产后尿失禁、老年女性尿失禁、子宫脱垂等。治疗方法:用特定的肌电反馈治疗仪指导患者按照生物反馈模式收缩和放松盆底肌肉,进行盆底肌肉收缩功能基线值的检测。治疗师针对每个患者的情况,为患者选择个体化治疗方案。第一步均采用电刺激治疗,电刺激频率一般由低频(50Hz)到高频(80Hz),脉宽为$250\sim320\mu s$,电流的大小以患者感觉肌肉强力收缩而不疼痛或患者盆底肌肉有跳动感而无疼痛为准,其功效是唤醒患者深层和浅层肌肉收缩的本体感觉。接下来,按照屏幕显示的生物反馈仪给出的压力波型指导患者进行盆底肌肉Ⅰ类肌纤维和Ⅱ类肌纤维的收缩锻炼。这种生物反馈盆底肌训练能够有效地控制不良的盆底肌肉收缩,并予以纠正。治疗过程中,电刺激和生物反馈盆底肌训练两种治疗方法常常配合进行,治疗应循序渐进,先进行Ⅰ类肌纤维的训练,再进行Ⅱ类肌纤维的训练,最后是综合训练。一般每次治疗 30～40min，2 次/周，10 次为 1 个疗程，年轻患者采用 30min 标准治疗时间即可达到满意效果，绝经及年老患者需要延长治疗时间[14-16]。

盆底肌的肌电反馈治疗还可治疗因情绪因素导致的肠易激综合征，可以让患者学会控制盆底肌肉。焦虑、抑郁的不良情绪参与了肠易激综合征和患者内脏高敏感性的形成，肌电生物反馈治疗可以降低肠易激综合征患者内脏高敏感性，调节肠易激综合征患者的内脏疼痛阈值，改善不良情绪和肠易激综合征的症状[17]。

6.肌电生物反馈治疗吞咽功能障碍

吞咽功能障碍是脑卒中常见的并发症之一，可导致患者脱水、饥饿、吸入性肺炎、气道梗阻窒息甚至死亡等严重后果，肌电生物反馈联合吞咽功能训练能够达到良好的临床效果。治疗时，患者取坐位，保持周围环境安静，告知患者注意事项，尽量取得患者配合，将 3 个表面电极置于患者舌骨上缘、舌骨与下颌连线中点，将参考电极放于以两电极连线为底边的等边三角形顶点。先测试患者进行自然干吞咽（唾液吞咽）的肌电，测试界面结束后系统会自动分析出患者无吞咽动作的平均静息值、吞咽峰值的平均值及吞咽最大峰值。之后，设定 110％吞咽峰值为用力吞咽峰值的临界值，吞咽界面会在 110％吞咽峰值处作虚线，作为给予患者的视觉反馈。嘱患者在视觉反馈的干预下分别做 2 次用力干吞咽，要求患者吞咽产生的动作肌电图峰值超过所设定阈值，同时配合吞咽功能障碍训练[18]。肌电生物反馈还可用于治疗其他原因（如头颈肿瘤术后）导致的吞咽功能障碍。

参考文献

[1]郑萍,盛夏.肌电诱发神经肌肉电刺激对脑卒中偏瘫患者上肢运动功能的疗效[J].中国康复理论与实践,2012,18(1):71-73.

[2]于靖,赵沂敏.肌电诱发神经肌肉电刺激改善脑卒中患者偏瘫下肢运动功能的临床研究[J].北京医学,2010,32(10):804-806.

[3]刘颖,华桂茹.对废用性肌萎缩及其康复过程中肝细胞雄激素受体表达的研究[J].中华物理医学与康复杂志,2002,24(12):31-33.

[4]郑华,孙宝民,吕燕华,等.肌电生物反馈对急性偏瘫康复的临床疗效[J].中华物理医学与康复杂志,2006,28(9):620-621.

[5]司徒杏仙,王尧,潘巍一.肌电生物反馈对脑卒中偏瘫患者坐-站转移的影响[J].中国康复,2013,28(2):112-113.

[6]马利华,沈步乙.下肢骨折后膝关节功能障碍的肌电生物反馈训练方法及疗效[J].中国康复医学杂志,1992,7(6):241-244.

[7]付桂敏,张万溥,张宝慧.肌电生物反馈在半月板切除术后股四头肌功能恢复中的应用[J].中国康复医学杂志,1995,10(3):121-122.

[8]薛静,薛燕萍,梁英.髌股疼痛综合征患者神经肌电活动比率与 Merchant 匹配角的相关性[J].中国康复医学杂志,2015,30(3):265-268.

[9]张琦,吴贤发.表面肌电仪对髌股疼痛综合征患者膝关节肌电活动的分析[J].中国康复理论与实践,2006,12(12):1041-1042.

[10]顾永健,周燮生,高志伟,等.肌电生物反馈治疗头痛61例临床观察[J].中国心理卫生杂志,1987,1(6):278-280.

[11]吴锋,俞梦孙,周玉彬,等.肌电生物反馈仪放松反馈信号提取的方案设计及实现[J].北京生物医学工程,2009,28(6):627-629,633.

[12]王国新,李涛.肌电生物反馈在膝关节功能障碍康复中的应用[J].中华物理医学与康复杂志,1999,21(4):21-22.

[13]马利华.肌电生物反馈训练对解除运动员赛前紧张状态的初步研究[J].上海体育学院学报,1990,14(2):51-53.

[14]李凡,周萍.盆底重建术后肌电生物反馈治疗的疗效分析[J].生殖医学杂志,2012,21(4):346-349.

[15]杨季,庞稼燕,龚明霞.神经肌肉电刺激联合肌电生物反馈治疗产后压力性尿失禁的疗效分析[J].现代医学,2014,42(9):1034-1036.

[16]封海霞,陆雪松,秦洪云,等.肌电生物反馈电刺激治疗尿失禁的疗效分析[J].中华物理医学与康复杂志,2007,5(5):328-330.

[17]鲍聚喜,张光鑫,张孝通,等.盆底表面肌电生物反馈治疗失迟缓性便秘疗效观察[J].人民军医,2012,55(12):1218-1219.

[18]兰月,王茜媛,徐光青,等.表面肌电生物反馈及神经肌肉电刺激对脑干损伤后吞咽障碍患者吞咽功能的即时效应[J].中国康复医学杂志,2014,29(5):405-409.

第十一章

肌肉疲劳分析

第一节　概　述

一、运动性肌肉疲劳

运动性肌肉疲劳是指运动引起的肌肉产生最大随意收缩力量或者最大输出功率暂时性下降的生理现象，通常会伴有主观的疲劳感。作为一项基础研究和应用研究的内容，国内外对肌肉疲劳在临床医学、康复医学、体育科学以及人类工效学等领域都有大量研究。

运动性肌肉疲劳具有过程性变化的基本特征，而且疲劳发展的程度与运动强度、运动时间和运动形式等影响因素均有关。关于运动性肌肉疲劳的确切机制，普遍认为包括中枢机制和外周机制两个方面。其中，不同运动所诱发的肌肉疲劳的中枢机制和外周机制既难以区分，也不尽相同。肌肉疲劳的中枢机制主要涉及中枢神经系统中的生理生化过程，而肌肉疲劳的外周机制主要包括运动肌肉本身的神经肌肉信息传递、兴奋-收缩耦联和能量代谢等生理生化过程。运动性肌肉疲劳过程中，输出功率的下降并不仅仅是外周代谢产物堆积等原因所致的，也受中枢神经系统运动控制调节的影响。近些年来，中枢机制已成为运动性肌肉疲劳研究的热点。Nokaes 等[1]提出了中枢控制器模型，认为人体在运动时是一个复杂的系统，中枢神经系统会根据来自心脏、肌肉、呼吸和代谢等各种外周以及自身感觉传入信息的中枢整合作用，不断主动调整其控制肌肉运动单位活动的指令。如果对肌肉疲劳现象的研究缺乏中枢神经系统的控制，则不可能真正地揭示肌肉疲劳的机制。总之，运动性肌肉疲劳的发生机制极其复杂，人体在运动时所诱发的肌肉疲劳过程会受到很多因素的影响。因此,如何正确地认识、测量、评价及对待运动性肌肉疲劳,对不同的人群进行不同的动作任务是非常重要的,尤其是在针对运动康复和运动训练的应用实践中。

二、肌肉疲劳的检测

肌肉疲劳的检测通常分为直接测量法和间接测量法。前者直接测量肌肉的最大抗阻能力,比如最大随意收缩力和最大输出功率;后者则主要依据疲劳过程中的其他生理学指标来评价疲劳,比如负荷持续时间、表面肌电信号以及脑电信号等。仅靠直接测量法并不能够真正反映神经肌肉系统的功能状态。在运动诱发的肌肉疲劳过程中,有很多检测指标会发生改变,比如代谢物浓度、肌纤维传导速度、运动单位的募集数量和发放频率等。其中,代谢物浓度可以通过血样检测和肌肉活检获得,而肌纤维传导速度、运动单位的募集数量和发放频率都可以通过表面肌电来获取,而且表面肌电具有无损伤、方便、实时等优点。

运动性肌肉疲劳作为神经肌肉系统最重要的一个特征表现,对其及时准确地进行检测与评价是非常重要的。运动性肌肉疲劳在不同运动强度下的表现是不同的。比如:在最大随意收缩下的肌肉疲劳可以通过力的变化来检测;而在次最大随意收缩下,力可以长时间维持恒定。因此,对肌肉疲劳就不得不使用表面肌电或其他技术进行检测。另外,不同运动形式下肌肉疲劳的肌电表现也是不同的。一方面,静态收缩下所诱发的肌肉疲劳的肌电表现不受关节角度、肌纤维长度变化等因素的干扰,但有可能受血流受阻等因素的影响。另一方面,动态收缩下所诱发的肌肉疲劳的肌肉表现中包含了很多干扰信息,比如肌纤维长度变化、电极与皮肤的接触性等。运动性肌肉疲劳在不同环境下也有所差异。比如,Casale 等[2]研究了低压缺氧环境对肌肉疲劳肌电表现的影响,通过比较在高原环境和返回海平面 3 个月后肱二头肌等长收缩的肌电表现,进一步认识了神经肌肉系统对高海拔环境的适应机制。结果发现,相比于返回海平面 3 个月后的肌电测量,在高原环境下的肌肉随意收缩表现为更高的频率特征初始值、更大的肌纤维传导速度变化率和频率特征变化率,而电刺激诱发收缩的肌电特征没有差异。这说明低压缺氧环境并不显著影响肌纤维膜特性,但是影响了运动单位的中枢控制策略。

虽然表面肌电的振幅和频率特征变化可以反映运动性肌肉疲劳,但它也存在一定的局限性。比如,有研究发现,腰部肌肉在进行低水平的长时间收缩时就不能采用表面肌电的振幅和频率特征的总体表现进行疲劳分析,因为这种情况下非稳定的运动单位池对肌电特征变量有很大的影响[3]。此外,表面肌电的线性和非线性特征变化不具有肌肉疲劳特异性,肌肉疲劳并不是引起表面肌电特征变化的唯一因素[4]。这表明在肌肉疲劳肌电表现的分析过程中,很有必要同时考虑肌肉的解剖或几何特性、生理特性以及其他因素的作用。因此,研究肌肉疲劳时,需要针对不同的被试者、检测肌肉、运动强度、运动时间和运动形式等进行系统分析,以通过不同的表面肌电特征来认识不同条件下的肌肉疲劳。

可见,表面肌电是评价运动性肌肉疲劳的有效工具。尽管如此,在表面肌电的采集和分析过程中,也需要慎重处理电极位置、电极间距、皮脂厚度、性别、周围环境以及个体差异性等因素。特别需要注意的是,个体差异性往往表现在所检测肌肉的神经支配区分布、运动单位的长度和数量以及肌纤维方向等不易于检测的方面。只有深刻认识表面肌电所包含的细节信息和整体信息,才能够准确地反映神经肌肉系统的活动水平和功能状态。

虽然阵列式表面肌电在一定程度上克服了传统表面肌电的局限性,而且也有研究发现阵列式表面肌电更容易获取反映运动性肌肉疲劳的中枢机制和外周机制的信息[5],但该研究结果是基于一定的假设的。总之,运动性肌肉疲劳的检测方法还有待进一步研究。

参考文献

[1]Noakes T D. From catastrophe to complexity:A novel model of integrative central neural regulation of effort and fatigue during exercise in humans:Summary and conclusions[J]. Br J Sports Med, 2005, 39(2):120-124.

[2]Casale R, Farina D, Merletti R, et al. Myoelectric manifestations of fatigue during exposure to hypobaric hypoxia for 12 days[J]. Muscle Nerve, 2004, 30(5):618-625.

[3]Farina D, Gazzoni M, Merletti R. Assessment of low back muscle fatigue by surface EMG signal analysis:Methodological aspects[J]. J Electromyogr Kinesiol, 2003, 13(4):319-332.

[4]王健,杨红春,刘加海.疲劳相关表面肌电信号特征的非疲劳特异性研究[J].航天医学与医学工程,2004,17(1):39-43.

[5]Mesin L, Cescon C, Gazzoni M, et al. A bi-dimensional index for the selective assessment of myoelectric manifestations of peripheral and central muscle fatigue[J]. Electromyogr Kinesiol, 2009, 19(5):851-863.

第二节　肌肉疲劳表面肌电研究现状

近些年来,人们对运动性肌肉疲劳有了进一步的认识,尤其在运动性肌肉疲劳的肌电表现方面。人们逐渐认识到,由于静态收缩和动态收缩所诱发的肌肉疲劳过程存在差异,所以对相应表面肌电的分析方法也应有所不同。王奎[1]认为,基于动态收缩诱发的肌肉疲劳的表面肌电具有非稳定性,需采用时频分析方法,这样可以获得使用传统方法难以获得的相关信息。王乐军等[2]研究低负荷等长收缩诱发的肌肉疲劳,结果发现肱二头肌和肱桡肌的表面肌电特征值 RMS 反映肌肉疲劳的敏感性和稳定性优于其他指标。在另一项研究中,王乐军等[3]发现在评价快速点击鼠标诱发的指伸肌的肌肉疲劳方面,基于小波包分析计算的表面肌电特征值 MNF 在评价肌肉疲劳方面表现出更好的敏感性、稳定性和可重复性。徐红旗等[4]采用小波分析方法研究了动态收缩诱发的肌肉疲劳,结果发现小波分析方法能够准确合理地检测重复性手工提放重物作业中肌肉疲劳的变化特征。荣瑶等[5]提出一种基于小波包能量分析的肌肉疲劳识别方法,其可以有效检测肌肉收缩的不同状态。王乐军等[6]对局部运动性肌肉疲劳的肌电和脑电协同分析进行了研究,总结出肌电和脑电的关联分析有助于为人体运动的神经肌肉控制机制研究提供更有价值的信息。可见,针对不同运动负荷形式的肌肉活动,选择合适的表面肌电分析方法至关重要。尽管表面肌电采集和分析技术已得到不断地发展,国内在表面肌电采集技术和研究方法上的创新方面与国外还存在一定的差距。

表面肌电作为一种生物电信号可以反映肌肉的活动信息,但是它也与相应的采集系统有关。比如国外已经发展成熟的阵列式表面肌电具有高分辨率的特性,在一定程度上已经弥补了传统表面肌电的一些缺陷。同时,国外关于表面肌电的研究内容和研究方法也值得借鉴和学习。SOO等[7]利用传统表面肌电同时测量了静态和动态握力任务中的肌肉疲劳与肌肉力量,该研究使用了连续小波变换把肌电信号分成了低频带(5~45Hz)和高频带(65~350Hz)。结果发现,表面肌电的高频带成分的振幅与肌肉力量显著相关,而低频带成分的振幅与肌肉疲劳关系密切,这个结果对同时测量肌肉力量和肌肉疲劳具有很高的应用价值,尤其在肌肉动态收缩过程中。另外,在中枢信息方面,Farina等[8]对肌电信号中的中枢信息和外周信息进行分离并将中枢信息直接用于假肢控制。Mehta等[9]通过利用近红外光谱仪测量亚最大疲劳握力收缩中前额叶皮层的血氧量,来评估心理疲劳和肌肉疲劳的相互作用,对表面肌电含有的中枢信息进行了探索。

一、利用针肌电评价肌肉疲劳

针肌电虽然具有侵入性,但可以精确测量单个运动单位的活动信息,而且不受皮下脂肪组织等因素的影响。针肌电很早就被用于运动性肌肉疲劳的相关研究。比如在肌肉进行持续性或间断性最大随意等长收缩的过程中,单个运动单位的放电频率会随着负荷持续时间的延续而呈现逐渐下降的变化趋势,同时肌肉的 MVC 下降,舒张时间延长,呈现肌肉疲劳的典型特征。可以说,针肌电可以用于绝大部分神经肌肉系统功能评价的相关研究。娄智和杨基海[10]对针肌电信号的 AR 模型参数与局部肌肉疲劳的关系进行了研究,结果发现,针肌电的 AR 模型参数随着时间的延长有增加的趋势,利用这种趋势能够较好地评价肌肉疲劳的状态。尽管如此,针肌电由于具有侵入性,并不适合在一些特殊情形下对神经肌肉系统功能进行检测,比如儿童运动检测、体育和工效学等方面。此外,利用针肌电也只能采集肌肉活动中的点信息,并不能采集某一块区域的肌肉活动信息,不利于检测肌肉内部以及不同肌肉之间的活动特性。总之,针肌电由于其能够对局部肌肉活动进行精确测量,依然是神经肌肉系统功能评价的一种标准方法。

二、利用传统表面肌电评价肌肉疲劳

传统表面肌电是使用最广泛的一种表面肌电采集方法。国内外很多对运动性肌肉疲劳的肌电研究都是基于传统表面肌电的。陈静等[11]研究了手工搬举作业所致的竖脊肌肌肉疲劳的肌电表现,结果发现竖脊肌的不同部位在重复性搬举作业所诱发的肌肉疲劳程度并不相同,而且用中频截距的下降评价肌肉疲劳比平均功率频率截距下降更敏感。叶伟等[12,13]研究了静态运动负荷诱发肱二头肌肌肉疲劳和恢复过程中表面肌电信号的变化规律,结果发现表面肌电信号的复杂度可以用于肌肉功能恢复的评价,而且肌纤维动作电位传导速度下降并不是决定表面肌电信号功率谱左移的唯一因素。王健等[14]研究了运动性肌肉疲劳中的表面肌电的非线性特征,结果发现不同强度运动负荷诱发肌肉疲劳过程中,MPF、C(n)和%DET变化率具有明显的运动强度依赖性,并与肌肉耐力运动成绩高度相关,而且以%DET变化率反映运动性肌肉疲劳的敏感度明显高于MPF和C(n)。张海红等[15,16]研究发现,单侧肢体运动所诱发的肌肉疲劳会造成对侧肢体主动肌、拮抗肌和协同肌MPF均值等产生伴随性变化。这说明表面肌电信号具有确切的中枢控制成分,而且共激活作用的变化受运动强度的影响,并不受肌肉疲劳因素的影响。在应用研究方面,杨钟亮等[17]使用表面肌电评价了按摩椅局部拍打按摩对缓解竖脊肌肌肉疲劳的绩效。张非若等[18]使用表面肌电研究了驾驶人背部肌肉的功能状态,结果发现驾驶过程中的躯干肌属于低负荷静力作业,连续2h驾驶会引起驾驶人躯干肌的肌肉疲劳,而且疲劳程度左侧高于右侧。张毅等[19]针对肌肉疲劳对人机交互带来的影响,提出了一种克服表面肌电人机交互中肌肉疲劳的SVM算法。总之,在运动性肌肉疲劳过程中的表面肌电特征都表现出一定的变化规律,但是这些表面肌电特征并不具有确定肌肉疲劳的特异性,即疲劳并不是引起表面肌电特征变化的唯一因素。Watanabe等[21]使用针肌电评价了传统表面肌电对股中间肌测量的有效性,结果发现股中间肌的远端部位仅仅适合使用表面肌电,而且表面肌电可以有效评价股中间肌在低负荷等长收缩的神经肌肉激活水平。可见,传统表面肌电是针肌电的补充和完善,两者的结合更有利于评价神经肌肉系统的活动水平和功能状态。

三、阵列式表面肌电评价肌肉疲劳

(一)静态运动诱发肌肉疲劳

肌肉在静态收缩下的表面肌电不存在关节角度的改变所造成的干扰,但是也受到诸如被试者的皮脂厚度、电极位置等因素的影响。肌肉在静态收缩下,平均功率频率和中位频率随肌肉活动持续时间的延长呈现规律性下降。静态收缩一般要求被试者在不同的运动时间和运动强度下进行静态恒力收缩。Farina等[22]要求9名右利手和5名左利手被试者手握不同负荷进行不同时间的手臂外展90°的静态恒力收缩,通过采集上斜方肌的阵列式表面肌电发现,左利手和右利手被试者在不同运动强度、时间下肌肉疲劳的肌电表现存在差异性,而且非优势侧比优势侧的上斜方肌的肌电频率特征表现出更多的肌肉疲劳,这不仅说明肌肉疲劳与运动强度与持续收缩时间相关,还表明了长时间对身体单侧肌肉的使用所形成的单侧优势化改变了肌纤维膜特性以及中枢对运动单位的控制策略。Tucker等[23]利用肌电特征图像研究分析了腰部竖脊肌的持续性静态收缩过程,结果发现以肌电信号的均方根值建立的肌电特征图像重心仅仅随着持续收缩时间而发生移动,而在不同运动强度下没有发生显著改变。竖脊肌的这种时空激活特性仅仅随着肌肉疲劳发生变化,而在不同负荷强度下基本保持不变。这就意味着竖脊肌会随着肌肉疲劳以一种非一致性的方式做出适应性变化,而对不同运动强度则以一种一致性的方式做出适应。Farina 等[24]使用阵列式表面肌电验证了一种假设——肌肉持续收缩时间越长,肌肉活动的时空激活特性变化就越大。结果显示,在持续性静态收缩过程中,熵值减小,以均方根值为数值的肌电特征图像重心向颅侧方向移动越多,而且肌电特征图像重心的移动与持续收缩时间和均方根值的变化率均呈正相关性,与持续性收缩开始和结束时的熵值呈负相关。在持续性静态收缩过程中,肌肉活动的时空激活特性的变化可能在维持静态收缩能力上发挥着重要的作用。

在持续性恒力等长收缩中,由于参与活动的运动单位数量相对稳定性,肌肉疲劳的总体肌电表现良好。在很多肌肉中,这种情况要求收缩强度水平大于 50%MVC 才会出现。因为在低收缩强度水平下,收缩过程中会有新运动单位的募集,不同运动单位在不同时间激活并经历不同的疲劳程度,从而使得肌肉疲劳的总体肌电表现模糊。在这种情况下,更需要考虑对阵列式表面肌电进行分解,而不应该只是关注肌肉疲劳的总体肌电表现[25]。在收缩过程中,那些未参与收缩的运动单位在募集时不应该表现出疲劳的肌电特征,但事实并非如此,它们会受到疲劳运动单位产生的代谢物所形成的细胞外环境的影响而表现出疲劳肌电特征[26]。此外,代谢物的积累和氧的有效利用率取决于肌肉缺血程度,肌肉缺血程度又取决于肌内压。可见,即使是在静态收缩下消除了关节运动、肌纤维长度以及电极位置等因素对肌电质量的干扰,对肌肉疲劳的评价也依然需要考虑运动强度、运动时间、运动形式、所检测肌肉的解剖特性等多方面因素的影响。

(二)动态运动诱发的肌肉疲劳

虽然多数关于肌肉疲劳的研究针对的是静态收缩,但动态收缩所诱发的肌肉疲劳更具有代表性。在肌肉动态收缩过程中,肌纤维长度、电极位置与神经支配区位置和肌腱位置的相对距离发生了变化,而且这种变化对不同的肌肉也有所不同。为了减少和消除非疲劳因素对表面肌电的影响,可以采用周期性动态收缩,这在一定程度上可以克服上述问题。多数研究发现,随着肌肉活动次数的增加,表面肌电功率谱的总功率增加,但是频域指标变化规律差异较大[27]。使用阵列式表面肌电可以通过确定神经支配区分布信息来减少其他因素对表面肌电变化的影响,从而可以优化最佳通道的选择,更有助于确认肌肉动态收缩下表面肌电的变化是由于肌肉疲劳还是非疲劳因素所引起的。阵列式表面肌电有利于更精确地测量肌纤维传导速度。Farina 等[28]基于阵列式表面肌电设计了一种用于动态收缩中评价平均肌纤维传导速度的方法,结果发现使用该方法可以得到动态收缩诱发肌肉疲劳的可靠评价。Deborah Falla 等[29]利用阵列式表面肌电比较了上斜方肌在两种不同的肌肉疲劳收缩过程中肌电的时空活动特性。相对于一个低水平(20%MVC)运动强度下的持续性静态恒力收缩,在其基础上增加一个周期性的力量输出(每 30 秒内进行一个持续 2s 的 25%MVC 的增强收缩)反而有利于减轻肌肉疲劳,而且肌肉的时空活动特性的变化也有所加强。肌肉的时空活动特性的变化很可能反映了肌肉长时间活动后适应肌肉疲劳的一种机制,这可能与血液流动等因素相关。Macdonald 等研究了递增疲劳动态收缩中股内侧肌和股外侧肌的肌电特征变化,结果发现肌电均方根值与肌纤维传导速度在肌肉非疲劳收缩中的表现呈正相关,而在疲劳动态收缩中没有这种相关性,而且只有均方根值在肌肉疲劳动态收缩中增加。可见,在肌肉疲劳动态收缩过程中,需要考虑各种可能影响肌肉疲劳肌电表现的因素,才能更进一步地认识肌肉动态收缩所诱发的肌肉疲劳。

很多学者研究了肌肉静态收缩和动态收缩分别诱发肌肉疲劳的肌电表现的异同。Masuda 等[31]使用阵列式表面肌电,研究了股外侧肌在静态和动态收缩下肌电特征的变化,结果发现肌肉静态收缩下的肌纤维传导速度显著下降,动态收缩下的肌纤维传导速度却没有显著性改变;在两类收缩下,中位频率都下降,平均振幅都增加,而且静态收缩要比动态收缩下的中位频率下降幅度更大。这些都表明了肌纤维传导速度并不是影响频谱变化的唯一因素,也说明了肌肉静态收缩和动态收缩存在异同。肌肉静态收缩和动态收缩除了关节角度、肌纤维长度等存在差异外,还有一个不容忽略的因素就是收缩肌肉内的血流。因为血液流动可以影响肌肉内 pH 值和钾离子浓度,这些离子又可以影响肌纤维膜的兴奋性以及肌纤维的传导速度。一方面,在静态收缩下,肌内压阻碍血液流动,而且乳酸等一些代谢产物会在肌肉内堆积。在缺血状态下,对收缩肌肉的氧供应是受到阻碍的,而且由于糖酵解代谢的增强使得血乳酸堆积增加。血乳酸的堆积不仅使得收缩肌肉内的 pH 值降低,而且降低了肌纤维膜的兴奋性。另一方面,包含肌肉伸缩的动态收缩可以通过促进收缩肌肉内血液的回流,从而保持收缩肌肉内的血液流动,使得氧供给充足。此外,伴随血液流动对氢离子的清除,阻止了 pH 值的下降,这样肌肉内血液 pH 值和肌纤维膜兴奋性在动态收缩中得以保持相对稳定,最终使得肌纤维传导速度不随时间变化而发生显著改变。总之,肌肉静态收缩和动态收缩的肌电表现之间既存在区别,又存在一定的联系。基于阵列式表面肌电的运动性肌肉疲劳还有待进一步研究。

在运动性肌肉疲劳研究中,肌肉疲劳涉及中枢激活,而中枢激活又与肌肉活动在皮层区域运动控制存在着直接的关系。表面肌电虽然也可以提取一些中枢信息,但采集的不是直接的中枢信息,而且其高度依赖于所采用的信号处理方法,并不能直接获取关于大脑皮层运动控制的相关信息,从而不能够准确地反映运动性肌肉疲劳[8]。研究还发现,心理疲劳会影响身体疲劳,但是具体作用机制尚不清楚。Mehta 等[9]通过近红外光谱仪测量亚最大疲劳握力收缩中前额叶皮层的血氧量来评估心理疲劳和身体疲劳的相互作用。他们要求所有被试者都进行两类握力收缩:一类只有身体疲劳,要求进行 30% MVC 持续性握力收缩直至力竭;另一类同时包含身体疲劳和心理疲劳,要求在 30% MVC 持续性握力收缩中同时进行一个尽可能既快又准确地口头倒数算术任务直至力竭(由于逐减 7 的算术任务可以诱发心理疲劳常用于该测试)。结果发现,一方面,两类收缩下的持续时间、肌肉力量下降率以及关节稳定性变化都没有显著性差异,桡侧屈腕肌和桡侧伸腕肌的肌电均方根值和中位频率分别呈现出增加和减少的情况,但两类收缩类型没有显著性差异。这个结果并不支持心理疲劳会影响肌肉收缩能力的观点,与之前的研究结果相矛盾,这可能是由于数据采集或者信号处理等因素所导致的。另一方面,两类收缩类型下的两侧前额叶血氧量在疲劳收缩过程中都有所增加,而且与只有身体疲劳的握力收缩相比,在包含心理疲劳和身体疲劳的握力收缩试验中,两侧前额叶的血氧量在开始时刻相对较高,但在力竭时明显降低,甚至低于只有身体疲劳收缩下的两侧前额叶的血氧量。这种交叉现象归于额外认知加工所引起的认知资源分配与不足,突出了心理疲劳在中枢疲劳发展中的作用,同时也说明了仅仅评价肌肉疲劳的肌电表现和力量变化并不能清晰完整地认识肌肉疲劳的机制。

总之,同时测量大脑活动和肌肉活动的方法可以提供传统研究方法可能忽略的信息,从而更准确地认识运动性肌肉疲劳,这种方法也为神经肌肉系统方面的基础和应用研究提供了一种新的研究途径。

参考文献

[1]王奎.sEMG常用时频方法及其用于分析动态肌肉疲劳时的策略[J].中国运动医学杂志,2010,(1):104-108.

[2]王乐军,陆爱云,范年春,等.表面肌电信号指标评价低负荷等长收缩诱发屈肘肌疲劳的敏感性和稳定性分析[J].中国运动医学杂志,2013,(2):117-123.

[3]王乐军,陆爱云,龚铭新,等.sEMG指标监测快速点击鼠标致指伸肌疲劳的适用性评价研究[J].体育科学,2013,33(1):62-71.

[4]徐红旗,史冀鹏,张欣,等.表面肌电小波变换分析技术监测重复性手工提放重物作业中机体肌肉疲劳的研究[J].体育科学,2011,31(12):44-54.

[5]荣瑶,郝冬梅,张琰,等.基于小波包能量分析的肌肉疲劳识别方法[J].北京生物医学工程,2012,31(6):579-585.

[6]王乐军,陆爱云,牛文鑫,等.运动诱发局部肌肉疲劳的肌电及脑电协同分析研究进展[J].中国运动医学杂志,2014,33(2):165-170.

[7]Soo Y,Sugi M,Yokoi H,et al. Simultaneous measurement of force and muscle fatigue using frequency-band wavelet analysis[J]. Conf Proc IEEE Eng Med Biol Soc,2008,20(8):5045-5048.

[8]Farina D,Ning J,Rehbaum H,et al. The extraction of neural information from the surface emg for the control of upper-limb prostheses:Emerging avenues and challenges[J]. Neural Syst Rehabil Eng,2014,22(4):797-809.

[9]Mehta R K,Parasuraman R. Effects of mental fatigue on the development of physical fatigue:A neuroergonomic approach[J]. J Hum Factors Ergon Soc,2014,56(4):645-656.

[10]娄智,杨基海.针电极肌电信号AR模型参数与局部肌疲劳的相关定性关系[J].中国临床康复,2006,10(30):174-176.

[11]陈静,丁嘉顺,王正伦,等.重复性搬举作业所致背部肌肉疲劳的表面肌电信号分析[J].中华劳动卫生职业病杂志,2004,22(6):402-405.

[12]叶伟,王健,刘加海.静态运动负荷诱发局部肌肉疲劳和恢复过程中sEMG信号复杂度变化规律[J].体育科学,2004,24(9):19-23.

[13]叶伟,王健,刘红.静态负荷诱发肌肉疲劳后恢复期sEMG信号变化规律[J].中国应用生理学杂志,2005,21(2):216-219.

[14]王健,方红光,杨红春.运动性肌肉疲劳的表面肌电非线性信号特征[J].体育科学,

2005,25(5):39-43,64.

[15]张海红,王健.单侧肢体运动对对侧肌肉肌电频率的影响[J].体育科学,2008,28(10):49-52.

[16]张海红,王健.双侧屈伸肘运动中主动肌与拮抗肌的表面肌电图变化[J].中国运动医学杂志,2009,28(4):431-435.

[17]杨钟亮,孙守迁,陈育苗.基于 sEMG 的按摩椅绩效人机评价模型实验研究[J].中国机械工程,2012,23(2):220-224.

[18]张非若,陶鑫,王波,等.驾驶人背部肌肉负荷定量研究[J].中国生物医学工程学报,2013,32(6):685-691.

[19]张毅,祝翔,罗元.一种克服 sEMG 人机交互中肌肉疲劳的 SVM 算法[J].控制工程,2014,21(4):467-471.

[20]王健,杨红春,刘加海.疲劳相关表面肌电信号特征的非疲劳特异性研究[J].航天医学与医学工程,2004,17(1):39-43.

[21]Watanabe K, Akima H. Validity of surface electromyography for vastus intermedius muscle assessed by needle electromyography[J]. J Neurosci Meth, 2011, 198(2): 332-335.

[22]Farina D, Kallenberg L A, Merletti R, et al. Effect of side dominance on myoelectric manifestations of muscle fatigue in the human upper trapezius muscle[J]. Eur J Appl Physio, 2003, 90(5-6): 480-488.

[23]Tucker K, Falla D, Graven-Nielsen T, et al. Electromyographic mapping of the erector spinae muscle with varying load and during sustained contraction[J]. J Electromyogr Kinesiol, 2009, 19(3): 373-379.

[24]Farina D, Leclerc F, Arendt-Nielsen L, et al. The change in spatial distribution of upper trapezius muscle activity is correlated to contraction duration[J]. J Electromyogr Kinesiol, 2008, 18(1): 16-25.

[25]Merletti R, Botter A, Cescon C, et al. Advances in surface EMG: Recent progress in clinical research applications[J]. Crit Rev Biomed Eng, 2010, 38(4): 347-379.

[26]Gazzoni M. Conduction velocity of quiescent muscle fibers decreases during sustained contraction[J]. J Neurophysiol, 2005, 94(1): 387-394.

[27]González-Izal M, Malanda A, Gorostiaga E, et al. Electromyographic models to assess muscle fatigue[J]. J Electromyogr Kinesiol, 2012, 22(4): 501-512.

[28]Farina D, Pozzo M, Merlo E, et al. Assessment of average muscle fiber conduction velocity from surface emg signals during fatiguing dynamic contractions[J]. IEEE Trans Biomed Eng, 2004, 51(8): 1383-1393.

[29]Falla D, Farina D. Periodic increases in force during sustained contraction reduce fatigue and facilitate spatial redistribution of trapezius muscle activity[J]. Exp Brain Res, 2007, 182(1): 99-107.

[30]Macdonald J H, Farina D, Marcora S M. Response of electromyographic variables

during incremental and fatiguing cycling[J]. Med Sci Sports Exer，2008，40(2)：335-344.

[31]Masuda K，Masuda T，Sadoyama T，et al. Changes in surface EMG parameters during static and dynamic fatiguing contractions[J]. J Electromyogr Kinesiol，1999，9(1)：39-46.

第三节　临床常用表面肌电检测方法

在传统表面肌电的采集过程中，常常要求电极保持2～3cm间距，电极排列方向与肌纤维方向保持一致，电极位置放置于肌腹的隆起处、运动点关系神经支配区与肌腱之间。但是，肌腹的隆起处或运动点往往与神经支配区位置相关，而表面肌电的采集需要避开神经支配区位置，以消除神经支配区对表面肌电信息解读的影响。而神经支配区和肌腱的位置都很难准确确定，这样电极位置的不合理放置就可能导致错误的研究结果。Mer-letti等[1]对表面电极位置的放置问题进行了系统说明，如图11-1所示为一块只有一条神经支配区的肱二头肌，上面有三对传统表面电极。由于运动单位动作电位来自神经支配区，并向肌腱两端传播，所以电极位置一般要放置于神经支配区与肌腱之间，这也是理想的表面电极的放置位置，如图11-1中深黑色的一对电极[1]。如果一对电极对称地放置于神经支配区的两端，那么所获取的表面肌电信号振幅将很小，如图中的那对亮灰色电极。当肌肉收缩时，神经支配区会向上移动，两类灰色电极所采集的表面肌电信号的振幅会增加，而深黑色电极所采集的表面肌电又会受到肌纤维末端的影响。由于不同肌肉的解剖结构存在差异性，且肌肉肌腹位置的鉴定在一定程度上受主观因素影响，这就对表面肌电信号分析造成了干扰。在对运动干预效果的表面肌电检测中，如果运动干预前后表面肌电测量的电极位置不相同，就很可能把电极位置对振幅的影响归结为运动干预的效果，从而得出错误的结论。特别是在动态收缩中，表面电极与肌纤维相对位置会发生变化，就很可能会导致对肌肉活动水平和功能状态变化的错误评价。

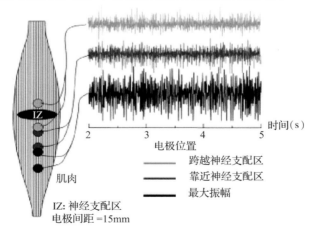

图 11-1　传统表面电极的放置问题与神经支配区

总之，基于电极位置等因素对表面肌电信号采集的影响，传统表面肌电会遗漏掉一些信息，因此在一定程度上并不能对神经肌肉功能状态进行准确评价。所以，表面电极的贴布要尽量以一定的距离避开神经支配区，从而能够更准确地提取表面肌电所包含的信息。此外，电极间距也影响表面肌电的特征值，所以在表面肌电检测过程中还需要保持固定的电极间距，如图 11-1 所示。阵列式表面肌电基于其自身的优势，在一定程度上可以解决上述问题。

参考文献

[1]Barbero M，Merletti R，Rainoldi A．Atlas of Muscle Innervation Zones[M]．Milan：Springer，2012．

附件一

常用表面肌电电极体表定位（表）

	肌肉名称	定　位
头颈肌	额肌	眉毛与发迹线中间，两电极间距 2cm，沿着肌纤维走行
	皱眉肌	皱眉肌上，眉正中线旁开，与水平线呈一定角度，两电极间距 2cm
	眼轮匝肌	颧骨下方的下眼睑外侧，两电极间距 2cm
	咬肌	咬肌肌腹，两电极间距 2cm，沿着肌纤维走行
	颊肌	颧骨与嘴角之间颊肌肌腹，两电极间距 2cm，沿着肌纤维走行
	胸锁乳突肌	乳突与胸骨切迹中点，两电极间距 2cm，沿着肌纤维走行
	C_4 颈椎旁肌	C_4 后正中线旁开 2cm，两电极间距 2cm，沿着肌纤维走行
	舌骨上肌群	下颌中线的右侧，包括二腹肌前腹、下颌舌骨肌和颏舌骨肌肌腹，两电极间距 2cm，沿着肌纤维走行
	舌骨下肌群	喉部肌群和甲状舌骨肌，两电极间距 2cm，沿着肌纤维走行
	降口角肌	口角下面，两电极间距 2cm，沿着肌纤维走行
	口轮匝肌	口轮匝肌肌腹两电极间距 2cm，沿着肌纤维走行
躯干肌	斜方肌上束	第 7 颈椎与肩峰中点，两电极间距 2cm，沿着肌纤维走行
	斜方肌中束	肩胛骨内侧边界，与水平面齐，两电极间距 2cm，沿着肌纤维走行
	斜方肌下束	肩胛骨内侧，与水平面呈 55°
	前锯肌	在腋区以下，平肩胛骨下缘，背阔肌内侧缘，两电极间距 2cm，沿着肌纤维走行
	冈下肌	肩胛冈下 4cm，两电极间距 2cm，沿着肌纤维走行
	三角肌前束	置于前臂，锁骨下 4cm，两电极间距 2cm，沿着肌纤维走行
	三角肌中束	肩峰下 3cm，两电极间距 2cm，沿着肌纤维走行
	三角肌后束	肩胛冈外侧缘 2cm，与手臂呈一定角度，两电极间距 2cm，沿着肌纤维走行
	胸大肌	腋皱襞内侧缘，锁骨下 2cm，两电极间距 2cm，沿着肌纤维走行
	T_{12} 椎旁肌	脊柱正中旁开 2cm，两电极间距 3cm，沿着肌纤维走行
	背阔肌	肩胛下角 4cm，脊柱与腋后线中点，两电极间距 2cm，沿着肌纤维走行
	L_3 竖脊肌	脊柱轻度前屈，两手自然置于两侧，平 T_3 位置，脊柱正中旁开 2cm，两电极间距 2cm，沿着肌纤维走行
	腰方肌	竖脊肌旁开 4cm，两电极间距 3cm，与 12 肋与髂棘连线呈轻微角度
	多裂肌	L_5—S_1 旁开 2cm，两电极间距 2cm，沿肌纤维走行
	腹直肌	电极间距 3cm，距肚脐中心间距 2cm
	腹外斜肌	髂前上棘与肋间中心，腹直肌旁，两电极间距 2cm，沿肌纤维走行
	腹横肌	髂前上棘内侧 1cm，两电极间距 2cm，沿肌纤维走行
	臀大肌	股骨大转子与骶椎骨中点，两电极间距 3cm，沿着肌纤维走行

上肢肌	臀中肌	髂棘与股骨大转子近1/3处,两电极间距2cm,沿着肌纤维走行
	肱二头肌	肌腹,两电极间距2cm,沿着肌纤维走行
	肱三头肌	肩峰与肘关节中心,上臂中心旁开2cm,两电极间距2cm,沿着肌纤维走行
	肱桡肌	肘关节内侧下4cm,两电极间距2cm,沿着肌纤维走行
	旋前圆肌	掌心向上,肘横纹正中下2cm,与肘横纹呈一定角度,两电极间距2cm,沿肌纤维走行
	尺侧腕伸肌	掌心向下,肘横纹下2cm,两电极间距2cm,沿着肌纤维走行
	桡侧腕伸肌	肘横纹下5cm,肱桡肌旁,两电极间距2cm,沿肌纤维走行
	桡侧腕屈肌	肌腹,两电极间距2cm,沿肌纤维走行
	尺侧腕屈肌	置于腕关节与肘关节之间2%尺侧,两电极间距2cm,沿肌纤维走行
	前臂伸肌	肘关节下5cm,两电极间距3~4cm,沿肌纤维走行
	前臂屈肌	肘关节下5cm,两电极间距3~4cm,沿肌纤维走行
	第一背侧骨间肌	拇指与示指之间背侧,两电极间距2cm,沿手指方向
	拇短展肌	大鱼际隆起处,电极间距2cm,沿大拇指方向走行
下肢肌	阔筋膜张肌	髂前上棘下2cm,两电极间距2cm,沿肌纤维走行
	缝匠肌	髂前上棘下4cm,两电极间距2cm,沿肌纤维走行
	股直肌	髂骨与膝关节中点,两电极间距2cm,沿肌纤维走行
	股四头肌内侧头	髌骨上缘2cm,电极间与股骨头呈55°角,两电极间距2cm,沿肌纤维走行
	股四头肌外侧头	髌骨上3~5cm,与股骨呈一定角度,电极间距2cm,沿肌纤维走行
	长收肌	从耻骨斜向下4cm,两电极间距2cm,沿肌纤维走行
	腘绳肌	后大腿中部,两电极间距2cm,沿肌纤维走行
	股二头肌	后大腿中线偏外侧,臀沟至膝关节中点,两电极间距2cm,沿肌纤维走行
	半腱肌、半膜肌	后大腿中线偏内侧,臀沟至膝关节中点,两电极间距2cm,沿肌纤维走行
	胫前肌	膝关节与踝关节1/4~1/3处,胫骨旁开,两电极间距2cm,沿肌纤维走行
	腓肠肌内侧头	膝关节远端,中线旁开内侧2cm,两电极间距2cm,沿肌纤维走行
	腓肠肌外侧头	膝关节远端,中线旁开外侧2cm,两电极间距2cm,沿肌纤维走行
	腓肠肌	膝关节远端,腓肠肌内外侧头肌腹处各一个电极
	比目鱼肌	腓肠肌肌腹下,两电极间距2cm,沿肌纤维走行

附件二

常用表面肌电电极体表定位（图）

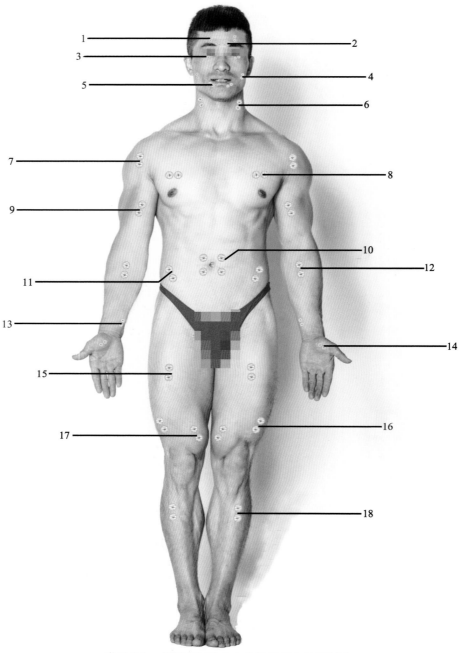

附图 2-1　常用表面肌电电极体表定位（正面观）

注：1：额肌；2：皱眉肌；3：眼轮匝肌；4：咬肌；5：口轮匝肌；6：胸锁乳突肌；7：三角肌前束；
8：胸大肌；9：肱二头肌；10：腹直肌；11：腹外斜肌；12：腕屈肌；13：尺侧腕屈肌；
14：拇短展肌；15：股直肌；16：股四头肌外侧头；17：股四头肌内侧头；18：胫骨前肌

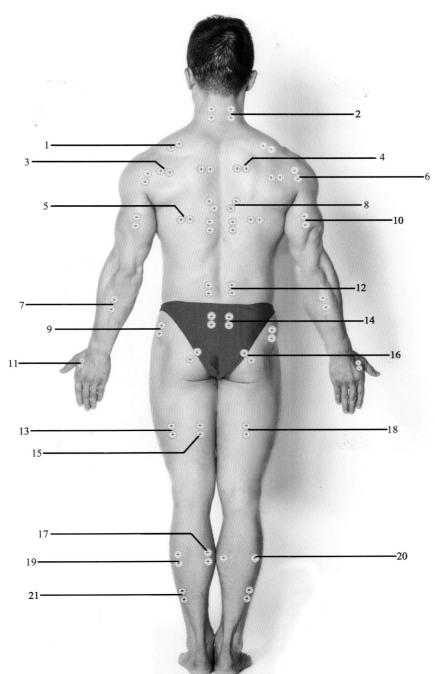

附图 2-2　常用表面肌电电极体表定位(背面观)

注：1：斜方肌上束；2：颈椎旁肌；3：冈下肌；4：斜方肌中束；5：背阔肌；6：三角肌后束；7：腕背伸肌；8：斜方肌下束；9：臀中肌；10：肱三头肌；11：第一背侧骨间肌；12：L_3椎旁肌；13：股二头肌；14：L_5—S_1多裂肌；15：半腱肌、半膜肌；16：臀大肌；17：腓肠肌内侧头；18：腘绳肌；19：腓肠肌外侧头；20：腓肠肌；21：比目鱼肌

一、头颈肌

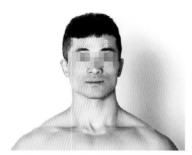

附图 2-3　额肌

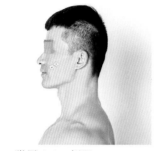

附图 2-4　颊肌

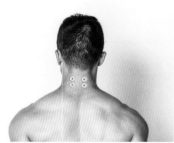

附图 2-5　颈椎旁肌

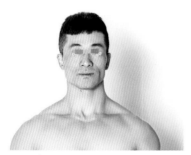

附图 2-6　眼轮匝肌

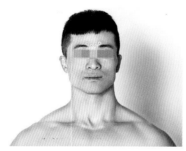

附图 2-7　皱眉肌

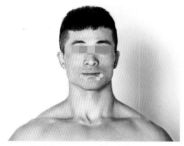

附图 2-8　口轮匝肌

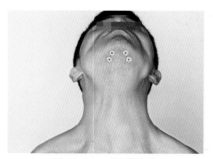

附图 2-9　颌下肌群

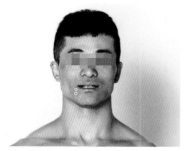

附图 2-10　下口角肌

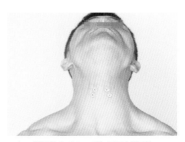

附图 2-11　舌骨下肌群

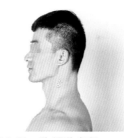

附图 2-12　胸锁乳突肌

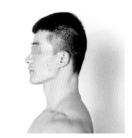

附图 2-13　咬肌

二、躯干肌

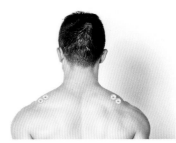

附图 2-14　斜方肌上束

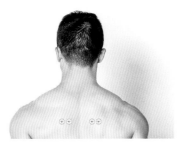

附图 2-15　斜方肌中束

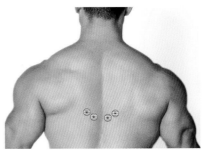

附图 2-16　斜方肌中束

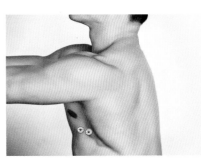

附图 2-17　前锯肌

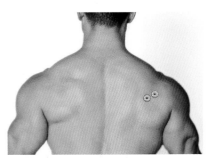

附图 2-18　冈下肌

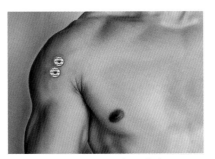

附图 2-19　三角肌前束

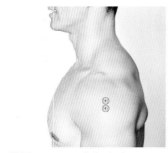

附图 2-20　三角肌中束

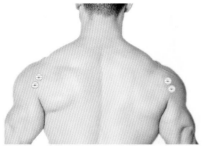

附图 2-21　三角肌后束

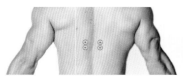

附图 2-22　T_{12} 竖脊肌

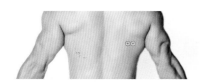

附图 2-23　背阔肌

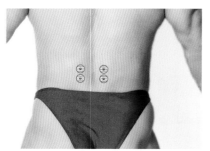

附图 2-24　L_3 竖脊肌

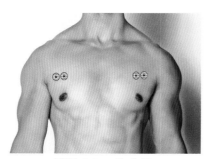

附图 2-25　胸大肌

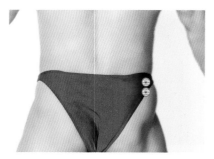

附图 2-26　腰方肌

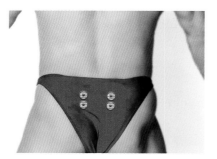

附图 2-27　多裂肌

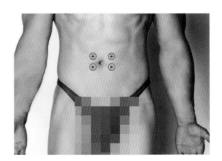

附图 2-28　腹直肌

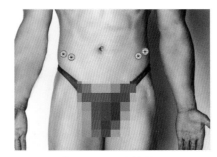

附图 2-29　腹外斜肌

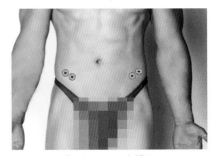

附图 2-30　腹横肌

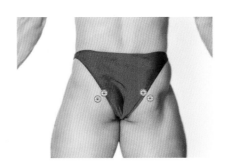

附图 2-31　臀大肌

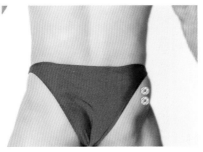

附图 2-32　臀中肌

三、上肢肌

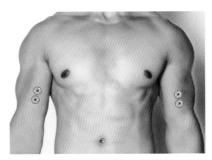

附图 2-33　肱二头肌

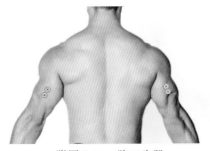

附图 2-34　肱三头肌

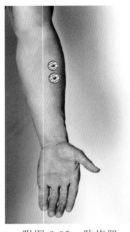

附图 2-35　肱桡肌

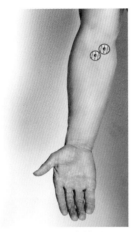

附图 2-36　旋前圆肌

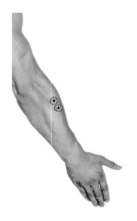

附图 2-37　桡侧腕伸肌

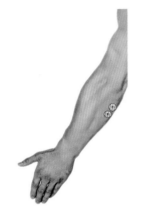

附图 2-38　尺侧腕伸肌

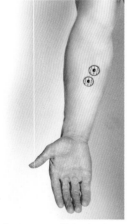

附图 2-39　桡侧腕屈肌

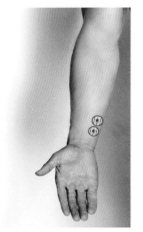

附图 2-40　尺侧腕屈肌

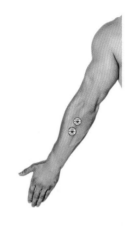

附图 2-41　腕伸肌

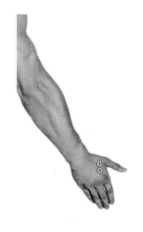

附图 2-42　第一背侧骨间肌

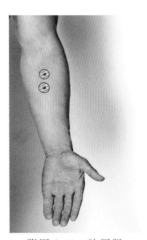

附图 2-43　腕屈肌

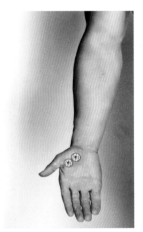

附图 2-44　拇短展肌

四、下肢肌

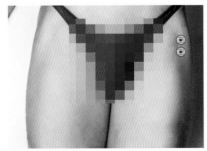

附图 2-45　阔筋膜张肌

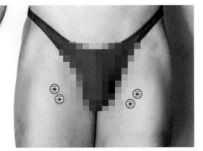

附图 2-46　缝匠肌

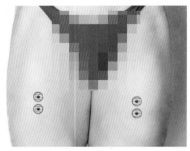

附图 2-47　股直肌

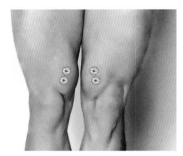

附图 2-48　股四头肌内侧头

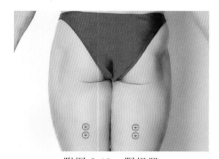

附图 2-49　腘绳肌

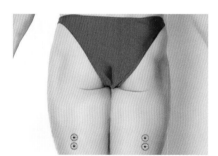

附图 2-50　股二头肌

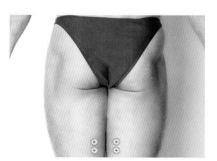

附图 2-51　半腱肌半膜肌

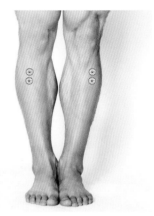

附图 2-52　胫骨前肌

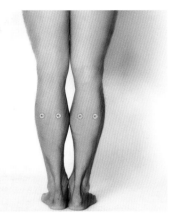

附图 2-53　腓肠肌

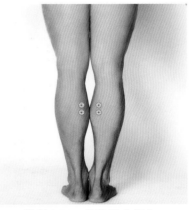

附图 2-54　腓肠肌内侧头

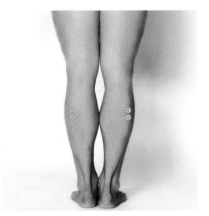

附图 2-55　腓肠肌外侧头

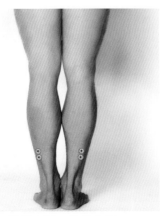

附图 2-56　比目鱼肌

索　引